George Michael
Haargeheimnisse

George Michael

Haargeheimnisse

Schönes Haar – auch für Sie!

Waldthausen

Titel der in den USA erschienenen Originalausgabe:

SECRETS FOR BEAUTIFUL HAIR

ISBN 0-385-15465-8

1. Auflage 1993

Satz und Druck: Buchdruckwerkstätten Hannover GmbH

Dieses Buch wurde auf chlorfrei gebleichtem Papier gedruckt.

ISBN 3-926453-65-6

Printed in Germany

Liebe Leser,

ich habe über fünfzehn Jahre gebraucht, um mich selbst zu überzeugen, in welchem Stil ich eigentlich dieses so dringend benötigte und hilfreiche Buch für die Frau schreiben soll.
Nun ist es da, und besonders freue ich mich über die erste deutsche Ausgabe, die einige Jahre nach der englischen Ausgabe nun endlich erschienen ist.
Der Inhalt des Buches bedurfte nach der Übersetzung nur minimaler Korrekturen, was mich außerordentlich gefreut hat.
Ich wünsche Ihnen viel Freude beim Lesen und hoffe, daß Ihnen dieses Buch viele Tips gibt und Ihnen auch Wege zu einem besseren Wohlbefinden aufzeigt.

Ihr

George Michael

Inhaltsverzeichnis

Kapitel 5

Kapitel 6

Kapitel 7

Kapitel 8

Teil III

Kapitel 9

Kapitel 12

Kapitel 13

Kapitel 14

Vorwort

Seit vielen Jahren habe ich von diesem Buch geträumt und daran gearbeitet – nicht nur in meinem Salon in der Madison Avenue in New York, sondern auch während meiner Vorträge und Reisen in der ganzen Welt. Ich legte meine Gedanken über Haare während kilometerlanger Spaziergänge an Inselstränden nieder und entwickelte sie während meiner Vortragsreisen in den Hauptstädten der Welt weiter. Jeder dieser Orte war für mich eine Quelle der Inspiration, die ich mit Ihnen teilen möchte.

Inseln: St. Thomas *(Morningstar Beach Resort);* hier nehme ich immer Quartier) und St. John *(Caneel Bay)* auf den Virgin Islands, USA; Antigua, Jamaica, Puerto Rico, Virgin Gorda's *Little Dix Bay* und *Dr. Ivan Popov's* berühmtes *Renaissance-Kurhotel* in Nassau, Bahamas.

Europa: Rom, Paris *(Hotel Intercontinental* und *Hotel Meurice),* London, San Remo, ein italienisches Kleinod, und die französische Riviera.

Vereinigte Staaten von Amerika: San Francisco *(Fairmont Hotel),* New Orleans *(Roosevelt Hotel)* und Miami Beach *(Golden Strand Hotel und Villen).*

Wintersportorte: Franconia und Mittersil am Cannon Mountain, beides New Hamphshire; Stowe in Vermont *(Topnotch);* die Berkshires in Massachusetts *(Jugend Resort);* Montreal *(Holiday Inn Chateaubriand, Château Champlain, Château Bonaventure)*; Mont Tremblant *(Manour Penatau).* In Big Sur, Kalifornien, im *Ventana* und im *Quail Lodge* in Carmel Valley habe ich über das Buch meditiert, und auf meiner kleinen Yacht, der *Nubi II,* daran gearbeitet, während sie in verschiedenen Häfen lag: im *World's Fair Marina* und dem *Castaways Yacht Club,* New Rochelle, New York; in Norwalk und dem *Mystic Seaport,* Connecticut; im *Shelburne Yacht Club Marina* am Lake Champlain, New York, und im *Norrie Yacht Basin* am Hudson in der Nähe des Hyde Parks.

Unzählige Stunden habe ich damit verbracht, meine Gedanken auf Band zu sprechen, um zahllose unleserliche Bemerkungen niederzuschreiben, die später weder *Rae Lindsay* noch ich entziffern konnten. Das Resultat ist ein Werk der Liebe, das ich Ihnen allen widmen will.

Das Motto meines Salons und dieses Buches ist:
»Wenn Sie langes Haar haben, lieben wir Sie. Wenn Sie es lang wachsen lassen wollen, werden wir Ihnen dabei helfen.«

Dieses Buch ist all denen gewidmet, mit denen ich gearbeitet habe, ganz besonders allen, die während der letzten Jahre bei mir angestellt waren.

Dankbare Anerkennung an die Übersetzerin *Brigitte Grosse,* daß es ihr gelungen ist, die Wissenschaft und die menschliche unkomplizierte Sprache einfach zu verbinden.

Einleitung

Ich liebe schönes, volles Haar

Ich liebe schönes, volles Haar, persönlich und von Berufs wegen. Als Mann bin ich der Meinung, daß es nichts Reizenderes und Attraktiveres gibt als seidiges, glänzendes, schwingendes, volles, sexy Haar. Das habe ich immer so empfunden von der Zeit an, als ich ein kleiner Junge in Rußland war. Meine Mutter, die Tanten, die Cousinen und viele Freundinnen der Familie hatten schöne Haare, die sie mit großer Sorgfalt arrangierten. Ihre schönen Frisuren waren etwas sehr Bedeutendes, vielleicht wichtiger als die Kleider, die sie trugen.

Zu dieser Zeit trugen die meisten Frauen lange Haare, nicht nur in Rußland, sondern überall auf der Welt. Diese Vorliebe hat sich aber innerhalb der Jahre geändert: In den zwanziger Jahren, der Ära des Charleston und der Schlapphüte, wurden die Haare zum Bubikopf gestutzt. Vielleicht wollten die Männer und Frauen nach dem ersten Weltkrieg (den Krieg, der alle Kriege beenden sollte) sich von den Einschränkungen und den Sorgen der Kriegszeit mit schnellen Autos, schneller Musik und Haar, das der Zwänge von Nadeln und Kämmen und Netzen ledig war, befreien.

Die Frauen in meiner Familie widerstanden der neuen Mode und behielten ihre langen Haare. Und auch ich behielt mein Interesse für Haare während meines gesamten Medizinstudiums und schrieb sogar meine Doktorarbeit darüber. Unglücklicherweise wurde meine berufliche Laufbahn als Arzt durch das unerwartete Herannahen des zweiten Weltkrieges unterbrochen, und anstelle Leben zu retten mußte ich nun bei der Rettung des freien Teils dieser Welt mithelfen. Ich war nach dem Krieg zum Wiederaufbaudienst im zerstörten Europa eingeteilt.

Was war das für eine Zeit! Überall war eine Atmosphäre von Inspiration. *»Dank sei Gott, wir leben; Dank sei Gott, wir haben das Untier besiegt.«*

Es waren Jahre erneuter Hoffnung und glücklicher Fügungen. Der Ruhm Hollywoods hatte seinen Höhepunkt erreicht. Die Filme, die produziert wurden, waren leicht und unbekümmert und optimistisch, mit herrlichen Kostümen, großartigen Frisuren und besonders hübschen Stars beiderlei Geschlechts. Während ich diese Jahre genoß – es war eine gute Zeit, jung zu sein, war ich beruflich matt gesetzt ... immer weiter von meinem ursprünglichen Gebiet, der Medizin, entfernt.

Erst als ich in den frühen fünfziger Jahren nach Amerika kam, hatte ich noch einmal die Möglichkeit, meine berufliche Laufbahn selbst in die Hand zu nehmen. In den Vereinigten Staaten gab es damals nur eine Handvoll Haarspezialisten (auch heute sind es sehr wenige, wohingegen es Tausende von Friseuren gibt), und ich entschied mich, einer der Ihren zu werden. Ich begann in New York City mit einem Frisierstuhl, den mir der Saloninhaber stundenweise vermietete. Heute und 36000 Kunden später stehen in meinem Salon dreißig Stühle, und ich bin ein sehr glücklicher Mann – immer von Frauen mit prächtigen Haaren umgeben.

Meine Kundinnen kommen aus allen Altersklassen – von unter zehn bis über achtzig – und aus allen Gegenden dieser Welt: Zaire, Australien, Indien, Südamerika, Europa. Sie kommen mit dem Flugzeug von London, Manila, Zürich, Oslo, Kapstadt, Seattle, Minneapolis, Atlanta, St. Louis. Es sind Karriere-Frauen, Hausfrauen, Studentinnen, Geschäftsführerinnen, Ärztinnen, Schauspielerinnen, Mannequins, Witwen, Reiche und Arme. Manche sind in Gesellschaft und Showbusiness wohlbekannt. Ich bin stolz sagen zu können, daß schöne Frauen, wie die berühmte Sängerin *Judy Collins*, die Mannequins *Samantha Jones* und *Veroushka*, die Schauspielerinnen *Faye Dunaway, Polly »Flo« Holliday, Joanna Miles, Julie Newmar, Valerie »Rhoda« Harper* und *Liv Ullmann* nicht nur meine Kundinnen, sondern auch meine Freundinnen sind, wie viele andere.

Manche meiner Kundinnen haben zwei Meter langes Haar; viele tragen ihre Haare taillenlang oder etwas länger; und Tausende haben Haare, das Kinnlänge hat oder bis zur Mitte des Rückens reicht. Einige meiner Kundinnnen sind seit dreißig Jahren bei mir. Ich habe miterlebt, wie sie geheiratet haben, Kinder bekamen und dann ihre Töchter zu mir schickten. Sie wissen, daß ich einen Schönheitssalon und keinen Scheußlichkeitssalon betreibe und daß es mein größtes Anliegen ist, ihnen zu schönen Haaren zu verhelfen.

Schon immer war ich der Meinung, daß Haare eines unserer wichtigsten Besitztümer ist. Es schützt nicht nur unseren Kopf, es betont auch unser Gesicht. Seit die Menschheit damit begonnen hat, Gefühle in Liedern, Gedichten, Gemälden auszudrücken, ist Haar um seiner Schönheit und seines Reizes willen gerühmt worden. Denken Sie nur an *Boticellis* schöne Venus, an *Tizians* phantastische Rotschöpfe, an *Degas* zarte Blondinen und die Pin-ups von *Betty Grable, Veronica Lake, Lana Turner* im Zweiten Weltkrieg.

Es gibt eine wundervolle Geschichte von *O. Henry* »Das Geschenk der Magie«, in der eine Frau ihren liebevoll gehegten Besitz, ihr wunderschönes langes Haar abschneidet, um ihrem Mann zu Weihnachten eine Uhrenkette zu kaufen, während dieser wiederum seine Uhr verkauft, um seiner Frau einen Kamm für ihr schönes Haar zu schenken.

»Voll Locken kraus ein Haupt so rund!
Und darf ich dann in solchen reichen Haaren
Mit vollen Händen hin und wieder fahren
Da fühl' ich mich von Herzensgrund gesund«,

pries *Goethe* in seinem Gedicht »Versunken« die Macht der Haare.

Das Haar *Rapunzels* diente als Symbol erotischer Verlockung, dem Geliebten als Zugang zu ihrem Gefängnis. Und erinnern Sie sich noch, was die *Loreley* getan hat?

»Die schöne Jungfrau sitzet
Dort oben wunderbar;
Ihr goldnes Geschmeide blitzet,
Sie kämmet ihr goldenes Haar.
Sie kämmt es mit goldenem Kamme
Und singt ein Lied dabei;
Das hat eine wundersame
Gewaltige Melodei.«

Die Schönheit ihres Haares und ihres Gesangs wurde den Schiffern zur tödlichen Gefahr.

Haare sind sinnlich und verlockend, daß manche Religionen von den Frauen verlangen, sie zu bedecken, ehe sie eine Kirche oder einen Tempel betreten, da volles, prächtiges Haar, das den Rücken einer Frau hinabfließt, die Gläubigen von ihren Gebeten ablenken könnte. Bis vor kurzem trugen alle katholischen Nonnen als Symbol ihrer Keuschheit und Reinheit Kopfschleier.

Dagegen gilt das Abschneiden der Haare als Bestrafung sexueller Verfehlungen. So wurde Französinnen, von denen bekannt war, daß sie sich mit Nazis eingelassen hatten, öffentlich das Haar abgeschoren zum Zeichen für Schande und Verrat.

Im Laufe der Jahrhunderte sind Haare auch mit Stärke und Macht in Verbindung gebracht worden. Wir wissen, wie es dem mächtigen *Samson* erging, als sein Haar geschnitten war, und die britischen Richter tragen immer noch gepuderte Perücken, die die Macht der Gerechtigkeit symbolisieren. Können Sie sich vorstellen, daß *Kleopatra* mit einem Pudelschnitt so verführerisch gewesen wäre? Und wenn wir schon von den »femmes fatales« reden – wie hätte wohl *Scarlett O'Hara* ausgesehen, hätte sie nicht diese langen aufspringenden Locken gehabt, die sie so faszinierend herumwerfen konnte? Ihre Hände waren von harter Arbeit angegriffen, ihre Kleider bestanden aus den Draperies des Salons, ihre Haare aber blieben als Symbol des Lebens bestehen, das sie einst kannte, und sie blieben ihre einzige Kraft zum Überleben.

Während Männer ihren Haaren gegenüber etwas nachlässig sind *(»Wenn ich eine Glatze bekomme, dann kann ich auch nichts daran ändern«),* gibt es keine Frau, die nicht zutiefst um ihre Haare besorgt wäre.

Ob es lang oder kurz ist, dick oder dünn, schön oder häßlich, Haare sind auch ein Maßstab der eigenen Identität, sie tragen dazu bei, daß man unverwechselbar man selbst ist. Das ist einer der Gründe, warum Männer, die in den Militärdienst eintreten oder ins Gefängnis kommen, ihre Haare sehr kurz schneiden lassen müssen: In jeder Art Anstalt ist es leichter, Disziplin und Ordnung zu halten, wenn Identität und Individualität unterdrückt werden; und ein Allerweltshaarschnitt erreicht diese Gleichheit besonders wirkungsvoll.

Einige Historiker behaupten, daß wir innerhalb der nächsten vier oder fünf Jahrzehnte eine andere Art Gleichheit erreichen werden – Männer und Frauen werden dann gleichermaßen kahl sein. Ich widerspreche der Theorie, daß Haar ein nutzloses

Anhängsel sei, sehr vehement. Schließlich haben wir immer auf bessere, stärkere Haare hingearbeitet und die letzten fünfzig Jahre haben phantastische Fortschritte auf dem Gebiet der Haarpflege gebracht.

Zu Beginn des zwanzigsten Jahrhunderts zum Beispiel malträtierten Frauen, die wellige Haare haben wollten, ihre Haare mit heißen Eisen. Sie mußten schon wirklich geschickte Künstlerinnen mit diesen Eisen sein, um ihre Haare nicht abzusengen. Ihre Haare wurden trocken und spröde, weil es seiner natürlichen Fette beraubt wurde. Ich bedauere sehr, daß solche Gerätschaften, wenn auch besser und sicherer konstruiert, heute wieder in Gebrauch gekommen sind, um diese populären, aber meiner Meinung nach unattraktiven Krissellöckchen herzustellen. Die Verkaufsziffern für Föne und Frisierstäbe gehen steil nach oben, und die schädlichen Ergebnisse sind offensichtlich, besonders bei langen Haaren. Das ist aber das Problem einer fehlgeleiteten Wahl seitens des Verbrauchers. Es gibt heutzutage sanfte Haartrockner, und die Frau, die Wellen haben möchte, kann ihre Haare ohne Schäden einlegen und trocknen.

Vor dem Ersten Weltkrieg war es ein riskantes Unternehmen, sich eine Dauerwelle legen zu lassen. Dann erfand *Charles Nessler,* ein deutscher Friseur, einen anderen Prozeß. Seine Arbeit wurde danach fortlaufend verbessert, und heute fördert eine gute Dauerwelle die Fülle des Haares und sieht dabei völlig natürlich aus.

Jean Harlows Haar war durch übermäßiges Bleichen fast völlig ruiniert. Dennoch wollten die Frauen unbedingt blond sein, und die Herren bevorzugten nach wie vor Blondinen. Daher wurden bessere Produkte entwickelt, die sowohl unter fachmännischer Aufsicht als auch zu Hause angewendet werden können. Ich möchte mich hier besonders bei *Lawrence Gelb,* dem Gründer von *Clairol* bedanken, der in den Vereinigten Staaten ein Pionier war, was die Ausbildung von Friseuren betrifft. Er erkannte, daß durch das Bleichen dem Haar natürliche Fette entzogen werden und gab den Friseuren Produkte in die Hand, mit denen sie diese wichtigen Bestandteile gesunden Haares wieder ersetzen konnten. Zum erstenmal verstanden die Friseure, daß Chemie mit im Spiele war – eine neue Chemie, nicht die Alchemie des Mittelalters.

Heutzutage haben wir ausgezeichnete Shampoos, Spülungen, Pflegepackungen und Färbemittel. Die Leute haben besseres Haar (trotz aller Beanspruchungen und Belastungen, die das moderne Leben mit sich bringt, trotz der Tatsache, daß wir viel zu viel »Junk Food« und viel zu wenig natürliche Lebensmittel essen), und wir wollen noch besseres Haar, sind aber durch die ungeheure Vielfalt der auf dem Markt angebotenen Produkte verwirrt. Was soll man anwenden? Wie soll man es anwenden? Wann soll man es anwenden?

Diese Fragen zu beantworten, ist die Absicht dieses Buches: Es soll Ihnen eine solide Anleitung über diese wunderbare, starke und zugleich sensible Faser geben, die gewaschen, gelockt, getrocknet, gebürstet, gekämmt, geschnitten, gefärbt, gebleicht werden kann und danach immer noch großartig aussieht. In diesem Buch werden Sie alles erfahren, was man über Haar nur wissen kann, woraus das Haar besteht und welche Lebensmittel ihm gut tun bis hin zu Erste-Hilfe-Maßnahmen für geschädigtes Haar und ein maßgeschneidertes Programm, das Sie für den Rest Ihres Lebens befolgen können.

Ich würde Sie gern in meinen Salon einladen, dort könnten Sie miterleben, wie ich Haare mit Liebe und auch mit Verständnis behandle. Mitarbeiter und Klienten sind wie meine Familie, und wir arbeiten alle zusammen mit gegenseitiger Achtung und Zuneigung.

Vor einiger Zeit las ich eine Studie, die an der Purdue Universität durchgeführt worden war. Sie deutete darauf hin, daß der zwischenmenschliche Kontakt durch Berührung – selbst in ganz flüchtigen Beziehungen – uns am fröhlichsten sein läßt. Vielleicht weil ich vor langer Zeit ein romantischer Russe war, lange bevor ich Amerikaner wurde, habe ich immer an die Theorie über die Wirksamkeit zwischenmenschlichen Kontakts geglaubt. Ich habe erlebt, daß eine Kundin, wenn sie nervös oder angespannt oder scheu oder zurückgezogen ist, lockerer wird, freundlicher, entspannter, wenn ich sie fest und versichernd an der Schulter berühre, als ob ich ihr sagen wollte: *»Alles ist in bester Ordnung, wir mögen Sie.«* Und dann reagiert ihr Haar besser und sie ist viel leichter zu behandeln. Das trifft auch auf Frauen mit langen Haaren zu, die von anderen Friseuren zurückgewiesen wurden, die es nicht besser wußten oder die lange Haare nicht mögen, oder beides zusammen. Dann kann ihr so eine kleine Berührung Gewißheit geben; sie weiß, daß ihre Haare nicht auf dem Fußboden enden werden.

Mein Geheimnis für besonders schöne Haare ist nicht von wöchentlichen Besuchen abhängig. Einige meiner Kundinnen, die hier in den Vororten von New York wohnen, kommen nur sechsmal im Jahr in den Salon zur Pflege und zum Nachschneiden ihrer Haare. So bleiben ihnen 359 Tage, an denen sie sich selbst um ihre Haare kümmern können. Weil ich sie sachgerecht instruiert habe, bleiben ihre Haare das ganze Jahr über in gutem Zustand, wenn sie sich an meine Empfehlungen halten.

In diesem Buch will ich alle meine Geheimnisse mit Ihnen teilen. Aber genauso wie ich Sie in meinem Salon nicht mit Glacéhandschuhen anfassen würde, so werde ich Sie auch auf den kommenden Seiten nicht verwöhnen. Ich werde Ihnen nicht sagen, was mir gut tut, oder was Sie vielleicht hören möchten – ich werde Ihnen sagen, was Ihrem Haar gut tut.

Gewöhnlich schaut man morgens kurz in den Spiegel und pflegt das Haar etwa drei Minuten. Ich dagegen beschäftige mich ständig mit Haar, ich lebe damit und träume davon. Seit 1936 habe ich immer Haar im Kopf. Jetzt kann ich alle meine Gedanken und Erfahrungen mit Ihnen teilen. Mein System beruht auf der Zusammenarbeit mit der Natur. Da ich Arzt war, bevor ich Haarspezialist wurde, neige ich dazu, eher Haarprobleme zu heilen, als die Unzulänglichkeiten mit einer modischen Frisur und anderen künstlichen Verschönerungsmitteln zu überdecken, was auf lange Sicht gesehen das Haar nur noch mehr schädigt.

Manchmal beneide ich Künstler und Dirigenten, wie sie mit ihren sichtbaren und hörbaren Schöpfungen sogleich Triumphe feiern und nach ihrer Show oder ihrem Konzert Applaus einheimsen dürfen. Die Belohnung für meine Arbeit kommt langsamer, viel später. Da gibt es keine sofortigen Erfolge.

Frauen sind immer selbst die schlimmsten Feinde ihrer Haare gewesen. Mein Traum ist es, daß Sie und Ihre Haare gute Freunde werden. Ich werde Ihnen immer die Wahrheit sagen; es liegt dann ganz bei Ihnen, ob Sie meinen Empfehlungen folgen. Die Anstrengung ist es wohl wert. Sie werden mit herrlichen Haaren belohnt werden.

Teil I

Gesundes Haar ist schönes Haar

Kapitel 1

Wie wachsen Haare?

Schönes Haar ist gesundes Haar. Dennoch denken Frauen (und Männer) kaum über gesundheitliche Aspekte nach, außer wenn sie ernsthafte Probleme mit ihrem Haar haben wie übermäßiger Ausfall, Schuppen, trockenes Haar oder gespaltene Spitzen. Meistens mißhandeln die Leute ihr Haar ... und dann, wenn sie endlich einen Spezialisten aufsuchen, erwarten sie über Nacht Wunder.

Ärzte oder Trichologen (die offizielle Bezeichnung für Haarspezialisten) können natürlich helfen. Sie können aber selbst viele dieser Probleme vermeiden, wenn Sie die Natur der Haare verstehen. Die meisten Eigenschaften Ihres Haares standen schon lange fest, bevor Sie auf die Welt kamen. Wenn Sie das akzeptiert haben, dann wissen Sie auch, was Sie von Ihren Haaren erwarten können und was nicht. Ich persönlich liebe lange Haare, aber für manche Frauen sind lange Haare einfach nicht das Richtige.

Eine meiner Bekannten, eine erfolgreiche und attraktive Werbegraphikerin, läßt sich von mir regelmäßig die Haare schneiden und Proteinkurpackungen machen. Sie ist eine meiner wenigen Kundinnen mit kurzen Haaren. Sie ist unentwegt beschäftigt. Außer ihren unzähligen Terminen hat sie ein großes Haus und vier junge und aktive Kinder zu betreuen. Sie kam mit feinem, lockigem Haar auf die Welt und könnte damit in jedem Werbespot für Haarkosmetik auftreten. Alle Frauen in ihrer Familie haben diese Haare, und so hat sie sich mit ihren ererbten Eigenschaften auseinanderzusetzen. Jeder Versuch, ihre Haare wachsen zu lassen, wurde zu einer enttäuschenden und ärgerlichen Prozedur. *»Die Vorstellung, lange Haare zu haben«*, sagte sie einmal zu mir, *»sei sehr verführerisch und sexy, aber wenn ich meine Haar auch nur auf Schulterlänge wachsen lasse, dann erwische ich mich dabei, wie* *ich die Haare hinters Ohr stecke oder sie nach hinten in einem altjüngferlichen Knoten zusammenstecke. Und wenn ich nicht arbeite, dann fühle ich mich gestört, weil das Haar immer in die falsche Richtung steht. Ich bin wirklich glücklich, wenn es kurz ist und ich es so am einfachsten bändigen kann.«*

Dieses Buch soll Ihnen dabei helfen, die beste Länge und die beste Frisur für Sie herauszufinden. Meine Bekannte, die Graphikerin, hat das erkannt. Mit Ihrem Haar verhält es sich so wie mit Farben auf einer Palette: Wenn Sie nur drei oder vier Farben haben, können Sie sie mischen und so ein wenig variieren, aber grundsätzlich sind Sie auf Rot, Blau und Gelb festgelegt. Sie können improvisieren, verbessern, experimentieren, aber grundsätzlich können sie Mutter Natur nicht hineinpfuschen ... Es wird Ihnen nichts anderes übrigbleiben, als sich mir ihr zu arrangieren.

Was sind Haare?

Wenn Sie Ihre Haare waschen, wenn Sie sie kämmen, wenn Sie sie hochstecken oder sie ausbürsten, denken Sie jemals darüber nach, womit Sie es da zu tun haben? Diese Genies, die das Musical »Hair« geschrieben haben, diese hinreißende Show der späten Sechziger, wußten es. Sie hatten wunderbar Adjektive für Haar: *»curly, fuzzy, snaggy, shaggy, ratty, matty, shining, gleaming, steaming, knotted, twisted, beaded, braided, powdered, flowered, bangled, tangled and spangled ... wie Spaghetti ... Flow it, show it, long as god can grow it ... my hair«.*

Als Wissenschaftler war ich immer von der Struktur des Haares begeistert. Es ist so dünn und doch so stark. Im Durchschnitt ist Frauenhaar $\frac{1}{200}$ bis $\frac{1}{100}$ eines Millimeters, Männerhaar $\frac{1}{210}$ bis $\frac{1}{120}$ eines Millimeters dick. Ein Haar ist stärker als ein Kupferdraht desselben Durchmessers und kann ungefähr 150–250 g tragen. Unter dem Mikroskop betrachtet, sieht Haar faszinierend aus. Vielleicht denken Sie jetzt: *»Was soll's. Ich bin kein Wissenschaftler. Ich kümmere mich nicht um das Sexualleben der Regenwürmer. Warum sollte ich mich also darum kümmern, wie mein Haar in fünfhundertfacher Vergrößerung aussieht.«* Sie sollten sich aber dafür interessieren, weil Ihnen ein Blick auf einen vergrößerten

Ausschnitt Ihres Haares eine Menge darüber sagen kann, warum Sie Probleme mit Ihren Haaren haben ... oder warum Sie zu den Glücklichen gehören, die keine Probleme haben.

Die Haare wachsen aus Follikeln. Das sind kleine Hauttaschen, die schon beim einige Wochen alten Fötus angelegt sind. Bereits drei Monate vor der Geburt existieren alle Haarfollikel, die Sie jemals haben werden. Fast die ganze Hautoberfläche ist mit Follikeln bedeckt; die meisten bleiben aber untätig und produzieren niemals Haare. Die einzigen wirklich nackten Bereiche des Körpers sind die Handflächen, die Fußsohlen, die Lippen und die Brustwarzen.

Die Follikel auf der Kopfhaut sind überaus aktiv und produzieren eine Unmenge an Haar. Eines der ersten Geschenke eines Babys an seine Eltern ist ein samtweicher Wuschelkopf. Einige Wochen später ist es damit vorbei, und es kann sich nun in die Allerwelts-Riege derjenigen einreihen, die wie *Winston Churchill* aussehen. Andere Follikel entwickeln sich und reifen nur in einem ganz bestimmten Lebensalter, zum Beispiel wachsen zu Beginn der Pubertät die Haare unter den Achseln und im Schambereich.

Haarfollikel sind nicht regelmäßig über die Kopfhaut verteilt, sondern sie treten in Büscheln von zwei bis fünf auf. Manchmal wachsen zwei Follikel zusammen, und dann sieht es so aus, als ob zwei oder drei Haare aus einem einzigen Follikel herauswachsen. Während Sie Ihren Lebenszyklus durchlaufen, folgt jedes Follikel einem eigenen Zyklus. Jährlich produziert es 15 cm neues Haar – manchmal bis zu zehn Jahre lang, bevor das Haar ausfällt –, dann beginnt es nach einer kurzen Verschnaufpause von vorn. Während der aktiven Periode wird der ältere Teil des Haares immer weiter von der Papilla weggeschoben, bis das Haar entweder ausfällt oder eine neue Wachstumsrunde beginnt.

Medizinische Lehrbücher verschiedener Länder behaupten, daß ein Haarfollikel nur vier Jahre lang produktiv sein kann, bevor ein Austausch des Haares stattfindet. Danach könnte Haar niemals länger als 60 cm werden. Wie aber soll man die bis zu anderthalb Meter langen Haare von Frau *Diana Witt* aus Massachusetts (über 3 m lang) und *Georgia Sebranke* aus Bremen (über 2 m lang) oder die 2,30 Meter langen herrlich dicken braungrauen Haare von *Mary Tucker* aus Kalifornien erklären?

Wie wächst ein Haarfollikel?

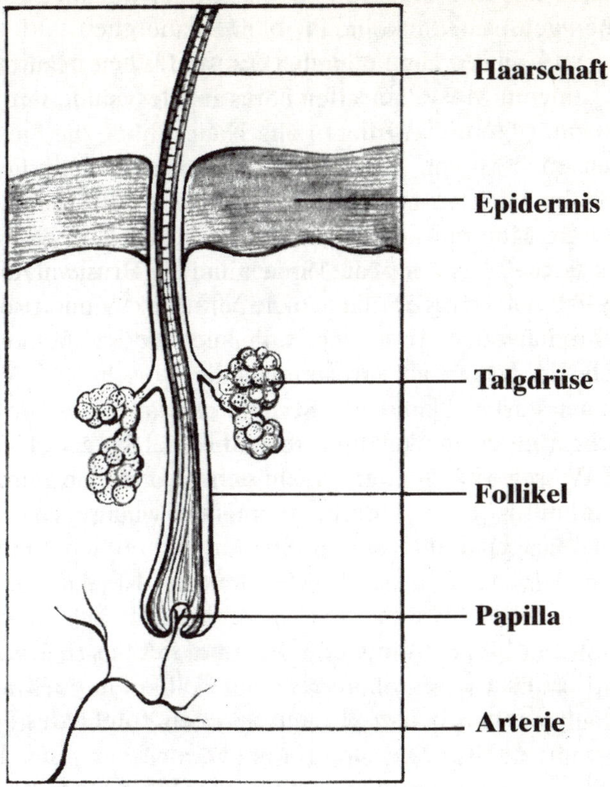

Vergrößerung eines Haares

Der lebenswichtigste Teil jedes Follikels ist die Papilla. Es ist ein kleiner Hautauswuchs am Grunde jedes Follikels, der wie ein Türknauf aussieht. Die Papilla enthält Blutgefäße, die das Haar mit Nährstoffen versorgen, und bestimmt auch eine ganze Reihe charakteristischer Eigenschaften des Haares.

Das Muster des Zellwachstums an der Papilla bestimmt, ob Sie glattes, gewelltes oder gelocktes Haar haben. Glattes Haar ist am häufigsten. Ist das Wachstumsmuster der Papilla unregelmäßig, wird das Haar lockig – am stärksten während der Adoleszenz; mit zunehmendem Alter erschlafft die Naturwelle. Darüber hinaus kann sich das Muster des Zellwachstums entsprechend der Lebensumstände ändern: Krankheiten, Medikamente, Schwangerschaft oder Fastenkuren können die Ursache dafür sein, daß Haare manchmal ganz glatt herauswachsen. Krauses Haar bei afrikanischen und »Afroamericans« und einigen Eingeborenen der pazifischen Inseln beruht auf einem anderen Muster, das durch Veränderungen in der Natur der Papilla hervorgerufen wird.

Das Haar wächst schon vor der Geburt, und es wächst ständig bis genau fünfzehn Minuten nach dem Tod. Obwohl Haare und Nägel aus demselben Material aufgebaut sind, wachsen die Nägel eines Leichnams noch sechs bis acht Monate lang, und niemand weiß warum. Es gab wohl einige Fälle, wo die Nägel an Mumien noch bis zu zwei Jahre nach dem Tode wuchsen – auch hierfür gibt es keine medizinische Erklärung, aber trotzdem ist es so.

Haar ist aus starken elastischen Strängen eines fibrösen Proteins, dem Keratin, aufgebaut. Chemisch besteht es aus Sauerstoff, Eisen, Stickstoff, Wasserstoff, Schwefel, Kohlenstoff und Phosphor. Das genaue Verhältnis dieser Stoffe zueinander hängt von Alter, Geschlecht, Haartyp und Haarfarbe ab.

Was macht das Haar so stark und widerstandsfähig gegenüber Einflüssen von außen? Wahrscheinlich ist es der relativ hohe Schwefelgehalt von vier bis acht Prozent. Haut enthält wesentlich weniger Schwefel, deshalb wird sie eher von Chemikalien angegriffen und bekommt Falten. Naturrotes Haar hat den höchsten Schwefelgehalt und ist der stärkste Haartyp. Um so merkwürdiger ist es, daß rotes Haar und Haarspray sich nicht vertragen.

Wenn Sie ein Haar aus der Kopfhaut herausziehen und es sich anschauen, dann sehen Sie ein bißchen weißes Gewebe. Dieses ist ein Teil des aufgerissenen Follikels. Das ist dann auch schon alles, was sie davon sehen können. Haar sieht wie Haar aus, ein einfacher Faserstrang. Aber unter dem Mikroskop kann man feststellen, daß Haar aus drei verschiedenen Schichten aufgebaut ist: der Kutikula, dem Kortex und der Medulla.

Die problematische Kutikula

Können Sie glauben, daß die Oberfläche Ihres Haares Fischschuppen ähnelt? Ja, so ist es. Die äußere Schicht des Haarschaftes ist aus abgeflachten, einander überlappenden, harten, verhornten Schuppen – wie aus Dachziegeln – aufgebaut. Gewöhnlich sind sechs oder sieben Schuppen in einer Reihe angeordnet und verleihen dem Haar ein starkes und zugleich flexibles Gerüst. Diese schuppige Schicht schützt das Haar und erlaubt zugleich, daß ein chemischer Austausch stattfindet, zum Beispiel die Aufnahme von Farbe oder von Dauerwell-Präparaten.

Die Kutikula schützt die zweite Schicht des Haarschaftes – den Kortex – vor Verletzungen. Wenn die Kutikula durch Chemikalien oder unsachgemäße Pflege beschädigt ist, dann ist der Kortex Gefahr und Schaden direkt ausgesetzt. Wenn die Kutikula bricht oder sich am Haarende verlagert, dann sind gespaltene Haarspitzen das Ergebnis. Häufiges Nachschneiden ist daher zu empfehlen, ganz unabhängig davon, wie lang oder kurz Ihr Haar ist.

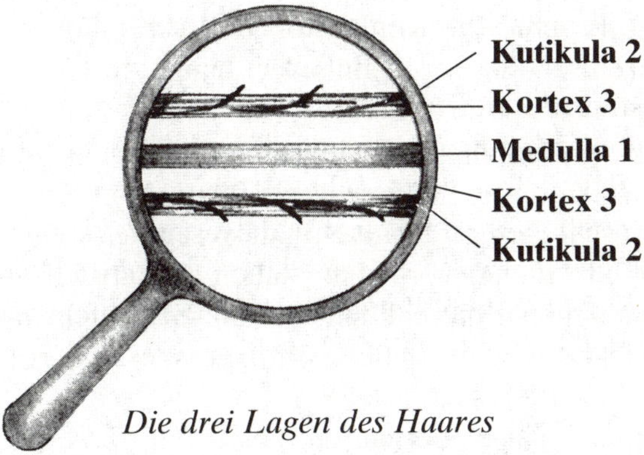

Die drei Lagen des Haares

Manchmal ist die Kutikula sehr kompakt und vielschichtig, sie ist dann besonders kräftig und widersteht dem Eindringen von Farben, Dauerwell-Lösungen und anderen Chemikalien. Haarlack kann diesen Effekt noch verstärken. Wenn Kurpackungen oder Haarfarben aufgetragen werden sollen, muß deshalb zuerst der Haarlack ausgewaschen oder ausgebürstet werden.

Im umgekehrten Fall ist die Kutikula weit und locker aufgebaut, oder wenn zwischen den Spitzen der Schuppen zuviel Raum ist; (dachziegel- oder schindelartiger Aufbau); werden Feuchtigkeit und Chemikalien dann sehr leicht von der Kortex aufgesogen.

Manchmal beruht das auf die natürliche Bildung der Schuppenschicht, kann aber auch durch die wiederholte Verwendung scharfer Chemikalien (starke Bleichmittel oder Dauerwell-Lösungen) hervorgerufen werden, die große Bereiche der Kutikula für immer geschädigt oder aufgelöst haben. Poröses Haar ist selten gleichmäßig porös, und die besonders porösen Bereiche nehmen dann die Farblösung viel eher auf als andere. Auf diese Weise entsteht eine ungleichmäßige Färbung und Haarprobleme.

Die Haarstruktur ist auch von der Länge des Haares abhängig – die Enden von taillenlangem Haar zum Beispiel sind poröser als das Haar unmittelbar an der Kopfhaut.

Die Kutikula trägt auch ihren Teil dazu bei, ob Ihr Haar trocken, normal oder fettig ist. Kleine Taschen in den Schuppen enthalten die notwendige Menge an Talg, das natürliche Fett der Kopfhaut, das von den Talgdrüsen gebildet wird. Talg schützt das Haar vor extremen Temperaturen und zuviel Feuchtigkeit, austrocknenden Shampoos, chemischen Behandlungen und anderen schädigenden Substanzen. Bei zu wenig Talg sind Haare und Kopfhaut trocken und schuppig (ähnlich wie Kopfschuppen, aber nicht ansteckend). Zuviel Talg verursacht fettiges Haar und eine ölige Kopfhaut. Das bedeutet strähniges, schlaffes, schwer frisierbares Haar, das häufige Haarwäschen erfordert. »Normales Haar« verfügt dagegen über die richtige Menge Talg, die dem Haar einen schönen Glanz und Schimmer verleiht.

Der Kortex

Wichtigste Schicht des Haares

Die wichtigste Schicht des Haares ist der Kortex. Er macht etwa 75 bis 90 Prozent des Haares aus. Er ist verantwortlich dafür, wie sich Ihr Haar verhält, und bestimmt Eigenschaften wie Stärke, Elastizität, Geschmeidigkeit, Wuchsrichtung und Wachstumsmuster, Dicke, Qualität und Textur.

Während die Struktur der Kutikula überlappenden Schuppen ähnelt, ist der Kortex aus Millionen von harten, parallel angeordneten Keratinfasern aufgebaut. Manchmal sind die Fasern auch umeinander gewunden und sehen dann unter dem Mikroskop wie Seile aus.

Der Kortex bestimmt auch die Art und Intensität der Haarfarbe. Er beherbergt vier natürliche Pigmente: schwarz, braun, gelb und rot. Die Variationen der natürlichen Schattierungen entstehen nicht nur durch die Kombination dieser Pigmente, sondern auch durch ihre Art und Körnung und die Hohlräume im Kortex.

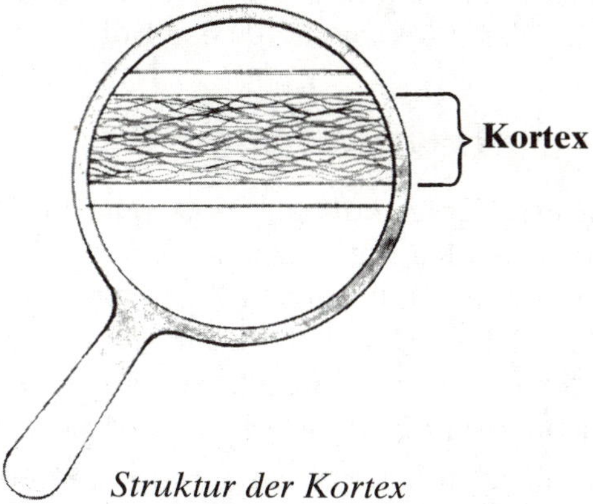

Struktur der Kortex

Mit Ausnahme des sehr seltenen tiefschwarzen orientalischen Haars sind die meisten Farbabstufungen auf verschiedene Pigmentkombinationen zurückzuführen. Braunes Haar, die am weitesten verbreitete Haarfarbe, reicht in den Schattierungen von hell- und rotbraun bis tiefdunkel. Blondes Haar zeigt die meisten Schattierungen und basiert auf dem schwächsten Pigment. Es ist vornehmlich gelb mit einem geringen Anteil an rotem oder grauem Pigment. Im Laufe des Lebens bekommen die anderen Farben meist das Übergewicht, und aus dem blonden Kind wird später ein Erwachsener gewöhnlich mit hellbraunem Haar.

Mischt sich rotes mit schwarzem Pigment, entstehen daraus wunderschöne Rostbraun- und Kupfertöne, während braunes und gelbes Pigment das hellere rotblonde Haar verursachen.

Es gibt auch eine Beziehung zwischen der Haarfarbe und der Anzahl der Haare: Blonde sind mit durchschnittlich 140 000 Haaren gesegnet; Rotschöpfe haben nur ungefähr 110 000. Braune 75 000 und schließlich Brünette, die die wenigsten Haare haben, ganze 60 000 Haare.

Die Medulla

Der innere Kern des Haares besteht aus einer Säule weichen Keratins, das aus zwei oder vier Zellreihen aufgebaut ist. Nicht jeder hat diese Schicht – sie kann gebrochen oder gar nicht vorhanden sein (häufig aufgrund der Einnahme von Drogen oder Medikamenten). Dennoch sind Haare ohne Medulla nicht schlechter als Haare mit Medulla – eines der vielen wissenschaftlichen Rätsel.

Haarwachstum

Hier sind Sie also mit Ihren 60 000, 110 000 oder 140 000 Haaren. Jedes besteht aus einer Kutikula, einem Kortex und möglicherweise einer Medulla. Und plötzlich fällt Ihnen auf, daß einiges von diesem wertvollen Besitz, statt auf Ihrem Kopf zu sprießen, in Ihrem Kamm oder in Ihrem Abfluß hängt, auf Ihren Schultern oder auf Ihrem Kopfkissen liegt. Schon geraten Sie in Panik.

Regen Sie sich nicht auf! Es ist ganz normal, wenn sie täglich fünfzig bis achtzig Haare verlieren. Ebenso normal ist es, daß diese Haare von den emsig arbeitenden Follikeln wieder ersetzt werden, manche ruhen sich aus, andere sind aktiv. An jedem Tag sind ungefähr 90 Prozent Ihrer Haare im wachsenden (anagenen) Zustand, der ungefähr 100 Tage andauert. In ruhendem Zustand wird das Follikel schwach, und es kann sein, daß der Schaft herauskommt, was in dem normalen Verlust von fünfzig bis achtzig Haaren am Tag resultiert. Interessanterweise findet dieser Ausfall meistens am Morgen statt. Dies hängt mit der Energieversorgung und Ausscheidung der Haut zusammen.

Auch die Länge Ihrer Haare spielt eine Rolle. Tragen Sie Ihre Haare kurz, etwa 10 cm lang, können Sie täglich siebenundachtzig Haare verlieren; bei 25 cm beträgt der Verlust nur noch sechsundzwanzig Haare am Tag; bei taillenlangen Haaren sechzehn und bei den extrem seltenen bodenlangen Haaren nur noch zwei Haare. Obwohl dieses Phänomen seltsam widersprüchlich erscheint, ist die Erklärung in der Tat sehr logisch, wenn man das Haar unter dem Mikroskop untersucht. Je länger das Haar ist, um so stärker ist die Wurzel, weil die Wurzel von längerem Haar einen größeren

Durchmesser hat und mehr Streß durch lokale Kopfhautprobleme ertragen kann. Man darf nicht vergessen, daß langes Haar mehr Bewegung (Gymnastik) auf die Wurzeln ausübt. Außerdem verursachen Stufenschnitte oder Klingenschnitte (der oft die Grundlage eines Kurzhaarschnittes bildet) unnötigen Haarausfall aufgrund des Angleichungsprozesses, den ich im 8. Kapitel besprechen werde.

Zusätzlich zu dem täglichen Verlust verlieren wir auch während sechs bestimmter Lebensabschnitte mehr Haare: von der Geburt bis zum dritten Lebensjahr, im Alter von zehn, zweiundzwanzig, sechsundzwanzig, sechsundreißig und vierundfünfzig Jahren – alle stehen in Beziehung zu den hormonellen Veränderungen unseres Körpers und dem Wachstum des Haares.

Ich kenne nur drei Plätze auf der Welt, wo das Haar der Frauen monatlich mehr als anderthalb Zentimeter wächst, in der Provinz Piemont in Norditalien, in Tehuantepec in Mexico und in Teilen von Minnesota/USA. In all diesen drei Gebieten fehlt Jod im Trinkwasser. Obwohl die Einwohner an Schilddrüsendysfunktionen leiden, hervorstehende Augen haben und unter Übergewicht leiden können, haben sie das herrlichste Haar der Welt. Es wächst 15 cm monatlich. Sie wechseln auch ihr Haar sechzigmal in ihrem Leben. So gleicht die Natur Ungerechtigkeiten aus.

Auch mit zunehmendem Alter verändert sich die Üppigkeit des Haares, und mit achtzig haben wir dünneres Haar; einige Follikel hören einfach auf zu funktionieren. Das maximale Haarwachstum bei Frauen findet zwischen dem fünfzehnten und dreißigsten Lebensjahr statt. Es gibt Hinweise darauf, daß Haar und Nägel im Sommer schneller wachsen als im Winter, der Unterschied ist aber so gering, daß er kaum meßbar ist. Das Haar erscheint aber länger, weil die Hitze die Locken erschlaffen läßt.

Kapitel 2

Haarausfall

Wenn er sich nicht für seine Glatze im großen Stil bezahlen lassen will, wie *Yul Brynner* und *Telly Savalas,* dann wünscht sich jeder Mann volle Haare, und auf dieser Welt gibt es kaum eine Frau, die freiwillig als Glatzkopf herumlaufen würde.

Und dennoch müssen Millionen Männer und in zunehmendem Maße auch Frauen ein Drittel oder auch die Hälfte ihres Lebens mit schütter werdendem Haar zubringen. In diesem Kapitel wollen wir unsere Aufmerksamkeit auf die dauerhafte Glatzenbildung richten, die meistens durch erbliche und/oder hormonelle Probleme bedingt ist.

Weil Männer wie Frauen unter Haarausfall leiden, werden sie leicht zu Opfern von Scharlatanen jeglicher Couleur, die durch die ganze Geschichte der Menschheit hinweg Haarwachstum versprochen haben. Ein viertausend Jahre altes Papyrus aus Ägypten zitiert einen Haartrunk für Frauen, der aus exotischen Zutaten wie Hundezehen, Dattelabfall und Eselshufen zubereitet wurde. Für Männer schreibt das Rezept gleiche Teile von Löwe, Nilpferd, Krokodil, Steinbock, Gans und Schlange vor. Im alten Rom gab es Dutzende von Schönheitswässerchen und allerlei Gebräu zum Auftragen oder zum Trinken, aber keines davon ließ auch nur ein einziges Haar mehr auf *Caesars* Kopf wachsen. Deshalb trug er auch den Lorbeerkranz, den man jetzt mit Größe und Führungskraft in Verbindung bringt. In Wirklichkeit diente er jedoch dazu, seine Glatze zu verbergen.

Sie haben vielleicht von *Fletcher Sutherland* und seinen sieben langhaarigen Töchtern gehört. Sein eigenes Haarwuchsmittel war wertlos – außer wenn man sich mit dem darin enthaltenen Alkohol berauschen wollte (was viele Leute auch taten). All die Salben,

Balsame, Heilsäfte und andere Rezepturen für schöneres Haar, die über die Jahrhunderte verbreitet wurden, haben eines gemeinsam: sie können kein Haar auf Glatzen wachsen lassen, die das Alter leergefegt hat.

Glatzenbildung

Eine Glatze ist endgültig. Wenn man sie einmal hat, wird man sie nicht mehr los. Bei einer brünetten Frau, die normalerweise ungefähr 60 000 Haarwurzeln hat, ist es schon eine Katastrophe, wenn sie die Hälfte davon durch Haarausfall verliert. Verliert eine Blondine aber 30 000 Wurzeln, dann ist das kein Riesenverlust, weil sie dann immer noch 110 000 Wurzeln auf Ihrem Kopf hat. Aus diesem Grund werden Sie selten eine blonde Frau mit Glatze sehen, außer den Chemo-Therapie-Fällen.

Bis zu einem gewissen Maß trifft das auch auf Männer zu. Die lateinamerikanischen oder mediterranen dunkelhaarigen Männer scheinen eher zu Haarausfall zu neigen als ihre hellhaarigen schwedischen oder holländischen Zeitgenossen. Nach einem gewissen Punkt aber ist es der erblich bestimmte Hormonwechsel, der dazu führt, daß Männer eine Glatze bekommen, ob sie nun blondes, braunes oder rotes Haar haben.

Man kann die Statistiken nicht mißinterpretieren: 95 % dauerhafte Glatzenbildung bei Männern und Frauen sind hormonell, angeboren und altersbedingt. Der Hauptübeltäter für beide Geschlechter ist das männliche Hormon Androgen.

Das weibliche Hormon Östrogen fördert dagegen das Haarwachstum. Während der Pubertät und einige Lebensjahrzehnte danach befinden sich die Hormone bei den meisten Männern im Gleichgewicht. Ungefähr im Alter von vierundfünfzig verschiebt sich dieses Gleichgewicht zwischen Östrogen, Androgen und dem ebenfalls männlichen Hormon Progesteron.

Ja, es gibt tatsächlich so etwas wie eine Menopause des Mannes, und die Östrogenproduktion geht zurück. Das ist dann der Zeitpunkt, wo die meisten Männer ihr Haar zu verlieren beginnen. In manchen Fällen beginnt das Ausdünnen schon wesentlich früher –

aus erblichen Gründen oder weil Männer von Anfang an schon weniger Haarwurzeln haben und ein Verlust daher viel eher auffällt.

Bei Frauen ist das gewöhnliche Verhältnis der Hormone ein Teil Androgen und acht Teile Östrogen zueinander. Während nur eine von sieben Frauen vor der Menopause an Haarausfall leidet (ein Symptom, das meine medizinischen Kollegen »weibliche androgenetische Alopezie« nennen), trifft es nach der Menopause schon jede zweite. Frauen produzieren immer noch dieselbe Menge an Androgen (etwa ein Drittel weniger als Männer), aber viel weniger Östrogen. Das Ergebnis dieses Ungleichgewichts ist häufig eine sehr schwere Form von Haarausfall. Diesem Problem kann man durch eine Östrogen-Therapie zu Leibe rücken. Ich möchte jedoch an dieser Stelle alle Frauen, die in der Menopause sind, eindringlich darauf hinweisen, lange und eingehend über eine solche Therapie nachzudenken. Besonders wenn in Ihrer Anamnese Brustkrebs oder andere ererbte Symptome, die auf Krebs der weiblichen Fortpflanzungsorgane hindeuten, vorkommen, kann eine Östrogen-Therapie ein großes Risiko darstellen. Ein guter Endokrinologe oder Gynäkologe kann das Risiko abschätzen, und sie sollten daher unbedingt einen Fachmann befragen.

Obwohl Haarausfall, der auf Veränderungen während der Menopause beruht, relativ einfach zu diagnostizieren ist, sind die führenden Dermatologen und Endokrinologen heute tief besorgt über die zunehmende Zahl von Haarausfall bei Frauen vor der Menopause.

Einer der Gründe kann die weitverbreitete Verwendung der Pille sein, die, wie ich erklärt habe, den Stoffwechsel durcheinanderbringt, den Östrogennachschub verringert und das Androgen in eine unproportional dominierende Stellung bringt. Weit mehr Anlaß zur Besorgnis sind die signifikanten Statistiken, die anzeigen, daß in dem Maße, wie Frauen in Chefetagen und Management und in entscheidungsreichen Positionen Fuß fassen und traditionell männliche Führungsrollen übernehmen, sich das Hormongleichgewicht in einer sehr eindeutigen Weise verschiebt.

Zwar haben Frauen deshalb nicht mehr Androgen, aber die Östrogenproduktion läßt nach. Das folgerichtige Ergebnis ist, daß sie als leitende Angestellte immer häufiger – wie ihre männlichen Kollegen – auch Probleme mit Glatzenbildung haben. Weltberühmte Haar- und Hautspezialisten wie *Dr. Robert Berger* und *Dr. Norman Orentreich* schätzen, daß es heute zehnmal mehr Frauen gibt, die an schwerwiegendem Haarausfall leiden, als noch im Jahre 1965. Ich glaube nicht, daß dieser große Anstieg rein zufällig mit dem Aufschwung der Frauenbewegung während des letzten Jahrzehnts zusammenfällt.

Verlauf

Nur selten fallen die Haare gleichmäßig aus. Die meisten Haare verliert man auf dem Oberkopf. Als sich das menschliche Wesen auf seinen Hinterbeinen aufrichtete, mußten Veränderungen vorgenommen werden: eine senkrechte Wirbelsäule, der Nacken vertikal statt horizontal, nur der Oberkopf, der aller lebenswichtigen Blutzirkulation beraubt ist, wenn der Körper aufrecht steht, hat sich nicht angepaßt. Folglich ist das Gebiet, wo man die Haare verliert, mitten auf dem Kopf. Ein anderer Grund dafür, daß wir dort zuerst kahl werden, ist der, daß die Wurzeln auf dem Oberkopf senkrecht nach oben wachsen, wohingegen alle anderen Wurzeln nach unten weisen. Oft entsteht daher dort ein talgiger Rückfluß, wo der Talg, der sonst so hilfreich das Haar kräftigt, in die Wurzel zurückfließt, sie erstickt. Daher werden die Wurzeln auf dem Oberkopf ungefähr doppelt so schnell ersetzt wie die auf dem Hinterkopf.

Darüber hinaus haben Männer einen kleinen flachen Muskel unter der Kopfhaut, der durch seine konstante Anspannung bei geistiger Arbeit die Haarwurzeln schwächt und ihren Ausfall beschleunigt (besonders auffällig bei Männern, die ausschließlich mit dem Kopf arbeiten statt mit ihren Händen). Vielleicht haben Sie auch schon einmal erlebt, daß einem Mann, der mehrere Jahre lang kahl gewesen ist und dann in den Ruhestand versetzt wurde, plötzlich auf seiner glänzend kahlen Kopfhaut ein Flaum zu wachsen beginnt. Das passiert, weil die Anspannung in seinem Leben dramatisch verringert und dieser flache Muskel nun entspannt ist, was es einigen Follikeln, die seit Jahren geruht haben, erlaubt, wieder produktiv zu werden.

Gegenmaßnahmen

Ob Sie nun Mann oder Frau sind, wenn Sie übermäßigen Haarausfall feststellen, sollten Sie einen Endokrinologen aufsuchen. Er wird verschiedene Tests machen, um herauszufinden, ob Ihr Haarverlust auf ererbten Veränderungen beruht, oder ob er mit einer gezielten örtlichen Behandlung behoben werden kann. Ihr Arzt sollte außerdem einen Schilddrüsentest vornehmen, eine Untersuchung der Nieren, sowie die Enzym-, Kalzium- und Leberwerte testen. Bei einer Frau wird auch ein Östrogen-Reife-Index bestimmt, um die Östrogenausschüttung quantitativ zu erfassen.

Sonderfälle

Es gibt Situationen, die ungewöhnliche Probleme hervorrufen und Ihre Bemühungen um schönes, üppiges und glänzendes Haar zunichte machen können. Technisch gesprochen heißt übermäßiger Haarausfall (entweder vorübergehend oder chronisch) »Alopezie«.

Vererbung

Die Gene zählen. Wir erben unser Haar buchstäblich von dem Vater unserer Mutter und von der Mutter unseres Vaters, zusammen mit all ihren Haarproblemen – das Haar kann dick oder dünn, spärlich oder üppig, glatt oder gelockt sein, ganz abhängig von unserem Familienstammbaum. Wir können von unseren Eltern auch Krankheitsveranlagungen wie Diabetes oder Schilddrüsenunter- oder -überfunktion erben, die die Gesundheit des Haares bedrohen, weil wir unseren Eltern für viele Jahre in deren Ernährung folgen.

Trauma/Verletzungen

Das Ergebnis physischer Zugbelastung Ihrer Haare heißt »Zugalopezie«. Diese kann durch zu straffe Knoten, Pferde- oder Rattenschwänze verursacht sein, wenn diese Jahr um Jahr an derselben Stelle gebunden werden.

Ich hatte einmal eine Kundin, eine erfolgreiche Geschäftsfrau aus Connecticut, die seit ihrer Jugend einen Knoten trug. Um diesen Knoten zu plazieren, steckte sie ihre Lieblingsholznadel tagein, tagaus an dieselbe Stelle. Als sie zu mir kam, litt sie an dem klassischen Fall einer »aiopecia areata«, einer örtlichen Glatzenbildung. Sie war ganz verzweifelt und fragte mich: *»Was kann ich tun?«* Ich empfahl ihr, daß sie sofort aufhören soll, sich selbst mit dieser Holznadel zu verletzten, wie sie es die letzten fünfzehn Jahre über getan hatte. Dann schickte ich sie zu einem bekannten Dermatologen für eine subkutane Kortisonbehandlung, die sich als sehr wirksam gegen örtliche Glatzenbildung gezeigt hat. Der Zustand war innerhalb von vier Monaten geheilt und ist nicht wieder aufgetreten.

Traumatische örtliche Glatzenbildung kann auch durch einen heftigen Schlag auf den Kopf verursacht werden. Vor ungefähr zehn Jahren arbeitete auf meinem Boot ein Mechaniker mit sehr dichtem, dunkelbraunem Haar. Als ich unerwartet an Bord sprang, schlug er unglücklicherweise mit seinem Hinterkopf gegen den Motorstarter. Sechs Wochen später hatte er eine kahle Stelle von der Größe eines 10-Pfennig-Stücks. Da er wußte, daß ich mich mit Haaren auskenne, kam er zu mir und fragte mich: *»Warum?«* Ich erinnerte mich an den Unfall und schickte ihn zu einem Dermatologen zwecks Kortisoninjektionen. Innerhalb von vier Monaten war das Haar wieder nachgewachsen, und er erfreut sich noch immer eines fülligen, üppigen Haarschopfes.

Kortison ist bei traumatischer Glatzenbildung nicht immer notwendig. Die Tochter meiner Co-Autorin feierte den Sieg ihres Baseball-Clubs. Als sie das Spiel ihres Bruders verfolgte, wurde sie am Kopf von einem Ball getroffen, stürzte und schlug mit dem Kopf auf der Zuschauerbank auf. Sie erlitt eine Gehirnerschütterung, die glücklicherweise nicht sehr schwer war. Einige Wochen später jedoch bemerkte sie eine pfenniggroße kahle Stelle auf ihrer Kopfhaut. Aber da ihr Haar ebenso jung und gesund war wie sie selbst, wuchs es auch ohne Behandlung innerhalb von vier Monaten Tagen wieder nach.

Traumatischer Haarausfall kann auch infolge einer größeren Operation oder durch übermäßige Hitze, Reibung, aggressive Haarpflegemittel, Chemikalien oder Röntgenbestrahlung eintreten. In solchen Fällen kann eine Kortisonbehandlung hilfreich sein. Nicht selten ist das daraus resultierende Haarwachstum völlig anders in der Textur. In einem Fall (die Frau hatte außergewöhnlich stark gelocktes Haar – man konnte es nicht anders als kraus bezeichnen) fand die Patientin zu ihrer Freude, daß ihr Haar nach der Kortisonbehandlung wesentlich kräftiger und fast glatt wurde. Kortison zu benutzen heißt aber, mit dem Feuer zu spielen – Sie können sich verbrennen. Kortison sollte nur verschrieben werden, wenn es unbedingt nötig ist.

Lokale Infektionen

Bakterien, Viren oder Pilze können lokalen Ausfall hervorrufen. Dies läßt sich mit UV-Bestrahlung, Kortisonsalben oder medizinischen Shampoos behandeln.

Allgemeine Infektionen

Infektionen, besonders Grippe, Scharlach oder Lungenentzündung, die mit hohem Fieber verbunden sind, können ungefähr zwei Monate nach der Erkrankung Haarausfall verursachen. Andere Krankheiten, wie etwa Syphilis oder Krebs, fordern ebenso ihren Tribut von der Gesundheit Ihrer Haare. In manchen europäischen Ländern wird bei Patienten, die an einer dieser Krankheiten leiden, das Haar auch heute noch abgeschnitten. Das beeinflußt natürlich weder die Gesundheit der Haare, noch fördert dies das schnelle Nachwachsen. Möglicherweise entfernt es einige Keime, die sich in den Haaren eingenistet haben – das kann man aber auch durch gründliche Reinigung der Haare erreichen, obwohl man das Haar nicht sterilisieren kann. Haareschneiden während einer schweren Erkrankung ist eine althergebrachte Methode, die aber jeglicher wissenschaftlicher Grundlage entbehrt.

Chemikalien/Medikamente

Besonders Antibiotika und Kortison können Haarausfall verursachen – merkwürdigerweise, da doch Kortisoninjektionen auf der anderen Seite lokalen Ausfall stoppen und korrigieren können. Für gewöhnlich ist dies vorübergehend. Nur in schwerwiegenden Fällen – etwa bei Krebs, wo die Chemotherapie trotz aller Nebeneffekte durchgeführt werden muß – kann der Haarausfall andauern.

Streß

Feldarbeiter und Bauern haben bessere Haare als Stadtbewohner und Direktoren von Chefetagen – nicht nur, weil sie weniger angespannt sind, sondern auch, weil sie in einer gesünderen Umgebung leben. Gewöhnlich haben Leute, die mehr mit ihren Händen als mit ihrem Gehirn arbeiten, besseres Haar. Auch persönliche Probleme, ein gebrochenes Herz, ein Scheckbuch, das ständig in den roten Zahlen ist, Schwierigkeiten mit den Kindern, den Verlust der Arbeitsstelle, können vorübergehenden Haarausfall verursachen, der aber gewöhnlich wieder nachläßt, wenn sich das Gefühlswirrwarr erst einmal beruhigt hat. Wenn Sie angespannt sind, dann spannen sich auch die Muskeln auf Ihrer Kopfhaut und in Ihrem Nacken, und behindern dadurch den Blutkreislauf.

Unter meinen Kundinnen im New Yorker Salon sind allein fast 1000 Ärztinnen, Naturwissenschaftlerinnen, Psychologinnen, Buchhalterinnen, Börsenmaklerinnen, Werbefachfrauen, Schauspielerinnen und Fotomodelle – lauter Frauen, die dauernd unter Anspannung und Streß leiden. Oft ist ihre Kopfhaut angespannt wie eine Trommel und zerquetscht dadurch die Haarwurzeln. Um ihnen zu helfen, habe ich eine spezielle Massage für die Kopfhaut von Intellektuellen entwickelt. Ich empfehle ihnen, sich mindestens zehnmal täglich für eine Minute hinzusetzen, den Kopf zwischen den Knien, die Ellbogen hängen nach unten, und die Fingerspitzen sind über die Stirn und die Kopfhaut ausgebreitet (Daumen an den Schläfen). Dann müssen sie sehr langsam auf und ab massieren, ungefähr dreißig Bewegungen eine Minute lang. Es ist besser, dabei in eine Zimmerecke zu schauen, denn das verleiht ein angenehmes Sicherheitsgefühl und vermindert die Angst zu fallen. Wenn es Ihnen danach schwindelig sein sollte: aufrichten, die Arme über den Kopf und bis fünf zählen.

Hormonelle Probleme

Hormone sind die Hauptverantwortlichen für Haarausfall bei Männern wie bei Frauen. Einige hormonelle Änderungen sind ganz normal für bestimmte Lebensperioden. Sie haben gewöhnlich nur vorübergehenden Haarausfall zur Folge oder lassen sich durch eine Hormontherapie beheben.

Schwangerschaft

Im allgemeinen wird während der Schwangerschaft das Haar schöner – Ihr Körper und alle seine Systeme laufen auf Hochtouren. Sieht Ihr Haar während der Schwangerschaft nicht gesünder aus, sollten Sie Ihren Hormonspiegel vom Frauenarzt überprüfen lassen.

Haarverlust, der nach der Geburt des Babys auftritt, hat wenig mit den Eierstöcken, aber viel mit der Schilddrüse zu tun. Viele Frauen verlieren beim ersten Kind eine Menge Haare, beim zweiten und dritten sind es dann weniger. Man kann den abrupten Wechsel des Lebensstils dafür verantwortlich machen – die noch ungewohnten Erfordernisse der Aufziehung des ersten Kindes verändern die Signale der Schilddrüse zur Hypophyse, die wiederum die Östrogenproduktion beeinflußt. Später ist die Frau an die Routine der Mutterschaft gewöhnt, und ihr Tagesablauf verändert sich weniger drastisch. Auf diese Weise bleibt ihr Hormonhaushalt stabil, und sie verliert weniger Haare.

Wenn Sie stillen, dann beginnt der normale Haarverlust vier Monate nach der Geburt und dauert ungefähr zwei Monate. Wenn Sie nicht stillen, beginnt der Haarausfall etwa zwei Monate nach der Geburt und dauert zweieinhalb Monate.

Die Pille

Wenn Sie sich bester Gesundheit erfreuen, ein normales Gewicht haben, regelmäßig Ihre Regel haben, körperlich aktiv sind und die Pille zur Verhütung einnehmen, dann müssen Sie zusätzlich zu allen Problemen, über die noch ausführlicher berichtet wird (Thrombosen, Durchblutungsstörungen, erhöhtes Schlaganfallrisiko usw.) mit Haarproblemen rechnen. Die Einnahme der Pille verändert das hormonelle Gleichgewicht. Wenn Sie aber nicht in perfektem hormonellem Gleichgewicht sind, dann können die Veränderungen durch die Pille u. U. aber auch vorteilhaft sein. Ihr Frauenarzt, oder noch besser ein Endokrinologe, kann Sie am besten beraten.

Menopause

Eines der Probleme der Menopause ist, daß die Östrogenproduktion für gewöhnlich abnimmt. Außer in der Beeinträchtigung des allgemeinen Wohlbefindens kann sich das in dünnem, trockenem Haar bemerkbar machen.

Haarausfall plagt jede zweite Frau nach der Menopause und jede siebte vor der Menopause. Dieser Zustand, der als »weibliche androgenetische Alopezie« bekannt ist, tritt auf, weil bei gleichbleibender Androgenmenge wesentlich weniger Östrogen ausgeschüttet wird. Eine Östrogentherapie kann diesen Zustand beseitigen. Auch hierfür braucht man die Anleitung eines Spezialisten, der den Hormonausstoß mißt, körperliche und erblich bedingte Faktoren in Betracht zieht und dann entsprechend behandelt.

Wie Sie Haarausfall messen können

Wenn Sie aus irgendeinem der oben genannten Gründe beunruhigt sind, können Sie im folgenden selbst feststellen, ob Ihr Haarausfall normal ist, oder ob Sie einen Haarspezialisten aufsuchen sollten: Legen Sie sich zehn Briefumschläge bereit und schreiben Sie darauf die Daten von zehn aufeinanderfolgenden Tagen, beispielsweise vom 1. bis zum 10. Januar. Dann datieren Sie weitere zehn Umschläge für zwei Monate später, also in unserem Beispiel vom 1. bis zum 10. März. Sammeln Sie das täglich ausfallende Haar in die entsprechenden Briefumschläge. Am Ende dieser sechzig Tage können Sie dann feststellen, ob Ihr Haarausfall zu- oder abgenommen hat. Erinnern Sie sich aber daran, daß fünfzig bis achtzig Haare am Tag ganz normal sind.

Hier ist noch ein anderer Test: wenn die Wurzeln wie runde Türknaufe aussehen, dann beruht der Ausfall auf der normalen Mauser. Wenn aber vier bis fünf Haare eine knollige Wurzel haben, die wie eine Miniaturschalotte aussieht, dann gehen Sie besser zu einem Arzt oder einem Trichologen.

Gegenmaßnahmen

Hormonelle Behandlung

Bei Frauen ist da mehr zu machen als bei Männern – gut für die Frauen, schlecht für die Männer. Zum einen gibt es bei Frauen, wie mein Freund *Dr. Robert Berger,* Professor am Mount Sinai College of Medicine in New York, festgestellt hat, nur selten eine kahle Stelle auf dem Oberkopf oder ein Zurückweichen des Haaransatzes im Schläfenbereich, vielmehr verlieren sie Haare über den ganzen Bereich der Kopfhaut. Diesen Frauen kann mit einer Östrogentherapie geholfen werden, sofern ihre behandelnden Ärzte diese Behandlung als indiziert ansehen. Eine einfachere, weniger risikoreiche Technik sind lokale Östrogeninjektionen auf der Kopfhaut – ein Vorgang, der bis zu zwei, drei Jahre dauern kann, ganz abhängig davon, wie weit der Schaden fortgeschritten war, bevor zum erstenmal ein Arzt in dieser Angelegenheit befragt wurde. Dieselbe Östrogenmenge in die Kopfhaut eines Mannes eingebracht, kann zur Verweiblichung führen. Aus diesem Grund ist diese Behandlung für Männer weder zu empfehlen noch praktikabel.

Dr. Norman Orentreich, der bei so vielen Durchbrüchen wegweisend war und sich in der Entwicklung der Transplantationstechnik einen Ruf gemacht hat, glaubt, daß im nächsten Jahrzehnt eine Anti-Androgen-Pille entwickelt wird. Männer könnten diese Pille einnehmen, um Kahlheit ohne die schwerwiegenden Nebeneffekte, die die Einnahme von Östrogen mit sich bringt, abzuwenden.

Akupunktur

Zur Zeit gibt es interessante Fortschritte in einer Disziplin, die der Hormontherapie ganz fern steht: in der Akupunktur. *Dr. Stanley du Brin* aus Van Nuys in Kalifornien hat ererbte Kahlheit mit Akupunktur behandelt. Er berichtet, daß bei manchen seiner Patienten, die vorher große kahle Stellen hatten, das Haar wieder vollständig nachgewachsen ist.

Ein anderer Arzt, *Dr. Ryszard Kobos,* Direktor des Zentrums für Schönheitschirurgie in Warschau und gleichzeitig Präsident der Polnischen Gesellschaft für Akupunktur, hat berichtet, daß von 395 Patienten (einschließlich 40 Frauen) 351 ausgezeichnete Verbesserungen des Haares im allgemeinen nach der Akupunkturbehandlung zeigten, bei 23 wuchs gutes neues Haar nach, bei 14 war das Ergebnis zufriedenstellend und nur bei 7 war keine Veränderung festzustellen. *»Manche Akupunkturstellen haben einen direkten Einfluß auf das Wachstum von Haar, und wenn Akupunktur früh genug angewandt wird, kann sie den Haarverlust auf-*

halten, erneutes Wachstum in Gang setzen und einen chirurgischen Eingriff (Transplantation) überflüssig machen«, beobachtete *Dr. Kobos.*

Haartransplantate

Es ist interessant, daß *Dr. Kobos* Akupunktur auch im Zusammenhang mit Haartransplantaten anwendet. Er hat herausgefunden, daß das neue Haar bei Patienten, die während der Transplantation akupunktiert wurden, ungleich schneller nachwuchs.

Akupunktur hin oder her, bis heute haben sich bei Männern wie bei Frauen, denen mit einer Hormontherapie nicht geholfen werden kann, Transplantate als die beste Methode des Haarersatzes erwiesen. *Dr. Orentreich* hat diese Technik in den fünziger Jahren zur Perfektion vervollkommnet; er schätzt, daß er in den vergangenen fünfundzwanzig Jahren mehr als 50 000 Transplantationen durchgeführt hat. Pro Jahr behandelt er mehr als 4000 Fälle (10 % davon sind Frauen). Allein in den Vereinigten Staaten von Amerika gibt es mehr als 300 Dermatologen, Schönheitschirurgen und andere Spezialisten, von denen jeder jährlich ungefähr 250 Transplantationen ausführt.

Obwohl eine Haartransplantation keine kurze und schmerzlose Prozedur ist – Sie gehen nicht einfach einmal hin und haben es dann hinter sich –, es handelt sich dabei aber auch wieder nicht um einen ernsten chirurgischen Eingriff. Aber es ist langwierig und ermüdend, und der Patient muß sehr geduldig sein. Die Kopfhaut wird in zwei Gebiete aufgeteilt: die Geberregion (gewöhnlich der Hinterkopf, wo die Follikel kräftig sind)und die Empfängerregion – die kahle Stelle, die das Transplantat erhalten wird.

Hier nun die Prozedur im einzelnen:

Der Patient bekommt eine örtliche Betäubung, dann wird an einer der Geberstellen ein kleines Stück Haut von einigen Millimetern herausgestanzt. Das nennt man einen »Pfropf«. Transplantate werden nicht aus einzelnen Haaren hergestellt, sondern vielmehr aus kleinen Kopfhautsegmenten, von denen jedes ungefähr sechs bis zehn Haarfollikel trägt. Dann wird ein ebensolches Loch einer haarlosen Sektion aus der Kopfhaut gestanzt und durch den Pfropf aus der Geberregion ersetzt.

Während einer Sitzung werden ungefähr dreißig bis fünfzig solcher Pfropfen eingepflanzt. Abschließend kommt ein Verband auf die Kopfhaut, der für drei bis fünf Tage darauf belassen wird. Meistens schwillt das behandelte Gebiet ein bißchen an, doch das vergeht innerhalb von zwei Tagen wieder. Auch wenn die Transplantate jucken, ist Kratzen streng verboten.

Nach ungefähr zehn Tagen fällt der Schorf ab und das Haar fällt aus. Nach *Dr. Orentreichs* Erfahrungen ruhen die Follikel für zehn bis zu zwanzig Wochen, dann erst erscheint langsam eine neue Haargeneration. Nach einer Transplantation muß der Patient ein ziemlich ruhiges Leben führen – für mindestens eine Woche bis zu zehn Tagen lautet die Devise: kein Alkohol, keinerlei anstrengenden Sport, weder Haarewaschen noch Bürsten.

Das ist immer noch nicht alles. Die meisten Patienten bekommen Transplantate über fünf bis sechs Sitzungen hinweg, die über einen Zeitraum von sechs Monaten bis zu zwei oder drei Jahren verteilt sein können. Die Dauer hängt ganz davon ab, wie groß das zu bedeckende Gebiet, der Lebensstil und die Toleranz des einzelnen Patienten usw. sind.

Nach einer Transplantation ist das Ergebnis nicht unbedingt ein Kopf voll dichtem, herrlichem Haar ... aber Ihre Erscheinung wird unvergleichlich verbessert. Das wichtigste ist, einen Arzt zu wählen, der einen guten Ruf hat: schauen Sie sich Fotografien seiner Ergebnisse an, oder noch besser, hören Sie sich unter Bekannten um, wer mit seinem eigenen Transplantat zufrieden ist.

Obwohl es einige erfolgreiche Tranplantationen von Haar bei eineiigen Zwillingen gegeben hat, sind die Wissenschaftler bis heute noch nicht in der Lage, die Abstoßung fremder Haut zu verhindern. Das macht eine erfolgreiche Transplantation für einen Menschen mit Vollglatze beinahe aussichtslos. Haare aus dem Schambereich oder aus anderen Körperbereichen sind nicht zufriedenstellend – aber die Ärzte arbeiten daran, das Abstoßungsproblem zu lösen; Transplantate von fremden Gebern sind vielleicht in ein paar Jahren schon möglich.

Eine andere Art der Transplantation ist die Ivor-Pitanguy-Methode, die nach dem berühmten südamerikanischen plastischen Chirurgen benannt ist. Auch bei dieser Technik, die als »bi-lobe-flap« bekannt ist, wird ein Bereich der haarreichen Kopfhaut aus einem angrenzenden Gebiet in die kahle Region verpflanzt.

Hair-Weaving

Eine andere Haarersatztechnik wurde vor einigen Jahren von »afroamerican« Frauen erfunden. Sie bringt allerdings weniger dauerhafte Resultate als die Haartransplantation. Wie das Sprichwort sagt, ist die Not die Mutter der Erfindungen. Bevor sie stolz deklarierten: *»Black is beautiful«*, glaubten schwarze Frauen, daß nur glattes Haar schönes Haar sei. Sie benutzen sehr scharfe Produkte (sogar Laugen), nur um ihr Haar zu glätten. Es war vorauszusehen, daß solchermaßen mißhandeltes Haar häufig mit Haarausfall antwortete. Um die kahlen Gebiete zu tarnen, entwickelten diese Frauen eine Methode, ihr eigenes Haar mit dauerhaften Haarteilen zu verweben.

Heutzutage werden einige Haare mit einer Nylonschnur zu einem etwa 3 mm dünnen Zöpfchen geflochten und rund um die kahle Stelle am Haar befestigt. Dann wird ein kleines Haarteil (meist synthetisch) mit diesem Zopf verwoben. Das Endresultat sieht sehr natürlich aus; man kann damit schwimmen und duschen, ohne Haar zu verlieren. Bedenken Sie aber, daß Ihr eigenes Haar ohne Unterbrechung weiterwächst. Dadurch lockert sich der gute Sitz des Haarteils, das hineingewoben wurde; deshalb müssen Sie ungefähr sechsmal im Jahr zu einem Spezialisten gehen, um das Haarteil wieder festmachen zu lassen. Das Haarteil selbst sollte alle drei Jahre erneuert werden. Interessanterweise sind die meisten der Haarwebekunden Männer ... obwohl diese Technik ursprünglich von und für Frauen entwickelt wurde; ich meine aber, daß Haar-Weaving dem Anklammern an einem Strohhalm gleichkommt, und möchte es daher nur mit Zurückhaltung empfehlen.

Medizinische Implantate

Eine neuere halbpermanente Technik beinhaltet eine Kombination aus Weben und chirurgischer Transplantation. Anstelle der eigenen Haarpfropfen wird ein synthetisches Haarteil gewählt. Statt eines Zöpfchens werden zur Befestigung des Haarteils fünf oder sechs Einschnitte in die Kopfhaut (gewöhnlich von einem Arzt) gemacht und eine kleine Naht mit einem Draht- oder Plastikfaden etwa 3 mm unter der Haut angelegt. Nach einer kurzen Wartezeit von vier bis fünf Stunden wird das passende Haarteil dauerhaft eingenäht. Der Patient komm ungefähr alle zwölf Monate wieder zur Kontrolle; da wird dann ausgefallenes Haar im Haarteil ersetzt.

Es gab einige Schwierigkeiten mit medizinischen Transplantaten durch Infektionen oder ein Aufreißen der Nähte. Heute nimmt man Fäden aus O-Prolene/Polypropylen (wie sie auch bei der Herzchirurgie verwendet werden), die vom Körper nicht so leicht abgestoßen werden.

Dermatologen und andere Ärzte äußern sich immer noch zurückhaltend über diese Methode, besonders wegen der Abstoßungs- und Infektionsgefahr. Ein anderes Problem liegt darin, daß man bei Störungen oder Erkrankungen der Kopfhaut unter diesem künstlichen Haarteil alles wieder entfernen muß, um sie zu behandeln.

Haarteile, Perücken und Toupets

Der sehr talentierte, mittlerweile verstorbene Schauspieler *Sir Cedric Hardwicke* sagte einmal: *»Kahlheit mag ein Zeichen von Männlichkeit sein, aber sie verringert die Chancen, mehr über die letztere zu erfahren.«* In diesem Sinne versuchen viele Männer, ihr Haar des männlichen Aussehens willens zu ersetzen, auch mit vorübergehenden Mitteln.

Und das ist ganz in Ordnung so. Ich bin nicht der Meinung, daß irgend jemand – ob nun männlich oder weiblich – aus Haarmangel ein psychologisches Trauma erleiden soll. Es gibt immer eine Möglichkeit, sich selbst zu helfen, wie wir Ihnen die ganze Zeit über nahegelegt haben.

Wenn aber eine Perücke oder ein Haarteil die vorübergehende Lösung Ihres momentanen Problems sein soll, sollten Sie einige Punkte im Auge behalten und einige Regeln befolgen. Haben Sie immer schon sehr dünnes Haar gehabt? Dann plazieren Sie darauf bitte nicht ein Haarteil mit sehr dichtem Haar. Es sieht künstlich aus, ja geradezu unmöglich. Sie werden sich vielleicht an die Zeit erinnern, als *Bing Crosby* ein Toupet trug: Nie konnte man mit Bestimmtheit sagen, wo sein eigenes Haar aufhörte und wo sein falsches Haar anfing, weil das Haarteil nicht allzu groß war und in Struktur und Farbe mit seinem eigenen Haar übereinstimmte. Einige berühmte Persönlichkeiten bestehen jedoch darauf, eine Frisur zu wählen, die ganz falsch ist, mit zuviel Haar, um realistisch auszusehen.

Natürlich trifft das auch auf Frauen zu. Bei einer Frau mit dünnem Haar ist es das schlimmste, loszuziehen und sich ein dickes Haarteil zu kaufen. Gewiß es ist hübsch, üppiges Haar zu haben, selbst wenn Sie es jede Nacht abnehmen müssen und es auf den Perückenstand aufbewahren – aber Ihre Gesichtsstruktur und Ihr Hautton sind nicht für diesen plötzlichen Haarreichtum geschaffen, und das Ergebnis davon ist, daß Sie gekünstelt aussehen werden ... in einigen Fällen sogar lächerlich.

Wenn Sie auf falsches Haar setzen, sollten Sie nicht nur eine Perücke besitzen, sondern möglicherweise ein halbes Dutzend. Neulich habe ich gelesen, daß der Perückenmacher eines berühmten Stars sehr böse war, nachdem er ihn im Fernsehen gesehen hatte, weil er sein Toupet nicht reinigen und arrangieren lassen hatte; es sah schrecklich aus unter dem unbarmherzigen Auge der Kamera.

Sie sollten sich auch im klaren darüber sein, daß Haarteile sehr heiß sein können. An einem richtig warmen Tag kann es Ihnen so vorkommen, als ob Sie einen Sturzhelm trügen, der die ganze Hitze einfängt. Ein anderes Problem ist, daß Infektionen und Irritationen der Kopfhaut immer weiter übertragen werden, wenn Sie immer dasselbe Haarteil aufsetzen; darüber hinaus verursachen die Kleber, die das Toupet an seinem Platz halten, bei vielen Leuten allergischen Reaktionen. Es gibt allerdings hervorragende Mittel zum Entfernen dieser Haftstoffe, wie z. B. »Tomae Whisk adhesive remover pocket by American hospital supply company«. Diese Mittel bestehen meist aus einem mit Entferner getränkten Läppchen, das zur Frischhaltung in eine kleine Folienpackung eingeschweißt ist. Führende Dermatologen empfehlen es als das Sicherste und Beste. Eigentlich ist es für den

Gebrauch in Krankenhäusern gedacht, um Pflaster und Verbände zu entfernen.

Noch ein anderer Punkt, der das Tragen von Perücken und Toupets betrifft und an den die meisten Leute nicht denken, ist wichtig: Haut ist ein Wasserspeicher für den Körper. Als solcher atmet die Haut aus und niemals ein. Hat sie nicht die Möglichkeit auszuatmen, weil sie durch Objekte von außen daran gehindert wird (seien es nun Perücken, Toupets, Hüte oder Kopftücher), dann werden alle Probleme, die Sie mit Ihrem schwachen Haarwachstum haben, zusätzlich verstärkt. Nehmen Sie daher Ihre Perücke oder Ihr Haarteil sechs- bis zehnmal am Tag für einige Minuten ab, so daß Ihre Kopfhaut atmen kann.

Während es für Sie sicher selbstverständlich ist, Haar und Kopfhaut zu pflegen, müssen Sie nun auch lernen, für ihr künstliches Haar zu sorgen. Hier sind einige Perückenpflegetips von *Paul Fleisher,* dem ehemaligen Präsidenten der Perückenfirma *Paul Fleisher,* die seit über 100 Jahren Perücken und Haarteile anfertigt:

1. Kämmen Sie alles Toupierte und alle Knoten aus, bevor Sie Ihre Perücke waschen.
2. Füllen Sie ein kleines Becken mit kalten Wasser und ein wenig mildem Shampoo, um genügend Seifenlauge zu bereiten oder nehmen Sie einen Perückenreiniger (erhältlich in Kosmetikfachgeschäften).
3. Waschen Sie zuerst die Innenseite der Perücke mit einem Waschlappen, den Sie in die Seifenlauge getaucht haben. Reiben Sie sichtbare Make-up-Spuren und Schmutz an dem Rand oder rund um die Einfassung ab.
4. Dann tauchen Sie die Perücke in das Becken und schwenken sie einige Minuten darin. Spülen Sie sie gut in lauwarmem Wasser aus, bis das Wasser völlig klar bleibt. Alles Shampoo muß herausgewaschen werden, weil Reste Schmutz und Staub anziehen.
5. Drücken Sie die überschüssige Feuchtigkeit aus und hängen Sie die Perücke auf eine Form, die eine halbe Nummer kleiner sein sollte als ihr Kopf.
6. Kämmen Sie sie in Fasson, wenn sie trocken ist. Eine gute Regel für die Wahl einer Perückenbürste oder eines Perücken-

kamms lautet: *»Lassen Sie nichts an Ihre Perücke, was Sie nicht auch für Ihr eigenes Haar und Ihre eigene Kopfhaut benutzen würden.«* Während Haarteile aus synthetischen Haaren immer wieder in die ursprüngliche Fasson zurückfallen, müssen Sie ein Haarteil aus Echthaar legen und neu frisieren lassen.

7. Bewahren Sie Ihre Perücke immer abgedeckt auf einem Perückenhalter auf, um sie vor Staub zu schützen.

Kapitel 3

Die richtige Speisekarte für schöne, volle Haare

Es ist kein Geheimnis, daß in Amerika, dem Land des Überflusses, Millionen von Männern und Frauen verhungern. In einigen westeuropäischen Industrieländern sieht es inzwischen nicht anders aus. Nein, ich rede nicht nur von den Armen in den Appalachen oder in den heruntergekommenen Ghettos der Großstädte, die nicht genügend zu essen bekommen. Ich rede von den angeblich so wohlgenährten Menschen, deren Körper hungern, weil sie nicht wissen, was und wie sie essen sollen (sogar Patienten in den Krankenhäusern werden oft mit der falschen Nahrung versorgt – und zuviel davon – das nur nebenbei!).

Viele dieser Männer und Frauen sind übergewichtig, was ein weiterer Skandal ist. Wir haben uns mit der Zeit an das Zuvielessen, an das schnelle Hinunterschlingen überbehandelter, verkochter, triefend fetter Nahrungsmittel gewöhnt. Sie sind bequem zu essen, für unsere Körper aber viel zu schwer zu verdauen. Nun, dies ist kein Buch über Ernährung ... es ist ein Buch, das Sie auf dem Weg zu langen, hübschen Haaren begleiten soll.* Dazu bedarf es aber einer richtigen Ernährung; Haar ist wie ein Baum: es wächst von der Kopfhaut aus, wie ein Baum aus dem Boden wächst, und beide haben etwas gemeinsam, das man eine Wurzel nennt. Solange die Wurzel nicht richtig gedüngt, der Boden nicht kultiviert, der Baum nicht von innen nach

---

* Wenn Sie mehr über eine richtige Ernährung wissen wollen, empfehle ich Ihnen, das Buch des Ehepaares *Harvey* und *Marilyn Diamond* »Fit für's Leben« zu lesen.

außen ernährt wird, wächst der Baum nicht sehr hoch, ist nicht gesund und wird auch nicht lange leben. Genauso ist es mit den Haaren.

Wenn man eine gesunde natürliche Kost ißt, hat man gewöhnlich auch gesundes Haar. Erinnern Sie sich aber daran, daß Haar, weil es das unwichtigste aller menschlichen Organe ist, vom Blut gerade noch die Reste abbekommt, nachdem die lebenswichtigen Organe – das Herz, die Lunge, die Leber – versorgt worden sind. Deshalb zeigen sich die Auswirkungen eines Nahrungsmangels zuerst am Haar. In diesem Sinne sind Haare ein Gesundheitsbarometer und ganz bestimmt ein diagnostischer Faktor, um Krankheiten wie z. B. Schilddrüsenunterfunktion, die die Haare stumpf werden lassen, zu erkennen.

Unglücklicherweise wissen die meisten Menschen sehr wenig über Ernährung Bescheid und kümmern sich auch nicht darum. Die meisten hören in der Schule etwas über die vier Grundnahrungsmittel, was sie aber bald wieder vergessen. Wir neigen dazu, Kuchen zu essen – und geben damit unseren Gelüsten nach Schlemmerei nach, und dann wollen wir unser zusätzliches Gewicht in zwei oder drei Tagen wieder abhungern, um schnell abzunehmen.

Wenn Sie z. B. jemanden fragen, welches das wichtigste Nahrungsmittel ist, so geben die meisten Leute »Fleisch« zur Antwort. Das ist aber ganz falsch. Denken Sie an die kräftigsten Tiere der Welt: das Rind zum Beispiel, den Elefanten, das Nilpferd, das Pferd. Sie sind alle Vegetarier und viel gesünder als wir, die Fleisch nur so hinunterschlingen. Vegetarische Kost enthält alle notwendigen körperaufbauenden Eiweiße und Nahrungsstoffe.

Die Menschen begannen überhaupt nur, Fleisch zu essen, weil sie Tiere rochen, die während der Waldbrände geröstet wurden. Gebratenes Fleisch roch gut, und die Höhlenmenschen waren hungrig; seitdem erfreuen wir uns an Gegrilltem. Dafür bestand aber von seiten des Körpers überhaupt kein Bedarf – *Adam* und *Eva* stritten um einen Apfel, nicht um einen »Hamburger«.

Das soll nun nicht heißen, daß Sie überhaupt kein Fleisch mehr essen sollten. Sie benötigen aber viel mehr frisches Obst, Salate und Gemüse, nicht nur um ihren Körper in guter Verfassung, sondern auch um ihre Figur in besserem Zustand zu halten. (Haben Sie schon einmal einen übergewichtigen Vegetarier gesehen?)

Am Ende des 2. Weltkrieges, als ich in Deutschland stationiert war, waren die Lebensmittel strikt rationiert. Jeder bekam pro Monat nicht mehr als ein oder zwei Eier, ein Viertel Pfund Butter und fast überhaupt kein Fleisch. Die Leute lebten hauptsächlich von Gemüse, Salaten, Kartoffeln, Obst und Getreide. Aber sie sahen fast alle schlank und gut aus. Die Frauen hatten eine schöne Haut und gesunde Haare und schmale Taillen. Die Männer hatten breite Schultern und flache Bäuche. Schauen Sie sich im Gegensatz dazu die Deutschen heute an, gut vierzig Jahre nach dem Krieg. Wie in allen wirtschaftlich blühenden Ländern leiden auch die Menschen in Deutschland an denselben Gewichtsproblemen wie wir in USA, und ich möchte hinzufügen, an denselben Mangelerscheinungen.

Neben dem Überfluß und einer Bevorzugung der falschen Nahrungsmittel erben wir auch die Eßgewohnheiten von unseren Familien. Nicht das Dicksein wird vererbt, sondern die Eßgewohnheiten, die uns zur Fülle bringen. Wahrscheinlich hat Ihre Mutter Sie immer angehalten, den Teller leer zu essen, und da haben wir's, mit zweiunddreißig essen Sie immer noch den allerletzten Krümel, obwohl die Häfte von allem mehr als genug gewesen wäre. Vielleicht hat Ihre Mutter sich mehr auf Nudeln, Klöße und Pfannkuchen spezialisiert als auf frischen Spinat und Salat. Oder hat Ihre Mutter mehr auf Fisch und knackiges Gemüse Wert gelegt? Was denken Sie wohl, wer schlanker ist und stärkere, bessere Haare hat?

Die Feinde Ihrer Haare sind auch die Feinde Ihrer Gesundheit im allgemeinen. Wir essen zu viel behandelte, raffinierte und devitalisierte Nahrungsmittel – die kleinen Mahlzeiten zwischendurch, Kartoffelchips, Süßigkeiten und unendliche Mengen an zuckerhaltigen Limonaden, künstlichen Orangensaft und Traubensaft, geräucherten Schinken und Brot aus weißem Mehl. Neulich habe ich von einem neuen Brot »mit extra viel Faserstoffen« gelesen, das mehr kostet, weniger Kalorien hat und ungefähr die Hälfte der Ballaststoffe liefert, die man jeden Tag braucht (entsprechend dem augenblicklichen Diättrend). Dieses Brot wird von einer bekannten Holzfabrik hergestellt, und das Brot ist zubereitet mit Sägespänen. Nun, ich erinnere mich, daß während des Krieges schlaue Gefangene Baumrinde aßen, um ihre Körper mit Ballast- und Nährstoffen zu versorgen – genau so wie es Tiere tun. Aber können Sie mir sagen, warum irgend jemand heute Sägespäne essen und dafür auch noch teuer bezahlen sollte?

Wenn Sie gutes Brot wollen, dann lesen Sie die Etiketten, und Sie können Vollkornbrot zu einem relativ günstigen Preis finden. Es versorgt Sie mit allen Fasern, die Sie brauchen. Keines der guten Brote ist aus weißem Mehl gebacken, das so verfeinert ist, daß ihm die meisten Eigenschaften eines gesunden Nahrungsmittels fehlen (deshalb werden Vitamine und Mineralien zugefügt – um die Stoffe, die bei dem »Veredlungsprozeß“ entfernt wurden, wieder zu ersetzen). Ganz egal, was nun zugefügt wird – niemals können der wertvolle Weizenkeim und die Hülle, die beim Mahlen entfernt wurden, ersetzt werden. Und was die anderen Nährstoffe betrifft – wußen Sie, daß der Vitamin-B-Gehalt von sechsundzwanzig Laiben Weißbrot dem von fünf kleinen frischen Erbsen entspricht? Also erwarten Sie keine Vitamine in weißem Brot oder in Brot überhaupt.

Weißer Zucker ist ein anderer Bösewicht. Schätzungsweise ißt jeder Amerikaner und jeder Westeuropäer jährlich hundert Pfund weißen Zucker. Wundern Sie sich noch darüber, daß der Zahnverfall immer weiter im Anstieg ist? Übermäßige Mengen an Zucker verursachen auch Nervosität, niedrigen Blutzucker ((Hypoglykämie), Alkoholismus, Verdauungsschwierigkeiten, Verstopfung, übermäßige Talgproduktion und andere Störungen. Zucker ersetzt notwendige Nahrungsmittel, ohne uns mit irgendwelchen nützlichen Nährstoffen zu versorgen. Anders ausgedrückt: Zucker liefert »leere« Kalorien. Wenn Sie auf Süßigkeiten versessen sind, dann essen Sie anstelle von Zucker ein Stück frisches Obst oder einen Teelöffel voll Honig. Trinken Sie anstelle von Limonade frischen Obstsaft.

Und natürlich bringen die Zusatzmittel in den Nahrungsmitteln nichts als Ärger. Sie verfälschen nicht nur den Geschmack, sondern sind darüber hinaus oft schädlich. Die Langzeitwirkungen vieler dieser Chemikalien sind noch nicht einmal richtig bekannt. Ab und zu wird eine dieser synthetischen Substanzen aus dem Verkehr gezogen, weil irgendwo in einem Labor zweitausend Ratten daran eingegangen sind. Aber warum sollten wir auf Laborresultate warten? Heutzutage ist es gesetzlich festgelegt, daß auf den Etiketten abgepackter Nahrungsmittel alle chemischen Zusätze deklariert werden. Lesen Sie diese Etiketten genau durch, und meiden Sie Chemikalien.

Obwohl ich im allgemeinen gegen Fertiggerichte bin, gibt es auf dem Markt einige sehr gute abgepackte, eingedoste bzw. tiefgefrorene Produkte, die stolz ankündigen, daß sie keine künstlichen Stoffe beeinhalten: Joghurts ohne Konservierungsstoffe oder Zucker; Suppen aus reinen, natürlichen Zutaten; sogar tiefgefrorene, vorgebackene Lasagne, die aus Ricotta, Mozzarella und reiner Tomatensoße hergestellt ist. Wenn Sie einmal auf Fertiggerichte zurückgreifen müssen, dann wählen Sie sorgfältig, um Ihrer selbst und um Ihrer Familie willen.

Vitamine

Vitamine sind die Ladung, die die Batterie des Körpers braucht, um das Körpersystem in Betrieb zu halten. *Dr. Casimir Funk,* ein polnischer Wissenschaftler, erkannte im Jahre 1911 die Vitamine erstmals als lebensnotwendige chemische Substanzen. 1912 veröffentlichte er die Ergebnisse wissenschaftlicher Untersuchungen, die darauf hinwiesen, daß die von ihm so genannten »Vitamine« Krankheiten wie Skorbut, Pellagra und Rachitis beheben könnten. Es handelte sich dabei ausschließlich um Ernährungsmangelerscheinungen.

Interessanterweise wurde Vitamin C erst 1932 als Ascorbinsäure beschrieben, die vor Skorbut schützt und die Widerstandsfähigkeit gegen Infektionen verbessert. Schon in meiner Kindheit gab es immer Orangensaft, obwohl noch niemand etwas von der speziellen Wirkung der Ascorbinsäure auf den Körper wußte. Die britischen Matrosen hatten seit den napoleonischen Kriegen Zitronen in ihren Vorräten dabei – das ist auch der Grund dafür, daß man sie »limeys« (Zitronendrücker) nannte.

Auch *Amundsen* und *Peary*, die den Nord- und den Südpol eroberten, hatten Orangen und Zitronen in ihrem Proviant. Sie wußten, daß irgendetwas in den Zitrusfrüchten ihrem Körper half.

Eine andere Mangelerscheinung, die *Casimir Funk* aus Zeitgründen nicht untersuchte, ist sehr weit verbreitet, obwohl nur sehr wenige Leute je von dem Vitamin gehört haben, das dieses Problem beheben kann. Ich spreche von grauem Haar! Frühes Ergrauen (nicht nur wenn hier und dort ein Strähnchen sichtbar ist) sollte wie ein Feueralarm bei einem brennenden Haus sein – der Feuermelder zeigt Ihnen an, daß sie Hilfe brauchen. Die meisten Frauen reagieren auf diesen Alarm mit Bleichen, Färben oder Nichtbeachten. Viele sind davon überzeugt, daß sie die grauen Haare von ihren Eltern ererbt haben; Forschungsergebnisse deuten aber darauf hin, daß das nicht stimmt. Was sie tatsächlich von ihren Eltern geerbt haben, sind schlechte Eßgewohnheiten.

Graues Haar ist nämlich die Folge eines Vitaminmangels! Es fehlt das Vitamin para-Aminobenzoesäure, auch als PABA bekannt, eines der Vitamine aus der B-Gruppe. Und wie viele andere Entdeckungen auf dem Gebiet der Medizin (einschließlich der überraschenden Entdeckung und Entwicklung des Penicillins) ist die Entdeckung des Zusammenhangs zwischen PABA und grauem Haar dem Zufall zu verdanken.

Als die Russen im Jahre 1945 die Gefangenen aus den Konzentrationslagern befreiten, stellten sie fest, daß viele an Tuberkulose und anderen Krankheiten, die auf Fehlernährung beruhten, litten. Obwohl sie nach dem Krieg selbst nicht allzuviel zu essen hatten, hatten die Russen doch Vitamine. Sie begannen den Gefangenen hohe Dosen der B-Gruppe zu geben. Die Ärzte stellten fest, daß sich innerhalb weniger Wochen nicht nur der Allgemeinzustand der Gefangenen verbesserte, sondern daß auch viele von denen, die vorzeitig ergraut waren, ihre natürliche Haarfarbe wiedererlangten.

Nach einiger Zeit wurde diese Beobachtung weltweit in medizinischen Fachzeitschriften veröffentlicht und in Labors erforscht.

Einige Jahre war ein anerkannter Kollege, *Dr. Benjamin Sieve* von Boston, mit einer größeren Studie beschäftigt. Das Patientenfeld, mit dem er arbeiten konnte, war gut geeignet, weil viele

Bostoner vorzeitig ergrauten – wahrscheinlich, weil ihr Speisezettel zu viele stärkehaltige Speisen enthält und nur eine ziemlich eingeschränkte Auswahl anderer Nahrungsmittel bietet (als Nebeneffekt dieser einseitigen Kost traten auch Fruchtbarkeitsprobleme auf, die *Dr. Sieve* ebenfalls mit einer Vitamintherapie behandelte, speziell mit PABA).

Dr. Siebe behandelte innerhalb von 10 Jahren 78 000 Patienten. In einem Bericht von 1959 zog er den Schluß, daß wir zwar nicht unsere grauen Haare, wohl aber – wie wir oben beschrieben haben – die Eßgewohnheiten von unseren Familien ererben. Und diese ererbte Eßgewohnheit ist es, die für vorzeitiges Ergrauen verantwortlich ist. Wenn Patienten mit PABA behandelt wurden (90 mg je Tag, über drei Einnahmen zu je 30 mg verteilt), kehrte die natürliche Haarfarbe langsam wieder zurück. Die Patienten waren zwischen 16 und 74 Jahre alt und seit 2 bis 24 Jahren ergraut. Die ersten Anzeichen einer Pigmentveränderung nach dem Beginn einer PABA-Behandlung wurden nach 5 Wochen sichtbar. Anfangs nahm das Haar einen Gelbstich, dann eine staubgraue Farbe an, die das Haar ein bißchen dunkler erscheinen ließ. Die Patienten stellten eine allgemeine Verbesserung des Gesundheitszustandes ihrer Haare und besonders eine Zunahme des Glanzes fest. Nach dem gelben und dem grauen Stadium setzte der eigentliche Dunklungsprozeß ein. Die Dauer dieses nächsten Stadiums ist allerdings von dem individuellen allgemeinen Gesundheitszustand jedes einzelnen Patienten abhängig.

Die Ergebnisse dieser Untersuchungen mit PABA machen deutlich, bis zu welchem Ausmaß Haare durch Vitaminmangel beeinflußt werden können. Nachstehend finden Sie eine Auflistung der Vitamine, die notwendig sind, um Haare und Körper gesund zu erhalten.

Vitamin A

Für gutes Sehen, gesunde Haut und Haare; außerordentlich wichtig für ephitheles Gewebe. Zuviel Vitamin A kann aber auch schaden. Die empfohlene Tagesdosis beträgt 10 000 mg. Wenn Sie diese Höchstdosis überschreiten wollen, sollten Sie unbedingt vorher einen Arzt aufsuchen.

Quellen: dunkelgrünes Blattgemüse, gelbes Gemüse, Tomaten, Aprikosen, Melonen, Butter, Eier, Sahne, Vollmilch, Cheddarkäse, Lachs, Lebertran.

Vitamin B

Die B-Gruppe stellt einen ganzen Bereich von Vitaminen dar, die die Hauptstütze für eine optimale Gesundheit sind. Die B-Vitamine werden oft als Schlüsselstoffe für Hautcremes und Haarpflegepackungen verwendet, weil sie wesentlich zur Versorgung der Haut beitragen. Machen Sie sich mit diesen B-Vitaminen vertraut: B_1 (Thiamin), B_2 (Riboflavin), B_6 (Pyridoxin), B_{12} (Cobalamin), Niacin (Niacinamid), Folsäure und Pantothensäure.

Ein weiteres B-Vitamin, das Biotin, erhält die roten Blutkörperchen und einen stabilen Kreislauf und fördert die Entwicklung von E-coli (Escherichia coli)-Bakterien, die im Darm leben, die eine wesentliche Hilfe bei der Verdauung spielen. Unglücklicherweise werden Millionen und Abermillionen von E-coli getötet, wenn bei Infektionen Antibiotika verschrieben werden. Wenn Sie Antibiotika eingenommen haben, dann essen Sie nach der Behandlung unbedingt für mindestens eine Woche lang täglich einen Becher Joghurt (ohne Früchte), um die Darmflora wiederherzustellen.

Quellen: Eine große Auswahl von Lebensmitteln kann alle B-Vitamine liefern, Sie können selbst auswählen. Vergewissern Sie sich, daß Sie genügend von diesen Nahrungsmitteln bekommen: Milch (am besten Rohmilch), Eier, Vollkornprodukte, Fisch, Austern, Geflügel, Erdnüsse, Nüsse und Nußbutter, dunkelgrünes Blattgemüse, Sojabohnen, grüne Bohnen, Melasse, Mais, getrocknete Hefe.

Vitamin C

Einige Experten halten dieses für das wichtigste Vitamin überhaupt. Vitamin C hilft, alle Systeme des Körpers auf Trab zu halten, verhindert Skorbut, unterstützt die Funktion von Körperzellen und Blutgefäßen und ist wichtig für gesunde Zähne, Zahnfleisch und Knochen.

Quellen: Schwarze Johannisbeeren enthalten am meisten Vitamin C, gefolgt von Meerrettich, Paprika, Hagebutten, Zitrusfrüchten, dann Erdbeeren, Tomaten, Ananas, Bananen, Avocados, Artischocken, dunkelgrünes Blattgemüse, Kohl und Blumenkohl.

Es gibt aber auch einige falsche Auffassungen über Vitamin C. Wenn Sie mit Ihrem Mann in einem Hotel sind und Sie sich dazu entschließen, daß Sie in Ihrem Zimmer im 3. Stock ein königliches Frühstück im Bett haben möchten, dann bestellen Sie keinen frischen Orangensaft. Bis der Kellner zu Ihrem Zimmer kommt, sind die Vitamine schon verschwunden – die Lebensdauer von frischem Vitamin C beträgt ungefähr 4 Minuten. Sie sind also besser dran, wenn Sie sich eine Orange bestellen, um die Vorzüge von Vitamin C unmittelbar zu genießen.

Vitamin D

Verhindert Rachitis, unterstützt das gesunde Wachstum von Zähnen und Knochen, ist wesentlich für die Umsetzung von Kalzium und Phosphor.

Quellen: Sonne fördert die Vitamin-D-Produktion ganz besonders während der warmen Jahreszeit.

Vitamin E (Tocopherol)

Dieses Vitamin mag überschätzt werden. Es ist vielleicht nicht die Lösung für unsere Sexprobleme oder für den Zustand unseres Herzens, wohl auch nicht das Wundervitamin, als das es zum Kundenfang eingesetzt wurde. Wir benötigen Vitamin E jedoch für eine gute Haut und schönes Haar, um Fett im Gewebe zu speichern und den Fettabbau zu regulieren – ein Vorgang, der für die roten Blutkörperchen wichtig ist.

Quellen: Kalt gepreßte Pflanzenöle, frische Weizenkeime, Vollkornbrot und Frischkornbrei (Müsli).

Vitamin K

Hilft bei der Blutgerinnung.

Quellen: Vitamin K wird größtenteils im Darm von Mikroorganismen bereitgestellt. Man kann es aber auch in dunkelgrünem Blattgemüse, Tomaten und Sojabohnen finden.

Mineralstoffe

Die Mineralstoffe tragen zusammen mit den Vitaminen zum reibungslosen Funktionieren des Körpers bei. Achtzehn verschiedene Mineralstoffe benötigen wir, und die meisten davon sind nicht in minderwertiger Kost enthalten.

Eisen

Wichtig für die Blutbildung.

Quellen: Früchte, Erbsen und Bohnen, dunkelgrünes Blattgemüse, Vollkornbrote und Frischkornbreie, Eigelb, Fleisch – besonders Leber. Obwohl »Popeye« nicht umsonst Spinat gegessen hat, um Superkraft zu tanken, hätte er von Gras mehr gehabt, das einen hundertfach höheren Nährwert hat. Gras ist aber nur schwer zu verdauen, und Tiere, die von Gras leben – Kühe, Pferde, andere grasende Wiederkäuer –, haben längere Därme als Menschen. So müssen wir uns also mit Spinat und anderen eisenreichen Lebensmitteln begnügen, um uns mit diesem wichtigen Mineral zu versorgen.

Jod

Bestandteil des Hormons Thyroxin, das die Energiegewinnung aus Lebensmitteln im Körper regelt. Jodmangel äußert sich in einem schlechten Gesundheitszustand, Haarausfall, einem Kropf oder anderen gravierenden medizinischen Problemen.

Quellen: Meeresfrüchte, Seetang.

Kalium

Für gesunde Nerven und Muskeln.

Quellen: Die besten Quellen sind Gemüse, Salate und Obst wie z. B. Zitrusfrüchte, Wassermelonen, Bananen und Aprikosen; kleine Mengen sind auch in Milch, Fisch und Fleisch vorhanden.

Kalzium

Für starke Zähne und Knochen, zur Blutgerinnung, für gesunde Nerven und Muskelaktivität.

Quellen: Salate, grüne Gemüse, Milch, Käse, Milchprodukte.

Magnesium

Wird von allen Zellen des Körpers und des Gehirns benötigt, es ist unerläßlich bei der Synthese von Proteinen, der Verarbeitung von Fetten und Kohlenhydraten und der Produktion von Energie. Magnesium wird auch als Beruhigungsmittel der Natur bezeichnet. Mangelerscheinungen führen zu Nervosität, Übererregbarkeit, Streß – und sie fordern auch ihren Tribut von Haut und Haar. Magnesium braucht, wie Phosphor, Kalzium als Gegenspieler, und zwar im Verhältnis 2:1. Ist dieses Verhältnis gestört, wird überschüssiges, aber notwendiges Kalzium über den Urin ausgeschieden.

Quellen: Frische Früchte, Salate und Gemüse (wenn sie organisch angebaut sind, ohne die Verwendung von Kunstdünger), Nüsse, Sojabohnen, Kartoffeln, Sonnenblumenkerne (sehr hoher Gehalt), Weizenkeime.

Natrium

Dieses Mineral ist zwar lebenswichtig, aber die meisten von uns müssen die Einnahme verringern und nicht erhöhen. Weniger Salz bedeutet weniger Wasserrückhaltung. Bei Diäten verliert man zuerst überschüssiges Wasser, weil eine sinnvolle Diät wenig oder kein Salz beinhaltet. Zu Anfang verlieren sie also viele Pfunde Wasser statt Fett.

Quellen: Gewöhnliches Tafelsalz, fast alle Lebensmittel.

Phosphor

Kalzium und Phosphor arbeiten in chemischer Verbindung miteinander – wenn eines von beiden fehlt, kann das andere nichts bewirken. Wenn man keine kalziumreichen Lebensmittel ißt, scheidet der Körper Phosphor ungenutzt über den Urin aus. Bei Phosphormangel brechen die Knochen leicht, und die Zähne sind von Karies befallen.

Quellen: Frischgemüse, Salate, Algen, Getreide und Milchprodukte.

Schwefel

Absolut notwendig für ein gutes Haarwachstum (Schwefel ist Bestandteil des Haares).

Quellen: kann nur aus hochwertigem Protein gewonnen werden.

Zink

Für die Bildung gesunder Körperzellen.

Zinkmangel verhindert die Produktion von RNA und DNA (Nukleinsäuren); eine entsprechende Zinkversorgung ist wesentlich für die Synthese von Körperprotein und die Wirkung etlicher Enzyme. Eine mangelhafte Versorgung kann Haarprobleme verursachen, die Fortpflanzungsfähigkeit herabsetzen, geringe Widerstandsfähigkeit bei Krankheiten und Irritationen der Haut zur Folge haben.

Quellen: Die besten natürlichen Quellen sind Algen, Meeresfrüchte, besonders Muscheln, Austern, Heringe, aber auch Eier.

Proteine

Können Sie mir fünf Gründe angeben, warum Proteine für den Körper wichtig sind? Jeder Mensch weiß, daß Proteine hochwertige Nährstoffe sind, aber nur wenige sind sich darüber im klaren, daß alle Körperzellen – einschließlich der Haare Protein enthalten.

Bei Proteinmangel leidet der Körper; zuallererst jedoch erleiden die Haare Schaden. Als vor mehreren Jahren Biafra in aller Munde war, konnte man auf vielen Bildern den schrecklichen Zustand der hungernden Kinder mit aufgedunsenen Bäuchen sehen. Sie litten an Kwashiorkor, einer Proteinmangelerkrankung, deren erstes Symptom eine Entfärbung der Haare ist: Obwohl die Kinder schwarz waren, hatten sie alle leicht rötliches Haar – Anzeichen einer fortgeschrittenen Fehlernährung.

Da Protein ein wichtiges Nahrungsmittel ist, sollten wir ein bißchen von seiner Zusammensetzung und den chemischen Eigenschaften wissen. Protein (Eiweiß) ist aus Kohlenstoff, Sauerstoff, Stickstoff und Wasserstoff sowie einigen Mineralien zusammengesetzt. Genau betrachtet, sind Proteine eine Verbindung kleinerer Moleküle, die Aminosäuren heißen. Von 27 existierenden Aminosäuren sind 17 in Haaren gefunden worden.

Aminosäuren

Obwohl mehr als fünfundzwanzig Aminosäuren aus Proteinen isoliert worden sind, wollen wir für unsere Zwecke nur im allgemeinen darüber sprechen. Aminosäuren werden in zwei Gruppen eingeteilt – die essentiellen und die nichtessentiellen. Die essentiellen Aminosäuren kann der Körper nicht selbst herstellen; wir müssen sie über die Nahrung aufnehmen. Nichtessentielle Aminosäuren werden aus den essentiellen aufgebaut. Lebensmittel, die alle notwendigen Aminosäuren enthalten, werden als »Vollprotein« eingestuft. Zwei spezifische Aminosäuren spielen eine besondere Rolle für das Haarwachstum: Methionin und Cystin, das in ausreichender

Menge hergestellt wird, wenn eine entsprechende Menge an Vollprotein mit der Nahrung aufgenommen wird.

Alle natürlichen Lebensmittel enthalten geringe Mengen an Protein bzw. Aminosäuren. Das trifft selbst auf Obst, Gemüse und Salate zu. Entscheidend ist aber nicht die Quantität des Proteins, das Sie jeden Tag aufnehmen, sondern die Qualität. Das ist einer der Gründe, warum ich skeptisch gegenüber dem derzeitigen Trend bin, die Proteineinnahme per Gramm zu berechnen. Die einzige Möglichkeit, eine ausgewogene Aufnahme von Aminosäuren zu garantieren, ist viel hochwertiges Protein in Ihre Kost einzuschließen.

Nukleinsäuren

Hochwertiges Protein ist auch die beste Quelle, um die Bildung zellbildender Nährstoffe zu erhöhen, die in jüngster Zeit sehr viel Beachtung bekommen haben – die Nukleinsäuren. Die biologische Bedeutung dieser Säuren ist erst in den vergangenen fünfundzwanzig Jahren entdeckt worden. Zellen bestehen aus verschiedenen Nukleinsäuren, die wichtigsten aber sind RNA (Ribonukleinsäure) und DNA (Desoxyribonukleinsäure), die zusammen arbeiten. *Dr. Benjamin Frank,* der in umfangreichen Studien die Gründe erforschte, warum Zellen aufhören zu funktionieren, sieht im Altern *»die Vernichtung der einzelnen Zellen … um Zellen wieder gesund zu machen, müssen wir die Substanzen zur Verfügung stellen, die sie gezielt ernähren und reparieren«.*

Durch erhöhten Verzehr von Roter Bete, Salaten, Gemüse und Fisch haben *Dr. Franks* Patienten nicht nur ihre Zellenergie wiedererhalten, sondern es wurde auch berichtet, daß sie sich besser fühlen und jünger aussahen. Nach drei oder vier Monaten einer solchen Nukleinsäuren aufbauenden Kost sehen Haut und Haare gesünder aus.

Nach diesem kurzen Blick auf Kost gegen das Altern werden wir uns nun auf die Proteine konzentieren, die den Aufbau von Aminosäuren, Nukleinsäuren und anderen revitalisierenden Stoffen am besten gewährleisten.

Wissenschaftler, die Dinge gern mit Zahlen beschreiben, haben ermittelt, wie man die besten Proteinnahrungsmittel bestimmen kann.

Ihr Bezugspunkt heißt der »biologische Wert«, und die Basis ist die Nahrungsmenge, die benötigt wird, um den menschlichen Bedürfnissen zu genügen. Je geringer diese Menge ist, desto höher ist der biologische Wert des entsprechenden Nahrungsmittels. Das beste Beispiel, das wir Ihnen an Hand dieser Formel zeigen können, ist das Ei, das den höchsten biologischen Wert aller Nahrungsmittel hat. Wie aber bereits erwähnt, braucht unser Körper Aminosäuren, aus denen er sein eigenes Protein aufbauen kann. Diese Aminosäuren sind in allen natürlichen Lebensmitteln wie Obst, Salate, Gemüse, Nüsse und Samen enthalten. In den Büchern »Neue Eßkultur mit SonnenKost« von *Marylin Diamond* und »Gesundheit aktiv« von *Dr. John Yiamouyiannis* finden Sie Tabellen darüber, wieviel Eiweiß in den einzelnen Lebensmitteln zu finden sind. Wenn Sie also Vegetarier sind und sich ausgewogen ernähren, brauchen Sie keine Angst vor Eiweißmangel zu haben. Es gibt mehr Eiweißspeicherkrankheiten als Eiweißmangelerkrankungen. Wenn Sie Tierprodukte essen wie Fleisch, Eier, Milch, Milchprodukte und Fisch, dann sollten Sie wissen, wo Sie hier vollwertiges Eiweiß finden. Bedenken Sie aber, daß unser Körper Aminosäuren braucht, das in Pflanzenkost direkt zur Verfügung steht, währenddessen Eiweiß aus Tierprodukten erst in seine Aminosäuren zerlegt werden muß, bevor es sich der Körper nutzbar machen kann, und das kostet wertvolle Körperenergie.

Eier

Dieses merkwürdig geformte, zerbrechliche Ei, das die meisten Menschen als so selbstverständlich hinnehmen, hat die Fähigkeit, Leben zu unterstützen. Es hat im Vergleich zu allen anderen Vollproteinen den größten Anteil der Aminosäure Methionin. Viele Leute meiden Eier wegen ihres Cholesteringehalts. Da Eier aber erhebliche Mengen an Lezithin, Inositol und Cholin enthalten, die der Ablagerung von Cholesterin in den Blutgefäßen entgegenwirken, sind viele bekannte Ernährungswissenschaftler mit mir der Ansicht, daß das unsinnig ist.

Außerdem enthalten sie die Vitamine A, B_1, Niacin, D und E und viele Mineralien, einschließlich Schwefel. Ein rohes Ei täglich kann sehr vorteilhaft für Ihr Haar sein. Wenn Sie ein rohes Ei nicht über die Lippen bringen, mischen Sie es mit Früchten und Weizenkleie im Glas zu einer belebenden Mahlzeit. Versuchen Sie aber Eier direkt von einem Bauern zu bekommen, weil die Fabrikeier von den armen Hühnern aus der Massentierhaltung stammen.

Über viele Jahrhunderte beruhten viele populäre und medizinische Therapien verschiedener Krankheiten auf die Verwendung von Eiern. Ein Rezept, das zum Beispiel in Rußland zur Bekämpfung von Tuberkulose und in Frankreich als Arznei gegen Fehlernährung eingesetzt wurde, ist noch heute im Gebrauch. Es hilft gegen Haarausfall, der durch eine langdauernde Krankheit, Fehlernährung oder extreme Vernachlässigung hervorgerufen wurde: Zehn Eier (mit Schale und allem Drum und Dran) werden in eine große Glasschüssel geschlagen; der Saft von zehn Zitronen wird hinzugefügt, mit einer Tasse Zucker (noch besser Honig). Das Ganze wird gut durchgemischt, bis sich der Zucker oder der Honig aufgelöst hat; dann läßt man es bei Raumtemperatur etwa einen Tag lang stehen, bis sich die Masse in eine milchige Flüssigkeit verwandelt hat. Dann wird sie durch ein Sieb abgeseiht und kühl gestellt. Davon wird täglich ein kleines Glas getrunken.

Eine andere Eierkur von *Dr. Ivan Popov,* neben anderen ungewöhnlichen Revitalisierungskuren in seinem Kurhotel in Nassau/Bahamas propagiert, ist außerdem die »Hühnchen-Embryo-Therapie«, bei welcher täglich befruchtete rohe Eier gegessen werden, um das Zellwachstum in Gang zu bringen und die erschlafften Körperfunktionen auf Trab zu bringen.

Wenn Ihnen rohe Eier nicht zusagen, dann können Sie sich auch an weich- oder hartgekochte Eier, Rühreier oder Omelettes oder auch die altbeliebte Version der Spiegeleier halten.

Milch

Milch ist das ideale Nahrungsmittel für Kinder. Nach dem Stillen brauchen wir Menschen eigentlich keine Milch, schon gar keine Kuhmilch. Die meisten Menschen trinken aber ihr Leben lang Milch und essen Milchprodukte. Viele vertragen keine Milch und bekommen Hautallergien, Bronchitis oder Asthma. Wenn Sie zu den Menschen gehören, die Milch und Milchprodukte gut vertragen, so sollten Sie am besten unpasteurisierte Vollmilch trinken, Rohmilchkäse und Joghurt essen. Milch enthält Vollprotein, das mit seinen Vitaminen und Mineralien für schöneres Haar sorgt. Es ist jammerschade, daß erhebliche Mengen der Nähr- und Wirkstoffe durch das Pasteurisieren und Homogenisieren verloren gehen.

Fleisch

Versuchen Sie weitgehend auf Fleisch zu verzichten, da es Ursache vieler Zivilisationskrankheiten wie Arthritis, Arthrose, Rheuma, Gicht und Kreislauferkrankungen sein kann. Die Purinstoffe im Fleisch führen zur Bildung von Harnsäure, die zur Übersäuerung des Körpers führen können, wenn keine ausreichenden Mengen an natürlichen basenbildenden Lebensmittel wie Obst, Salate und Gemüse gegessen werden. Sie brauchen also nicht ganz auf Fleisch oder sonstige Tierprodukte zu verzichten, wenn Sie gleichzeitig viel Rohkost zu sich nehmen.

Fleisch enthält komplettes vollwertiges Protein. Die Rede ist hier aber von magerem Fleisch – nicht von heißen Würstchen oder kommerziell hergestellten »Hamburgern« mit Konservierungsmitteln, Getreidezusätzen, Chemikalien und einer Menge Fett. Obwohl es vielleicht gut schmeckt, sollten Sie Schweinefleisch, Speck, Schinken, Würste, marmorierte (und fette) Steaks und Roastbeefs meiden. Die mageren Fleischstücke dagegen enthalten nicht nur große Mengen an Protein, sondern sind auch eine gute Quelle für Eisen, B-Vitamine und andere Vitamine und Mineralien.

An diesem Punkt möchte ich etwas zu den Fanatikern sagen, die rohes Fleisch predigen, besonders in solchen Gerichten wie Tatar und Carpaccio, rohe Rindfleischscheiben, die mit Mayonnaise angerichtet sind. Diese Gerichte reizen möglicherweise den Gaumen; ich fürchte aber, daß ich mit einigen Gesundheitskostfanatikern, die behaupten, daß rohes Fleisch »lebendige« Nahrung ist, nicht einer Meinung bin: es ist nicht lebendig, es ist einfach nicht gekocht.

Vielleicht begann der Drang, ungekochtes Fleisch zu essen, mit den Seeleuten vor einigen Jahrhunderten. Als sie zur See fuhren, verdarb das Fleisch in diesen Zeiten ohne Kühlschrank leicht. Die Smutjes versetzten dieses Fleisch mit Salz und Gewürzen, nachdem sie die Würmer oberflächlich abgekratzt hatten und ließen es dann im Ofen fast verkohlen, um den Hautgout zu überdecken. Wenn die Seeleute endlich nach Hause kamen, dann wollten sie das Fleisch so roh und frisch wie möglich essen.

Wir sind aber keine Kannibalen, und richtig gekochtes Fleisch ist (im Gegensatz zu kurzgebratenem oder rohem) leichter zu verdauen und bildet weniger Harnsäure, was Gicht zu vermeiden hilft. Außerdem werden durch das Kochen Keime abgetötet.

Fisch

Fisch ist auch eine Quelle für Vollprotein, ein leichter zu verdauendes Nahrungsmittel als Fleisch. Wo Fisch die Hauptnahrung darstellt, gibt es weniger Haarprobleme. Neben anderen wichtigen Vitaminen und Mineralien ist Fisch reich an Jod, Spurenelementen und ungesättigten Fettsäuren.

Joghurt

Joghurt erlebt in den letzten Jahren eine große Beliebtheit; dabei wird es schon seit Tausenden von Jahren gegessen. Joghurt ist eine Form von fermentierter Milch und enthält die Nährstoffe der Milch in einer Form, die von den meisten Leuten relativ leicht assimiliert wird. (Das Protein ist schon teilweise abgebaut und deshalb leichter zu verdauen.)

Wir haben alle von den Hunzas im Himalaya und den Georgiern in Rußland gehört, von denen gesagt wird, daß sie ihr langes Leben zum Teil auf die tägliche Einnahme von Joghurt zurückführen. Große Mengen der B-Komplex-Vitamine entstehen bei der Herstellung von Joghurt und freundliche Bakterien, die Verdauung und Ausscheidung, einem anderen Schlüsselfaktor für gutaussehende Haut und Haar, unterstützen.

Joghurt ist am besten, wenn es naturbelassen ist. Viele von den attraktiven, im Handel erhältlichen Variationen enthalten Fruchtzusätze, Zucker und Konservierungsstoffe. Sie sollten lieber Naturjoghurt essen.

Sonnenblumenkerne

Wenn Sie einen Snack zwischen den Mahlzeiten suchen, der wenig Kalorien hat, dann legen Sie sich einen Vorrat von Sonnenblumenkernen zu. Sie sind eine gute Quelle für Vollprotein und Vitamine und Mineralien enthalten viele mehrfach ungesättigte Fettsäuren und sind reich an Methionin, der Aminosäure, von der wir bereits gesprochen haben.

Wenn Ihre Sonnenblumenkerne ein bißchen fade schmecken, dann geben Sie sie in eine Bratpfanne und bräunen sie leicht an, während sie die Pfanne über niedriger Hitze schwenken.

Bierhefe

Dies ist ein modisches Naturkostprodukt aus dem Reformhaus. Bierhefe ist eine gute Proteinquelle und ist reich an allen Vitaminen der B-Gruppe. Bierhefe ist vollgestopft mit siebzehn verschiedenen Vitaminen, vierzehn Mineralien und sechzehn Aminosäuren. Außerdem ist die Zusammensetzung der Hefezelle sehr ähnlich jener der Zellen, die unseren menschlichen Körper aufbauen.

Puristen nehmen Bierhefe in pulverisierter Form ein und mischen zwei oder drei Eßlöffel davon in Suppen, Gesundheitssäfte, Kartoffelbrei, Hackfleisch und andere Speisen. (Es wird in einer entbitterten Form angeboten, die beinahe geschmacksneutral ist.) Wer ihre Nährstoffe lieber in »verkleideter« Form zu sich nehmen möchte, kann auch flüssige Bierhefe bekommen. Es gibt auch Bierhefetabletten. 100 g liefern etwa drei Viertel des täglichen Proteinbedarfs.

Proteinzusatzmittel

Wenn Sie sich einigermaßen ausgewogen ernähren, kommen sie natürlich ohne zusätzliche Proteine aus. Dennoch kann es in manchen Fällen erforderlich sein – etwa während einer Diät, nach einer schweren Krankheit oder nach einer längeren Fastenkur das eine oder andere der Proteinzusatzprodukte, die derzeit auf dem Markt sind, zu sich zu nehmen. Proteinzusätze enthalten normalerweise alle essentiellen Aminosäuren. Sie bestehen aus Eiweiß, Trockenmilch und Sojapulver mit oder ohne deren ursprünglichen Fettgehalt. Sie werden meist mit Wasser gemischt und anstelle von Milch zum Frühstück oder als »Gesundheitsdrink« genommen. Man sollte aber keinesfalls die Proteindrinks als einzige Proteinquelle benutzen! Berichte über gefährliche Nebeneffekte und sogar Todesfälle infolge einer strikten Proteintrinkdiät überraschen mich nicht; Mäßigung, nicht Übertreibung, ist immer die Regel für eine Diät.

Kohlenhydrate

Kohlenhydrate sind unpopulär geworden, seit sie in unserer auf Schlankheit fixierten Gesellschaft als Dickmacher denunziert wurden. Brot, Reis und Nudeln machen aber nur dann fett, wenn sie im Übermaß genossen werden. Jeder braucht täglich Kohlenhydrate; sie kommen für den größten Teil unseres täglichen Energiebedarfs auf. Ein so einfaches Lebensmittel wie die Kartoffel kann einen großen Beitrag zur Gesundheit und Schönheit von Haut und Haar leisten: Denken Sie nur an die Apfelbäckchen der irischen und russischen Mädchen, die auf die Kartoffel als Hauptnahrungsmittel vertrauen, sie haben einen wunderbaren Teint und schönes, dickes Haar. Aber nicht nur stärkehaltige Lebensmittel enthalten Kohlenhydrate; auch Früchte, Salate und Gemüse sind ausgezeichnete Quellen.

Fette

Fette stellen ungefähr zweimal soviel Energie zur Verfügung wie eine entsprechende Menge an Kohlenhydraten. Wir brauchen sie zum Schutz vor extremen Temperaturen und als weiches Bett für unsere Organe. Fett ernährt auch Haar und Haut – denken Sie an den wundervollen Pelz, den Seehunde und Nerze tragen, Tiere, die fette Öle im Überfluß produzieren.

Es gibt zwei Arten von Fetten: gesättigte (das sind immer tierische) wie Schmalz, Hühnerfett, Butter, das Fett in Fleisch und Vollmilch; und ungesättigte Fette, die man u. a. aus Sonnenblumenkernen, Oliven, Soja, Mais, Avocados und Baumwollsamen erhält. Pflanzliche Fette sind den tierischen Fetten vorzuziehen.

Wieviel wovon?

Um gesund und schön zu sein, brauchen Körper und Haare eine ausreichende Versorgung mit Proteinen, Kohlenhydraten, Fetten, Vitaminen und Mineralien. Jeder Mangel an einem dieser Stoffe hat sichtbare und drastische Auswirkungen auf Aussehen und

Befinden. Diese Versorgung sollte durch eine ausgewogene Ernährung erreicht werden. Obwohl es Umstände geben kann, bei denen es angebracht zu sein scheint, Vitaminzusätze einzunehmen, sollten Sie immer im Auge behalten, daß Pillen eine richtige Ernährung nicht ersetzen können. Außerdem: Ist es nicht lustvoller, eine Orange zu essen als 80 mg pures Vitamin C?

Planen Sie Ihr tägliches Essen rund um die vier Grundbausteine, die alle Nährstoffe in angemessener Menge enthalten, und Sie werden weder hungern noch zunehmen!

Rezepte für eine ausgewogene Ernährung finden Sie in dem Buch »Neue Eßkultur mit SonnenKost« von *Marilyn Diamond.*

Wasser und andere Flüssigkeiten

Zusätzlich zu all den Nährstoffen, von denen wir gesprochen haben, braucht jeder Mensch täglich ausreichende Mengen an Flüssigkeit, um eine gute Versorgung des Körpers und eine regelmäßige Ausscheidung zu gewährleisten. Erinnern Sie sich auch daran, daß die Haut ein Wasserreservoir ist, das immer mal wieder aufgefüllt werden muß – wie wir unsere Pflanzen gießen, um Feuchtigkeitsverluste auszugleichen. Jeden Tag verlieren wir ungefähr zwei Liter Wasser durch Verdunstung und Ausscheidung. Um diese Menge zu ersetzen, müssen Sie nicht unbedingt täglich 1½ Liter Wasser trinken; wasserhaltige Lebensmittel wie Obst, Gemüse und Salate zählen dazu, aber auch Suppen, Säfte und Kaffee, und besser noch – Tee.

Ballaststoffe

Ballaststoffe wurden früher als unverdaulich angesehen. – Ballaststoffe oder unverdauliche Faserstoffe sind das beste Mittel, um Verstopfung zu vermeiden, den schlimmsten Feind jedes Ernährungsprogrammes. Einige der häufigsten Symptome bei Verstopfung sind fehlender Appetit, Nervosität und Müdigkeit. Verstopfung beeinflußt auch die Verdauung und die Verarbeitung aller Nährstoffe, die wir diskutiert haben ... sie schießt den Regenerationsprozeß der Zellen kurz, der für kräftiges Gewebe sorgt.

Einer der Hauptgründe für Verstopfung ist heute der Verzehr von raffiniertem weißem Zucker und Weißmehl, die die Ausscheidung von Abfallstoffen und Giftstoffen verhindern, ein Vorgang, der wichtig für die Gesundheit ist. Um das auszugleichen, sollten Sie Lebensmittel bevorzugen, die einen hohen Gehalt an Ballaststoffen aufweisen wie z.B. Vollkorngetreide, frische Früchte, Gemüse, Salate und Nüsse.

Diäten

In unserem schnellebigen Zeitalter wollen wir sofort Ergebnisse sehen, selbst bei so etwas Kompliziertem wie einer Diät. Wir neigen dazu, zu vergessen, daß wir uns überflüssige Pfunde nicht innerhalb eines Tages oder einer Woche angefuttert haben, und denken nur dran, wie wir sie schnell wieder verlieren können. Vergessen Sie das um Ihrer Gesundheit und Ihrer Haare willen! Hungerdiäten können schädlich und unangenehm sein. Wenn Sie bei einer Radikaldiät viele Nahrungsmittel ausschließen, stören Sie Ihr hormonelles Gleichgewicht, und diese wichtigen Botenstoffe (was Hormone ja sind) reagieren geschockt. Und das hat wieder Auswirkungen auf Ihr Haar und die anderen Körpersysteme.

Wenn Sie schon eine Diät einhalten müssen, dann tun Sie es langsam, mit dem Ziel, nicht mehr als zwei oder drei Pfund pro Woche zu verlieren. Leben Sie z. B. nach dem Buch »Fit für's Leben«, einer Kost mit viel Rohkost, das sich in USA und, soviel ich gehört habe, auch in Deutschland großer Beliebtheit erfreut. Vermeiden Sie radikale, einseitige Diäten. Die beste Diät ist, ganz einfach alles ein bißchen zu reduzieren. *Sophia Lorens* Schönheitsgeheimnis ist, von allem einfach nur ein Viertel zu essen. Auf diese Weise genießt sie alle Speisen, ißt ausgewogen und hält ihr Gewicht.

Während einer Diät müssen Sie vielleicht auf Zusätze zurückgreifen, um eine ausreichende Versorgung mit Vitaminen und Mineralien sicherzustellen. Bedenken Sie auch, daß Sie sich, wenn Sie mehr als zehn Pfund abnehmen wollen, von Ihrem Hausarzt vorher gründlich untersuchen lassen sollten. Besser ist es, Ihr Idealgewicht zu halten. Häufig schafft das Jo-Jo-Syndrom, das durch wiederholte Diäten hervorgerufen wird, Haarprobleme, die vermieden werden können, und schädigt die Elastizität der Haut. Wie oft, denken Sie, läßt sich die Haut zehn oder zwanzig Zentimeter über Ihren Bauch dehnen und zieht sich dann elastisch wieder zusammen? Das geht nach ein oder zweimal nicht mehr. Sie können jede Frau fragen, die ein Kind hatte. Schlimmer als Ihrem Bauch, Ihren Armen und Beinen ergeht es Ihrem Gesicht. Diese überdehnte Haut kann nirgendwohin, also sitzt sie da, faltig und schlaff, als ständige Erinnerung an das Alter, das Sie nur noch durch ein Facelifting loswerden können.

Nun, Sie sollten wissen, wie Sie sich Ihren Weg zu schönem Haar eressen können. Ein Arzt der *John-Hopkins-Universität* sagte mir einmal.: *»Essen Sie alles, was verderblich ist, aber bevor es verdirbt.«* Vor allem esse ich nichts, was mir schaden könnte: nur sehr wenig Fleisch (vielleicht nur einmal im Monat), viel Obst, Salat und Gemüse. Ich esse gern Fisch und Meeresfrüchte, nur kurz gekochtes oder gedämpftes Gemüse und frische Früchte. Mein Lieblingsessen ist ein wunderbarer Salat aus einundzwanzig Zutaten, so gesund wie appetitlich.

Neben dem breit gefächerten Aufgebot an Salaten und Gemüse, das so frisch wie möglich sein sollte, ist das Geheimnis meines Salats Sonnenblumenkernöl. Es stammt aus der Blume, die sich nach der Sonne wendet und ist reich an Vitamin E und anderen Nährstoffen. Kaufen Sie möglichst reines, naturbelassenes Sonnenblumenkernöl, aber raffiniertes Öl ist auch gut und schmeckt sogar besser. Sonnenblumenkernöl umhüllt sanft jedes einzelne Gemüse, anders als Olivenöl, das jedes Salatblatt erschlägt. (Bewahren Sie Sonnenblumenkernöl immer im Kühlschrank auf!) Hier ist nun mein Lieblingsrezept:

Georg Michaels Beauty-full-Salat

½ Bund Lauch, die grünen und die weißen Teile
1 Teelöffel Kräutergewürz
½ kleine weiße Zwiebel
½ Gemüsezwiebel
1 Bund Radieschen
1 Gurke, geschält
1 grüne Paprika, entkernt
1 Karotte
2 Selleriestengel
½ Pfund rohe geschälte Erbsen
½ Kopf Bostonsalat
½ Kopf gewöhnlicher Salat oder Eisbergsalat
⅓ Bund Wasserkresse
2 Zitronen

2 Köpfe Endiviensalat
¼ Tasse Sonnenblumenkernöl
¼ Pfund frische Pilze
2 reife Tomaten
1 reife Avocado
etwas frischen Dill
Pfeffer nach Belieben

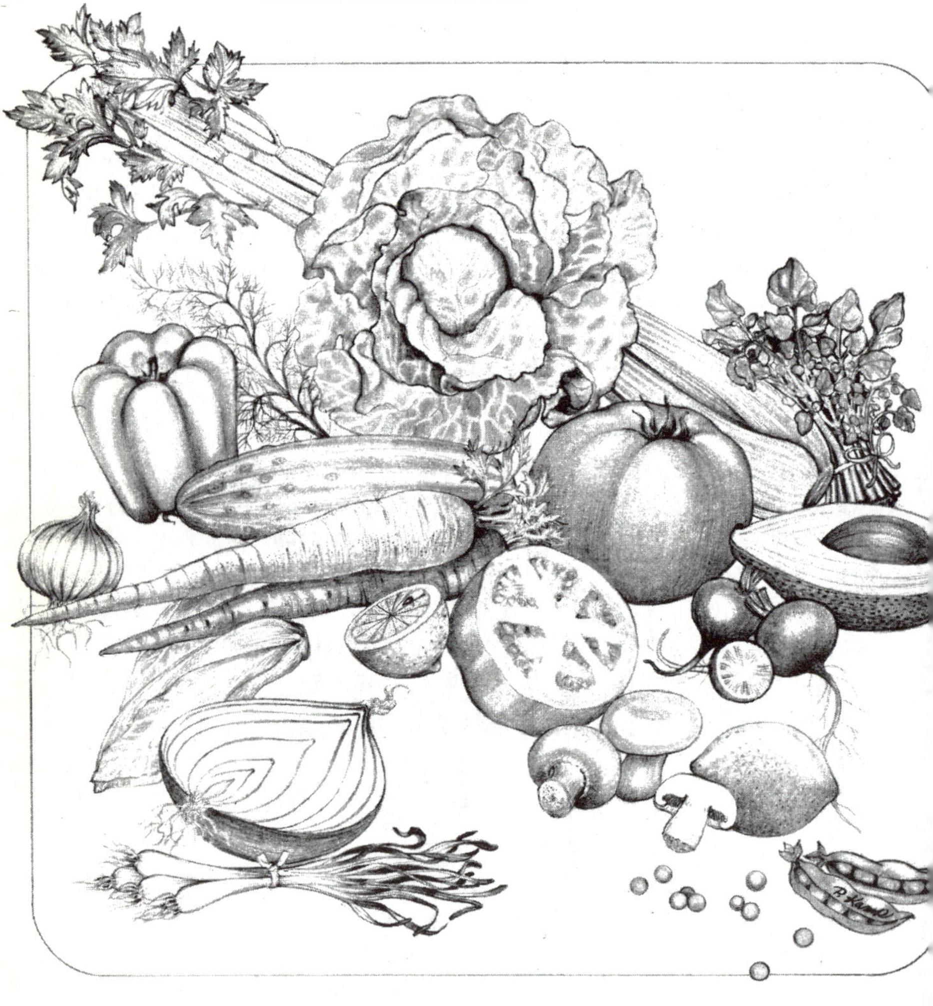

Georg Michaels Beauty-full-Salat

Dill und Kresse werden grob gehackt, die Tomaten geviertelt, die Zwiebeln in Ringe geschnitten und alles andere in mundgerechte Stücke zerteilt.

1. Geben Sie die Lauchstücke in eine große Salatschüssel und bestreuen Sie sie mit Kräutergewürz. Zerdrücken Sie die Schalotten mit einer Gabel. Mischen Sie den Salat jedesmal gut durch, wenn Sie eine neue Zutat hinzufügen.
2. Fügen Sie nun Zwiebelringe und Radieschenscheiben, Gurke, Paprika, Karotte, Sellerie und Erbsen hinzu. Mischen Sie den Salat und die Kresse darunter und vermengen sie alle Zutaten vorsichtig.
3. Halbieren Sie die Zitronen und drücken Sie den Saft über dem Salat aus. Geben Sie die Endivie dazu und träufeln dann Sonnenblumenöl über den Salat. Mengen Sie alles gut durch. Rühren Sie vorsichtig die Pilze, die Tomaten und die Avocadoscheiben unter. Schmecken Sie den Salat mit Pfeffer ab.
4. Zum Schluß fügen Sie frischen Dill hinzu. Lassen Sie den Salat fünf Minuten ziehen.

Dieses Salatrezept reicht gut für vier Personen, und wenn etwas davon übrig bleibt, dann hält es sich ein bis zwei Tage lang in einem Plastikbehälter im Kühlschrank. Einen Tag später schmeckt der Salat sogar noch besser. Wenn Sie gerade eine Zahnbehandlung durchmachen und nicht gut kauen können, zerhacken Sie das Ganze einfach im Mixer und trinken es dann – köstlich!

Teil II

Schönes Haar braucht Liebe und Pflege

Kapitel 4

Haare waschen – aber richtig

Für schwingendes, schimmerndes, lockendes, wunderschönes Haar ist die wichtigste Regel: Es muß sauber sein!

Das klingt ziemlich banal. Man muß es nur waschen. Seife, zum Beispiel, kann Haar reinigen. Genauso wie jedes andere der unzähligen im Handel erhältlichen Shampoos. Nun wird es schwierig. Einiges trifft auf alle Köpfe und alle Haarlängen zu – vom Kadettenschnitt bis zum bodenlangen Haar. Anderes, was für kurzes Haar gut sein mag, kann absolut zerstörerisch für langes Haar sein.

Das Säuregleichgewicht

Bis jetzt hat man Ihnen immer erzählt, daß Sie das Shampoo verwenden sollten, das genau richtig für Ihren Haartyp ist: für fettiges, trockenes, gefärbtes, krauses, glattes, feines oder störrisches Haar. Bitte erlauben Sie mir, dieses Ammenmärchen zu korrigieren. Die chemische Struktur der Kopfhaut und der Haarwurzeln ist immer gleich. Die Kopfhaut und die Wurzeln leben und müssen daher berücksichtigt werden, das Haar selbst lebt nicht. Und der entscheidende Gesichtspunkt ist hier das Säuregleichgewicht. In jüngster Zeit gab es eine Menge Verwirrung um den »pH-Wert«, den »Säureschutzmangel« und darum, ob ein Produkt nun sauer oder basisch ist. Ich möchte diese Verwirrung wieder beseitigen.

Der pH-Wert umfaßt im sauren Bereich die Werte von 0 bis 7; im basischen die Werte von 7 bis 14. Der neutrale Wert ist 7. Der pH-Wert von reinem Wasser zum Beispiel ist 7. Während im allgemeinen das Haar bei einem pH-Wert von 4,6 liegt (auf der sauren Seite, wie Pepsi- oder Coca-Cola), sind die wichtigsten Zahlen für alle Menschen gleich und verändern sich nicht. Die Schlüsselzahl ist 2,6 für die extrem sauren Haarwurzeln; die zweite Zahl, die Sie sich merken sollten, ist 5,6, der pH-Wert der Kopfhaut.

sauer	neutral	basisch
0 – 6,8	7	7,3 – 14

Aufgrund der Oxidation verändert sich die chemische Struktur der Haarsträhnen, die den Elementen ausgesetzt sind, stärker und liegt im sauren Bereich von 4,6.

Unsere Urgroßmütter wußten nichts von pH-Werten und hatten keines der herrlichen Shampoos, wo uns die Auswahl heute so schwer fällt. Ob sie nun in Rußland, Sizilien, Formosa, Norwegen oder Irland lebten – alles, was sie als Shampoo zur Verfügung hatten, war ein gutes altmodisches Stück Waschseife. Wenn sie Glück hatten oder zu einer höheren Gesellschaftsschicht gehörten, konnten sie ein wertvolles Stück spanischer Olivenseife zum Haarewaschen benutzen. Bedenken Sie, daß der pH-Wert jeder Seife 9–10 beträgt und daher im basischen Bereich liegt. Wenn Großmutter ihr taillenlanges Haar alle zwei oder drei Wochen wusch, dann war es ihr anschließend unmöglich, es zu kämmen, weil die Seifenlauge das Haar seiner Öle beraubt hatte und das Haar nach der Wäsche ausgedörrtem Gras glich. Aber glücklicherweise kam sie in ihrer Verzweiflung auf die Idee, Essig oder eine Zitronenspülung zu benutzen, die das Säuregleichgewicht wieder herstellten und ihr Haar nicht nur besser frisierbar, sondern auch glänzender machte. Ein glückliches Ende der Geschichte; viele andere Schönheitsgeheimnisse sind so über die Jahrhunderte hinweg entstanden.

In mancher Hinsicht waren unsere Großmütter klüger als viele Fachleute heute, die mehr von Haut und Haarpflege wissen sollten. Vor einigen Monaten kam ein befreundeter Arzt zu mir. Er ist ungefähr vierzig und ging durch das so typische männliche Trauma zunehmender Kahlheit. Ich schaute mir seine Kopfhaut an und fragte ihn: *»Was für ein Shampoo benutzen Sie?«* und er antwortete *»grüne Seifentinktur«*. Unglaublich! *»Warum?«* frage ich. *»Als ich Assistenzarzt war«*, antwortete er, *»war ich zu arm, mir richtiges Shampoo zu kaufen. Ich wusch immer meine Hände mit grüner*

Seifentinktur (vor Operationen), und seitdem benutze ich sie auch für meine Haare.«

»Sind Sie sich darüber im klaren,« sagte ich zu ihm, *»daß diese Tinktur Alkohol auf* **basischer** *Grundlage bedeutet, im Gegensatz zu einer Lösung, die eine wäßrige Grundlage bedeutet? Indem Sie Alkohol benutzen, rauben Sie Ihrem Haar alles Fett und unterziehen es ständig einer Austrockenreinigung. Wie sollte es da nicht ausfallen!«*

Es gibt eine sehr einfache Regel über Shampoos, die jeder Mensch lernen sollte, für alle Teenager (und auch ihre Mütter), die wie die berühmten TV-Stars, Schauspielerinnen und Mannequins aussehen möchten. Diese Regel heißt: Sie müssen Ihrem Haar wieder zurückgeben, was Sie ihm genommen haben. Ein Shampoo mit einem pH-Wert von 2,5 oder sogar 5,6 schäumt nicht genug, um gut zu reinigen. Es sollte irgendwo im pH-Bereich von 7 angesiedelt sein, um ausreichend viel Schaum für die Reinigung zu bilden, andererseits sollte es den Säurewert 2,6 der Haarwurzeln wiederherzustellen helfen.

Manche Chemiker bestehen darauf, daß es ein solches Shampoo nicht gibt. Und zum Beweis machen sie in ihren Laboratorien Lackmustests. Das Papier verfärbt sich dunkel und zeigt so Alkalität an. Wir führen unsere Tests auf wirklichen Köpfen durch, weil dies der Ort ist, an dem das Shampoo benutzt wird, nicht auf Papier.

Das ist aber noch nicht die ganze Geschichte. Wenn einmal der pH-Wert bestimmt ist, dann gibt es andere Qualitäten des Shampoos, die entscheidend für Frauen mit langem Haar sind.

Lange Haare brauchen milde Shampoos

Wissen Sie, wie ein neues Shampoo von den mächtigen Potentaten der Haarpflegeindustrie entwickelt wird? Der Chef erteilt den Auftrag an den Labortechniker im weißen Kittel: *»Unser Computer sagt uns, daß der Markt reif ist für ein neues Shampoo, das so und so riecht, so und so aussieht, und das ist genau das, wofür der durchschnittliche Kunde aufnahmebereit ist.«* Der Laborant mischt nun nicht nur einige Chemikalien zusammen und ruft:

»Heureka – ich hab's gefunden« Nein, zuerst berücksichtigt er eine allgemeine Wahrheit über Haare: Die durchschnittliche Haarlänge aller Menschen auf der ganzen Welt, von Männern, Frauen, Kindern, Großmüttern und Großvätern, Zulus und Norwegern, Russen und Brasilianern ist 15 cm, einjähriges Haar ist etwa 12,5 cm lang – Sie erinnern sich, daß Haar pro Monat 1 bis 1,5 cm wächst – also ist es widerstandsfähiges Haar. Der Wissenschaftler entwickelt dann sein Produkt für dieses ein Jahr alte Haar, und die Firma schickt dieses Gebräu auf den Testmarkt nach Muncie in Indiana, oder vielleicht auch nach Herman in Minnesota. Dort finden Sie Frau X., die einen Pudelschnitt von 7–8 cm Länge trägt, und Frau Y., die einen 22 cm langen Flip trägt, während Frau Z. einen 15 cm kurzen Pagenschnitt hat, und so ist der Durchschnitt 15 cm. Jedermann liebt das Produkt, und es ist zur Vermarktung angenommen. Es wird auch bei den meisten durchschnittlichen Kunden ein Renner sein.

Das geht gut für Frauen mit kurzen Haaren, weil die ersten 15 cm (von der Kopfhaut ab gemessen) nach jedem Shampoo durch natürliches Fett sehr gut versorgt werden. Frauen mit kurzem oder mittellangem Haar lassen die hungrigen, ausgetrockneten Spitzen abschneiden, und damit gibt es dann keine Probleme. 15 cm langes Haar hat zwölf Menstruationen, vier Jahreszeiten und 52 Haarwäschen (wenn sie ihr Haar einmal pro Woche wäscht) hinter sich. Es sieht ziemlich gut aus, wenn sie dieses neue oder irgendein anderes im Handel erhältliches Produkt benutzt.

Jetzt kommen wir aber zu meiner langhaarigen Freundin, einer Frau, die 60 cm langes Haar trägt. Die ersten 15 cm werden eingefettet, wie wir gesagt haben. Aber die restlichen 45 cm haben Schwierigkeiten. Es ist 4 Jahre alt, wurde 208mal gewaschen und ist durch 16 Jahreszeiten und achtundvierzig Zyklen gegangen.

Sie können den Unterschied leicht sehen. Kurzes Haar ist widerstandsfähig und kann eine grobe Behandlung vertragen; langes Haar ist älter und eher empfindlich, wie feine Spitzen oder Seide oder alter Samt, und verlangt eine sanftere Pflege. Sie können Ihre Jeans im stärksten Waschgang in der Waschmaschine waschen und ein kräftiges Waschmittel verwenden. Ihre wertvollen Gewebe aber, ein altes Stück Spitze, ein behütetes Taschentuch oder eine handgearbeitete ererbte Tischdecke würden Sie zart waschen, mit Liebe, von Hand, mit einer sehr milden Seife.

Jede Frau sucht nach diesem einen speziellen Shampoo, diesem Wundermittel, das das Haar schimmern, locker fallen und wundervoll aussehen läßt. Und von der Reklameflut in Zeitschriften, Radio und Fernsehen wird sie verführt, immer neue Mittel zu kaufen und auszuprobieren. Das führt zu unübersehbar vielen modischen Trends – in jeder neuen Saison erobern neue Shampoo-Launen den Markt.

Proteinshampoos

Einer der langlebigsten und am höchsten gepriesenen Tricks bei Shampoo und anderen Haarpflegemitteln von der Haarkur bis zum Spray ist Protein. Möglicherweise ist es das am meisten mißbrauchte Wort in der Schönheitsindustrie. Gleichgültig, was Sie sich nun ins Haar oder auf die Kopfhaut reiben, es wird einfach nicht Teil der Haare selbst. Von allen Proteinen ist Kollagen das einzige, das pflegt; bei den anderen mag die Substanz auf der Oberfläche liegen und anscheinend das Aussehen oder die Textur des Haares verbessern, aber es kann an der Qualität Ihres Haares nichts verändern. Die einzige Methode, die tiefgreifenden Vorzüge von Protein zu nutzen, besteht darin, Protein zu essen. Dann wird Ihre Leber diese Proteine in aufnehmbare Elemente spalten, die in der Tat Ihren Haarwurzeln und Ihrer Kopfhaut zugute kommen.

Viele Jahrhunderte haben die Schönheitsexperten mit der Idee gespielt, Protein für die Schönheit der Haare zu verwenden. Die alten Ägypter waren die ersten, die ein Eishampoo entwickelten. Obwohl ein Ei die kleinsten Proteinzellen aller lebenden Proteine hat, können diese dennoch nicht in das Haar eindringen. Wenn Sie ein Eigelb und ein Eiweiß getrennt schlagen und vorsichtig vermischen, dann haben sie ein sagenhaftes Shampoo, und Ihr Haar wird wie ein Spiegel glänzen. Beim Kämmen werden Sie aber feststellen, daß Sie einen ziemlichen Bruch haben infolge des molekularen Rückstandes – Teile des Eis sitzen auf den Schuppen Ihres Haares und hindern den Kamm am Durchkämmen.

Wenn Sie die Vorzüge von Eishampoo haben möchten und zu wesentlich geringeren Kosten, dann sind Sie besser dran, wenn Sie eines der im Handel erhältlichen Produkte kaufen. Firmen wie *DuPont* haben nach vielen Jahren eingehender Forschung und unter Verwendung vieler Millionen von Dollars Verbindungen synthetisiert, die Steroide genannt und in allen Eishampoos, Cremespülungen und Cremeshampoos verwendet werden. Steroide hinterlassen keinen molekularen Rückstand, und nach der Anwendung von Cremeshampoo können Sie Ihr Haar ohne Probleme kämmen, zum Beispiel GM-Cremeshampoo.

Ein anderes proteinhaltiges Mittel, das für eine Weile in Mode war, ist Milch. Milch verursacht den schlimmsten molekularen Rückstand, den ich je gesehen habe, da die Milchproteinteilchen größer sind als die Eimoleküle. Wenn Sie aber ein neues »Milch- und irgendwas«-Shampoo verwenden, dann riechen Sie sehr gut und vielleicht schmecken sie auch gut, wenn Sie gern auf Ihren Haaren herumkauen ... aber letztlich tut es Ihrem Haar nicht viel Gutes.

Ich habe selbst einige Experimente mit Milchshampoos bei einigen meiner immer kooperativen Kundinnen durchgeführt. Ich wußte, daß die Milch selbst nicht zerstörend wirken kann, so war das Experiment in keiner Weise gewagt. Für die erste, zweite und dritte Woche war alles schön. Aber nach fortgesetztem Gebrauch begann sich das Haar zu verknoten und zu verheddern. Je länger das Produkt verwendet wurde, um so schlimmer wurde das Problem des Verknotens. Alle Kundinnen hatten Haare von Schulterlänge bis weit über die Taille. Je länger das Haar war, um so schlimmer die Knoten. Die Milch allein war nicht der Übeltäter – es war der Zusatz der Inhaltsstoffe (Erdbeeren, Äpfel usw.) in Verbindung mit der Milch, der den molekularen Rückstand bildete.

Häufig teste ich neue Produkte, in dem ich mein Lieblingsshampoo auf der einen Hälfte des Kopfes und das neue Produkt auf der anderen Hälfte verwende. Meistens muß ich feststellen, daß die Seite, die ich mit dem neuen Wundermittel gewaschen habe, mit Rückständen überzogen ist. Auf kurzem Haar mag das nicht soviel ausmachen, für langes, wunderschönes Haar können Chemikalien aber verheerende Folgen haben.

Immer noch werden jährlich Dutzende von neuen Shampoos eingeführt, die ihren Ruhm einem Werbegag verdanken. Nach dem Eishampoo und dem Milchshampoo hatten wir die ganze Palette der Kräutershampoos, Fruchtshampoos, Zitronenshampoos. Es gibt duftende Gags; leckere, wissenschaftliche, wunderschöne Gags. Aber sie sind eben nichts mehr als Gags.

Die einzige Aufgabe des Shampoos ist es, Ihr Haar zu reinigen und die Gesundheit und das Aussehen Ihres Haares zu erhalten, während es reinigt. Obwohl ich eine sehr teure Haarbürste empfehlen würde, würde ich niemals darauf bestehen, daß Sie sich ein überteuertes Shampoo kaufen. Das wäre übertrieben, weil das Haar auf Ihrem Kopf bleibt (und Sie brauchen eine gute Bürste, damit es dort bleibt), aber das Shampoo geht den Abfluß hinunter.

Unser George-Michael-Creme-Shampoo wurde speziell zur sanften, liebevollen Pflege von langen Haaren entwickelt. Unser Blaues Shampoo ist für Frauen mit langen oder kurzen Haaren gedacht, die sich über schlaffe, störrische Haare ohne Fülle beklagen. Beide Shampoos sind wunderbar und vergleichsweise preiswert, und Sie können Ihre Haare damit waschen, so oft Sie wollen. Wie Sie Ihre Haare waschen, ist wieder eine andere Geschichte.

Die sanfte Haarwäsche

Das Wort Shampoo stammt aus dem alten Ostindischen und bedeutet soviel wie Massage. Die meisten Frauen betrachten die Haarwäsche einfach als Reinigung; wenn Sie aber darüber nachdenken, dann ist das Angenehmste beim Friseur die wunderbar entspannende Massage. Diese Massage beruhigt und entspannt, während gleichzeitig die Durchblutung Ihrer Kopfhaut angeregt wird – ein Segen für gesundes Haar. Aber auch zu Hause sollten sie auf diesen doppelten Effekt nicht verzichten und ihren Kopf wirksam und sanft massieren.

Vor einigen Jahren hatte ich eine Gruppe von Kundinnen aus verschiedenen Neuenglandstaaten, die alle in der guten altmodischen Yankee-Weise ohne jegliche Schnörkel erzogen worden waren. Ihnen war beigebracht worden, daß heftiges Schrubben gut für Haare und Kopfhaut sei. Welcher Unsinn! Jede von ihnen verlor büschelweise Haare. In jedem einzelnen Fall stellte ich fest, daß der Grund für den Haarausfall einfach die Überstimulierung der Kopfhaut und der Verschleiß der Haare durch übertriebenes Schrubben war. Mit anderen Worten, die Verluste hatten mechanische Ursachen – und nicht physische. Ich zeigte ihnen, wie man es richtig macht und sagte ihnen, daß sie nach jeder Haarwäsche die ausgefallenen Haare in kleinen Plastiksäckchen oder Briefumschlägen aufbewahren und mir zusenden sollten. In einem Begleitschreiben zu dem ersten Umschlag schrieb eine dankbare Kundin, *Anna Zigler: »Heute habe ich mein Haar vorsichtiger gewaschen, wobei ich Ihr Shampoo verwendet habe, das Sie empfohlen haben. Ich hatte nur ungefähr ein Zehntel meines sonst üblichen Haarausfalls.«*

Haar verliert man nicht durch Waschen, wohl aber durch Rubbeln und Verknoten der Haare. Bei kürzerem Haar ist es nicht so entscheidend, wie es massiert wird. Sie können Ihre Finger auf und ab bewegen, im Zickzack, in Kreisen, in Achten oder seitlich, das spielt alles keine Rolle, weil sich kurzes Haar kaum verheddert. Langes Haar dagegen verknotet sich, wenn Sie in Kreisen oder Zickzacklinien massieren und beim nachfolgenden Versuch, es zu entwirren, reißt es oder fällt ganz aus.

Hier ist die richtige Methode für die Haarwäsche zu Hause: Der beste Platz ist unter der Dusche (obwohl einige Frauen es vorziehen, sich über das Spülbecken zu beugen). Stellen Sie sich vornübergebeugt hin, Kopf nach unten; das entspannt die Kopfhaut und regt die Durchblutung an. Wenn der Kopf höher als die Ellbogen ist, verkrampft sich die Kopfhaut. Versuchen sie es selbst, und Sie werden den Unterschied merken.

Mit dem ersten Einseifen sollen alle Schmutz- und Ölpartikel von der Kopfhaut entfernt werden. Ein gutes Shampoo ohne Detergentien schäumt dabei wenig. Wenn Sie viel Schaum haben, dann wissen Sie, daß Sie ein detergentienhaltiges Shampoo benutzen. Dieses erste Einseifen dient einfach der Reinigung. Während des zweiten Einschäumens sollten Sie Ihre Kopfhaut – nicht die Haare – massieren.

Die sanfte Haarwäsche

Für die richtige Massage beginnen Sie am Haaransatz, arbeiten sich dann zum Scheitel vor und massieren die Kopfhaut; bleiben Sie mit den Händen unter den Haaren und bewegen Sie sie auf und ab. Benutzen Sie das Haar nicht als Schrubber! Wenn Sie die Massage der Kopfhaut beendet haben, shamponieren Sie den Rest der Haare bis zu den Spitzen; behandeln Sie es wie Seide und versuchen Sie, Knoten zu vermeiden.

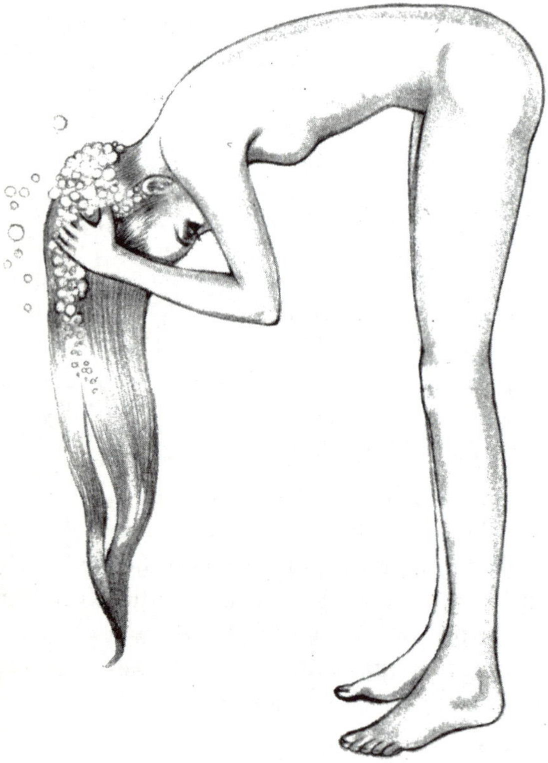

Ideale Position für die Langhaarwäsche

Anschließend sollten Sie ihr Haar sehr gründlich mit warmem Wasser ausspülen. Oder würden Sie Seifenlauge auf Ihrem Seidennachthemd lassen? Wird nicht aller Schaum entfernt, bleibt das Haar stumpf und klebrig. Das ist ein weiterer Grund, warum die Dusche der ideale Platz zum Haarewaschen ist, weil Sie einen starken Strahl warmen Wassers direkt auf Ihren Kopf richten können. Fühlen Sie Ihr Haar nach dem Spülen mit Ihren Händen. Sie sollten nicht die geringste Spur von Shampoo finden. Und benutzen Sie niemals Gummiartikel für Ihre Kopfhaut.

Dann, falls Sie es ertragen können, sollten Sie Ihr Haar kalt nachspülen. Das kalte Wasser läßt die Haarmoleküle schrumpfen und entfernt alle überflüssigen Schichten; dadurch wird das Haar leichter kämmbar. Falls Sie dieses Buch im Winter lesen, müssen Sie nicht sofort damit beginnen. Aber zu jeder anderen Jahreszeit, wenn das Wetter noch relativ mild ist, sollten Sie es sich zur Gewohnheit machen, Ihr Haar zuerst warm zu spülen, dann lauwarm und schließlich mit kaltem Wasser.

Es ist wichtig, daß Sie Ihren Körper an Temperaturveränderungen gewöhnen – gleichgültig, ob es sich um die Temperatur der Luft oder des Wassers handelt. Eine der Schwestern meiner Großmutter war Hebamme in Rußland. Die Nachbarn hielten sie für verrückt wegen ihrer Angewohnheit, jeden Tag zu schwimmen, das ganze Jahr über. Mitten im Winter nahm sie einen großen Eispickel mit zum Fluß, hackte sich ein kleines Schwimmloch frei und tauchte für gut zehn Minuten unter Wasser. Selbst als sie Mitte siebzig war, behielt sie diese tägliche Gewohnheit eisern bei. Die Leute wunderten sich, wie sie das wohl tun konnte, aber die Antwort ist einfach. Wenn Sie es zum erstenmal mitten im Winter versucht hätte, dann wäre sie an Lungenentzündung gestorben, der Umstand aber, daß es ihre tägliche Routine war, bedeutete, daß ihr Körper sich schrittweise an das eisige Wasser gewöhnt hatte.

Ob Sie Ihrer Haarwäsche eine Pflegepackung anschließen oder nicht, beenden Sie sie immer mit einer sehr leichten Anwendung von unverdünnter Cremespülung. (Ich finde, daß unsere George-Michael-Cremespülung nach Anweisung unverdünnt wie eine »Rutschbahn« beim Auskämmen wirkt und kleinere Knoten zu entwirren hilft.) Natürlich kann man verdünnen.

Gießen Sie einen Klacks Spülung in ihre Handfläche und streichen Sie Ihre Hände über das Haar. Dann spülen Sie nochmal mit lauwarmem Wasser. Wenn Sie aus der Dusche herauskommen, benutzen Sie ein Handtuch, um die überschüssige Feuchtigkeit abzunehmen, und versuchen Sie Ihr Haar mit den Fingern zu kämmen, solange es noch feucht ist.

Hier kommt jetzt eine der wichtigsten Regeln für langes Haar: Bürsten Sie Ihr Haar niemals, niemals, solange es noch feucht ist!

Haar hat eine gewisse Elastizität und kann um ein Achtel bis zu einem Sechstel seiner Länge gedehnt werden, aber glücklicherweise zieht sich trockenes Haar auch wieder zusammen, feuchtes Haar dagegen nicht. In feuchtem Zustand verhält sich dieses überdehnte Haar eher wie ein überdehntes altes Gummiband. Und Sie wissen, was mit ausgeleierten Gummibändern passiert: Sie reißen. Vergessen Sie also die Bürste nach der Haarwäsche! Benutzen Sie statt dessen lieber einen breitzinkigen Schildpattkamm, um Ihr Haar zu glätten und zu entwirren. Jeder der vier George-Michael-Kämme ist dafür geeignet.

Teilen Sie Ihre Haare in kleine Portionen und beginnen Sie fünf Zentimeter über den Haarspitzen mit dem Auskämmen. Wenn der ganze untere Bereich geglättet ist, gehen sie etwa 20 Zentimeter nach oben und kämmen Sie ihr Haar in schmalen Strähnen nach unten durch; immer so weiter, bis Sie von der Kopfhaut bis hinunter zu den Spitzen glatt durchkommen. Das kann ungefähr zwanzig Minuten dauern, wenn Sie viele Haare haben, aber dafür schonen Sie so Ihr Haar. Und wenn Sie so Ihren Kindern die Haare kämmen, ersparen Sie sich Tränen und Geschrei. Erinnern Sie sich daran, wenn Sie Ihr Haar kämmen: Es ist Ihr Haar, das Sie lieben; es gehört nicht jemandem, den Sie hassen.

Obwohl Sie – das richtige Shampoo vorausgesetzt – Ihre Haare beliebig oft waschen können, hängt es von einer Reihe Faktoren ab, wie oft es nötig ist: von Ihrem Lebensstil, ob Ihre Kopfhaut fettig ist oder nicht und von der Jahreszeit. Im Sommer zum Beispiel wird Ihr Haar schneller schmutzig, weil Sie mehr schwitzen. Wenn Sie im Winter oder Sommer draußen Hüte tragen, dann bleibt Ihr Haar sauberer. Wenn Sie oft kochen oder viel rauchen, dann wollen Sie vielleicht Ihr Haar häufiger waschen, um die Gerüche zu beseitigen, die sich in Ihrem Haar angesammelt haben. Wenn Sie aber zum Beispiel ins Krankenhaus müssen, können Sie die Lockenwickler zu Hause lassen; da sie weder der Luftverschmutzung noch der alltäglichen Verunreinigung ausgesetzt sind, brauchen Ihre Haare einige Wochen lang nicht gewaschen zu werden. Grundsätzlich sollten Sie langes Haar nicht häufiger als nötig waschen; es trocknet davon aus, auch wenn die Haarwurzeln nicht angegriffen werden.

Eine Methode, die Kopfhaut zu waschen und trotzdem das Austrocknen des Haares und strapazierte Spitzen zu vermeiden, wird von Tänzerinnen, Schauspielerinnen, Sportlerinnen, und anderen aktiven Frauen mit sehr langem Haar bevorzugt. *Susan* zum Beispiel ist eine Tänzerin, die während ihrer täglichen Trainingsstunden heftig transpiriert. Schwitzen schadet dem Haar nicht; Schweiß ist sauer und Haar auch. Aber Schweiß riecht nicht gut, und sie wollen ihre Haare doch sauber und wohlriechend haben. Daher müssen Sie dieses unangenehme Etwas irgendwie loswerden. *Susan* und ihre Mitbewohnerin haben eine ideale Lösung dafür gefunden. Während Susan nur ihre Kopfhaut einschäumt und abspült, hält *Linde* die Enden von *Susans* Haar über ihren Kopf. So werden die Enden nicht einmal naß. *Susan* tupft dann ihr Haar mit einem Handtuch trocken oder setzt sich für einige Minuten unter den Trockner, wobei sie sich nur auf die Kopfhaut beschränkt. Sie spart auf diese Weise viele Stunden unnötiger Trocknungszeit, die erforderlich wäre, wenn sie gleichzeitig ihr ganzes Haar waschen würde. Diese Methode ist natürlich einfacher zu befolgen, wenn sie jemand haben, der Ihnen dabei hilft.

Es gibt noch einige andere Fragen, welches Shampoo man verwenden sollte und was das richtige Shampoo kann oder nicht kann; dieses will ich beantworten, bevor ich damit beginne, über die so wichtige Aufgabe der haargerechten Pflege zu sprechen.

Schuppenprobleme

Schuppen sind eine Erkrankung, die medizinisch als Pityriasis bekannt ist und durch fortgesetztes, übermäßiges Abschilfern toter, »verhornter« Zellen von der Kopfhaut charakterisiert wird. Für gewöhnlich beginnen Probleme mit Schuppen während der Pubertät und erreichen in den frühen Zwanzigern ihren Höhepunkt. Diese lästigen, charakteristischen Flocken sind während der Wintermonate oft mehr und auffälliger. Schuppen sind relativ einfach mit speziellen Shampoos kontrollierbar (wenn sie auch nicht völlig beseitigt werden können).

Jede gewöhnliche nichtmedizinische Seife und jedes Shampoo beseitigt die oberflächlichen Flocken von der Kopfhaut, sobald sie sich bilden, aber speziell zusammengesetzte Antischuppenshampoos, wie zum Beispiel unser eigenes George-Michael-Extra-Sensitive-Shampoo, helfen eher, die Krankheit in Grenzen zu halten, als einfach nur die Symptome zu beseitigen. Eines der besten Antischuppenmittel, das ich kenne (das übrigens auch von medizinischen Experten empfohlen wird), ist *Breck One*®, früher *Breck Banish*® genannt, das Zinkpyrithionin enthält. Dieselbe chemische Verbindung findet man auch in Shampoos wie *Head & Shoulders*®, *Zinkon*® und *Danex*®. Eine andere Chemikalie, Selensulfid, die in *Selsun*®, *Selsun Blau*® und anderen Präparaten eingesetzt wird, ist ebenfalls gut gegen Schuppen wirksam. Eine dritte Gruppe von Shampoos enthält Kohlenteerprodukte, die sich ebenfalls gut gegen Schuppen erwiesen haben. Kosmetisch gesehen, sind sie aber nicht so günstig, da das Haar nach dem Shamponieren einen unangenehmen Geruch hat; obendrein sind solche Produkte häufig scharf und berauben das Haar seiner natürlichen Fette, so bleiben Sie bei GM-Extra-Sensitive-Shampoo.

Krauses Haar, gespaltene Spitzen

Eine andere Frage, die mir bei meinen Vorträgen von Frauen jeden Alters häufig gestellt wird, ist, ob spezielle Shampoos krauses Haar und gespaltene Spitzen beseitigen können. Die Antwort heißt kategorisch: Nein. Ganz egal, wie Sie Ihr Haar waschen und womit, krauses Haar und gespaltene Spitzen können nicht weggewaschen werden.

Woher kommen diese Probleme? Krissellöckchen entstehen, wenn poröses Haar (das durch Dauerwellen oder Färbeprodukte überbeansprucht, dem Wetter zu stark ausgesetzt wurde oder einfach naturkraus ist) zuviel Feuchtigkeit abbekommt. Kein Shampoo kann dieses Problem lösen. In diesem Buch zeige ich Ihnen an verschiedenen Stellen alternative Methoden auf, wie Sie mit krausem Haar am besten umgehen.

Gespaltene Spitzen sind ausgetrocknete Haarenden. Wie ich schon früher erwähnt habe, sind nur die ersten 15 cm von Ihrer Kopfhaut aus nach unten durch die natürlichen Öle normal gefettet. Wenn der Rest des Haares mißhandelt und/oder austrocknenden Mitteln ausgesetzt wird, dann spalten sich die Enden und brechen. Dadurch entsteht dieses fusselige, flusige, störrische Aussehen. Die einzige Methode, gespaltene Spitzen zu beseitigen, ist sie abzuschneiden. Wenn Sie sie einmal entfernt haben, dann ist ein neuerliches Auftreten leicht zu vermeiden, indem Sie Ihr Haar richtig pflegen.

Trockenshampoos

Die sogenannten Trockenshampoos reinigen das Haar durch Reibung. Wenn Sie Ihr Haar mit einem dieser Produkte einsprayen oder einpudern (oder auch nur das altmodische Mittel Maisstärke verwenden) und es einfach darauf belassen, dann wird Ihr Haar nicht sauber. Wenn diese Produkte auf fettigem Haar angewandt werden, dann saugen sie zwar die Öle auf wie Löschpapier, aber das Haar ist immer noch schmutzig. Man muß es kräftig ausbürsten, um das »Shampoo« wieder zu entfernen; regelmäßig angewandt, schaden sie langem Haar. Obendrein sind solche Produkte keine wirksamen Reiniger, und Puder macht das Haar stumpf.

Wenn Sie lange Haare haben und eine schnelle Reinigung brauchen, um überschüssigen Schmutz und Fett rund um den Haaransatz oder von der Kopfhaut zu entfernen, dann benutzen Sie die Methode, die wir vorher beschrieben haben und waschen nur die Kopfhaut. Eine andere schnelle Säuberungsmethode ist mit einem Wattebausch, der in einer milden Lösung aus Wasser und Zitronensaft oder Wasser und Essig getränkt wurde, über den Haaransatz und die Kopfhaut zu fahren. Erneuern Sie immer wieder die Watte, so daß Sie nicht den Schmutz von einer Stelle auf die nächste übertragen.

Häufig fragen mich Kundinnen, die bettlägerige Freunde oder Verwandte haben, um meinen Rat über die Verwendung von

Trockenshampoos, insbesondere im Krankenhaus. Meist geht man aber, wenn man für eine längere Zeit im Bett bleiben muß, durch eine Art Selbstreinigungsprozeß. In den meisten Fällen reicht es aus, die Kopfhaut mit einem sauberen, weichen Handtuch abzuwischen und dann gründlich durchzubürsten, damit das Haar peinlich sauber bleibt. Einer der Gründe dafür ist, daß die Patienten nicht umherjoggen oder Tennis spielen oder sich mit irgendwelchen anderen anstrengenden Übungen verausgaben, so daß sie kaum schwitzen. Ein anderer Grund ist, daß ihr Speiseplan meistens weniger gewürzte Speisen enthält. Und sie sind dort nur in beschränktem Maße der Luftverschmutzung ausgesetzt, weil die Luft im Krankenhaus hoffentlich sauberer ist als die Luft draußen. Wenn Sie also ein Baby bekommen oder Ihr Gesicht liften lassen, dann sorgen Sie sich nicht darum, wie Sie Ihr Haar sauber halten. Waschen Sie einfach ihr Haar, bevor Sie ins Krankenhaus gehen, und denken Sie dann nicht mehr darüber nach.

Auch das Wasser zählt

Ganz abgesehen davon, wie sehr Sie darum besorgt sind, welches Shampoo Sie verwenden und wie Sie Ihre Haare waschen – hartes Wasser kann durch mineralische Ablagerungen dem Haar schaden. Es mag notwendig sein, daß Sie das Wasser »weich« machen, indem sie einige Tropfen Cremespülung oder Weichmacher zu einem Liter Wasser zusetzen und das als eine abschließende Spülung benutzen.

Am besten ist Regenwasser, wie es früher unsere Großmütter benutzt haben. Auch dampfdestilliertes Wasser eignet sich gut zum Haarewaschen. Dies können Sie sich mit einem Heimdestilliergerät selbst herstellen. Lieferanschriften erhalten Sie auf Anfrage von der Gesellschaft für natürliche Lebenskunde e.V. in 2862 Worpswede, Heinrich-Vogeler-Weg 8.

Kapitel 5

Haarpflege

Schützen und umsorgen Sie Ihr Haar

Das zarte, feine Aussehen einer Haarsträhne ist völlig irreführend. Haar ist in Wirklichkeit so widerstandsfähig, daß es für unbegrenzte Zeit der Luft ausgesetzt rund 700 Jahre überdauern würde. In einem luftdichten Behälter mit einer Temperatur zwischen 5 und 25 °C und einer konstanten Luftfeuchtigkeit zwischen 56 und 75 % zersetzt sich dieses Haar erst nach 8000 bis 10000 Jahren.

Das ist eine nette, kleine, wissenschaftliche Nebensächlichkeit (zur Veranschaulichung mag die jüngste Entdeckung der mumifizierten Überreste einer chinesischen Fürstin dienen, die noch einen vollständig erhaltenen Haarschopf hatte, und das, nachdem sie vor über 3000 Jahren beerdigt worden war). Allerdings ist das nur eine liebenswürdige Anekdote ohne große Bedeutung heutzutage, da Ihr Haar, mein Haar, jedes Menschen Haar, unter den Umweltbedingungen unseres Weltraumzeitalters und anderen Mißhandlungen, wovon wir die meisten selbstverschuldet haben, leidet. Unsere Luft ist verschmutzt, häufig ist unser Leitungswasser, das wir zum Kochen und Waschen benutzen, mit Chemikalien belastet, das Haar ist mit Lack überdeckt, gefärbt, gedehnt, in Dauerwellen gelegt oder geglättet. Bei all diesen Angriffen können wir nicht erwarten, daß unser Haar ein Lebensalter übersteht, ganz zu schweigen von den langen Zeiträumen, die ich oben erwähnt habe.

Wir muten unserem Haar eine Menge zu und verlangen ihm etliches ab, was wieder gutgemacht werden muß. Die beste Methode, das auszugleichen ist, wie ich Ihnen in Kapitel 3 aufgezeigt habe, von innen her, über die Ernährung. In diesem Kapitel werden nun die Methoden beschrieben, mit deren Hilfe Sie Ihrem Haar von außen her wieder zu gesundem, schönem Leben verhelfen und es dann in diesem Zustand erhalten können – mit Methoden, die man für gewöhnlich als Haarpflege bezeichnet.

Worum handelt es sich dabei? Ein wichtiger Unterschied besteht zwischen »Pflegebehandlung« und »Kurbehandlung«. Eine »Kurbehandlung« wird für gewöhnlich in einem Salon mit speziellen Präparaten und Instrumenten durchgeführt. Ich werde Ihnen ein bißchen später mehr darüber erzählen; hier an dieser Stelle reicht es zu wissen, daß eine Kurbehandlung mit einem »korrigierenden« Heilmittel verglichen werden kann: Ein spezielles Haarproblem wird diagnostiziert, mit der entsprechenden Kurpackung behandelt und – hoffentlich – behoben.

Im Gegensatz dazu handelt es sich bei einer Pflegepackung, die Sie zu Hause anwenden können (oder in einem Salon machen lassen können), um etwas, das in die Kategorie der vorbeugenden Heilmittel fällt. Wenn Sie Ihr Haar zwischen den Salonbehandlungen haargerecht pflegen, indem Sie ein im Handel erhältliches, fertig gemischtes Produkt verwenden, verhindern Sie Katastrophen und erhalten das hübsche Haar, wofür Sie zusammen mit Ihrem Friseur so hart gekämpft haben.

Packungen

Ich wünschte, ich könnte Ihnen eine magische Zauberformel geben und Ihnen sagen *»Das ist es, was Sie das ganze Jahr über benutzen können«*. Aber das ist mir unmöglich, es sei denn, sie lebten in einem Klima, das ständig konstante Temperaturen hat, wie z. B. die Tropen. Genauso wie Sie für verschiedene Jahreszeiten verschiedene Kleider benötigen, müssen Sie die Produkte und Pflegemethoden, die Sie für Ihr Haar verwenden, entsprechend ändern, um mit den Wetter- und Temperaturwechseln Schritt zu halten. Es ist wichtig, daß Sie sich klar machen, daß sich Ihr Haar mit der Temperatur ändert. Im Winter schrumpfen die Haarmoleküle, daher können Sie dann eine Pflegepackung auf Emulsionsbasis benutzen, die innerhalb kurzer Zeit einwirkt – z. B. die GM-60-Sekunden-Pflegepackung®, die – wie der Name andeutet –

nur eine Minute auf dem Haar belassen wird. Im Sommer sind Haare in einem extrem gedehnten Zustand, das Haar ist aufgequollen und benötigt eine langsam wirkende, verschönernde Pflegepackung wie unsere GM-12-Minuten-Pflegepackung® auf Cremebasis.

Das mag alles sehr einfach klingen. Machen Sie aber nicht den Fehler, des Guten zuviel zu tun. Packungen können, wenn sie zu häufig angewandt werden (es sei denn, daß Sie diese als Schutzmittel beim Schwimmen benutzen), eine unerwünschte Ablagerung von Rückständen zur Folge haben und so letztlich die Schönheit der Haare beeinträchtigen, anstatt sie zu verbessern. In den meisten Fällen ist eine Pflegebehandlung pro Monat zu Hause völlig ausreichend. Stark gelocktes Haar, das ziemlich porös und krisselig wird, sobald es mit Feuchtigkeit in Berührung kommt, kann eine häufigere Anwendung von Pflegepackungen erfordern. Selbstverständlich verwenden Sie Pflegepackungen nur auf sauberem Haar, genauso wie Sie niemals eine Schicht Deckfarbe auf ein schmutziges Boot oder eine staubige Zimmerwand aufbringen würden, außer bei der pH-Wäsche.

Der Winter – die schlimmste Jahreszeit

Wenn ich zehn meiner Kunden danach frage, welche Jahreszeit für Haar am abträglichsten sei – Sommer oder Winter –, dann werden neun von zehn »Sommer« zur Antwort geben ... und neun von zehn haben nicht recht. Im Winter wird das Haar am meisten strapaziert, weil es ständig extremen Temperaturschwankungen ausgesetzt ist. Zuhause – um Energie zu sparen – stellen Sie den Thermostat auf 18 °C, und die Umwelt ist Ihnen dafür dankbar. Von dort gehen Sie dann einkaufen. Sie können weder einen Bus noch eine U-Bahn erwischen und laufen daher eine Viertelstunde bei 10 °C unter Null. Ihre Wangen werden hübsch rosig von der Kälte (natürlich fühlt Ihr Haar die Kälte nicht – es ist tot –, wohl aber Ihre frierende Kopfhaut).

Im Kaufhaus ist der Thermostat dann wieder auf 18 °C eingestellt, das kommt Ihnen dort aber eher wie 40 °C vor, weil Sie einen dicken Mantel, Stiefel und Handschuhe tragen. Das mag ganz normal für Sie klingen – aber es ist verheerend für Ihr Haar. Dieser Wechsel von warm nach kalt und sogar noch wärmer hat zur Folge, daß sich Ihr Haar intensiv dehnt und zusammenzieht und abermals dehnt. Nicht nur, daß Sie bei diesen Temperatursprüngen eine Erkältung bekommen können, nein, Sie schädigen obendrein auch Ihr Haar. (Anmerkung am Rande: im Sommer passiert das nicht, weil dann der Unterschied zwischen Schatten und Sonne nur rund 5 bis 10°C beträgt, und auch der Unterschied zwischen einer klimatisierten Umgebung und der natürlichen Hitze draußen ist relativ gering.)

Im Winter sollten Sie auch den Ratschlag befolgen, den Ihnen wahrscheinlich schon Ihre Mutter gab, als Sie klein waren: *»Setz' einen Hut auf!«* Würden Sie nur mit einem Bikini bekleidet einkaufen gehen, wenn draußen Schnee liegt? (Bestimmt nicht, es sei denn, Sie wären Mitglied bei einem dieser Polarbären-Schwimmclubs.) Bedecken Sie Ihren Kopf mit einer Wollmütze oder einer Pelzkappe, und wenn Ihr Haar nicht völlig darunter paßt, dann stecken Sie den Rest in Ihren Mantel.

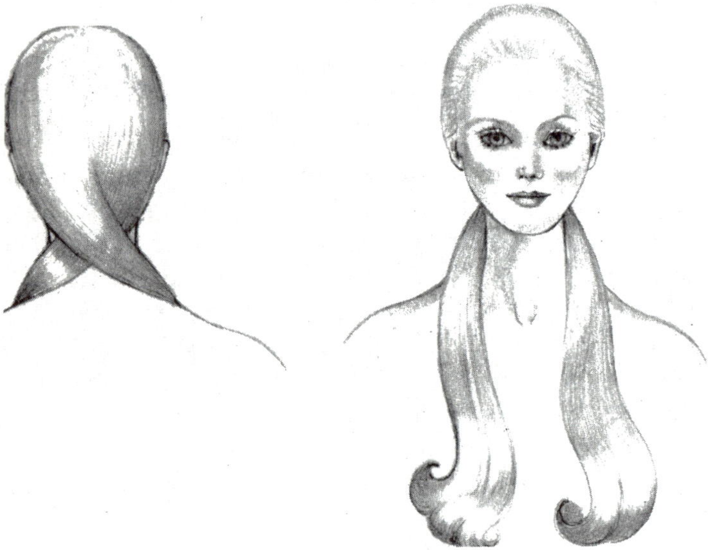

Wie Sie langes Haar überkreuzen, um es in Ihren Mantel zu stecken.

Teilen Sie das Haar auf dem Rücken einfach in der Mitte und überkreuzen Sie die beiden Hälften, so daß die rechte Hälfte links vorn und die linke Hälfte rechts vorn liegt; auf diese Weise vermeiden Sie, daß Ihnen das Haar ins Gesicht fällt. Indem Sie Ihr Haar unter den Mantel stecken, schützen Sie es nicht nur vor extremen Temperaturen, sondern Sie schützen es auch vor Rowdys, die es aus Jux mit dem Überbleibsel eines gut durchgekauten Kaugummis verkleben, während Sie nichtsahnend in der U-Bahn sitzen. Einen ähnlichen Schutz erreichen Sie beim Skifahren oder Schlittschuhlaufen und jedwedem anderen Sport, indem Sie Ihr Haar aufstecken oder in Ihre Jacke stecken. Langes offenes Haar verfängt sich in den Stangen der Schlepplifte, flattert in Ihr Gesicht, während Sie versuchen, eine Acht zu laufen oder einen schmetternden Aufschlag zu landen. Nehmen Sie dann nach dem Sport Ihr Haar heraus, lösen Sie es und lassen Sie die Leute in Ihrer Umgebung sich an seiner Schönheit erfreuen.

Nun aber zurück zum Winter, dem es die Stirn zu bieten gilt. Obwohl Ihr Haar zweifellos von einem entzückenden Hut bedeckt ist, nehmen Sie diesen Hut bitte sofort ab, sobald Sie ein Geschäft betreten, in Ihr Büro gehen oder nach Hause kommen; Ihre Kopfhaut beginnt sonst zu schwitzen, weil die umgebende Temperatur nun relativ hoch ist, und folglich wird Ihr Haar unter dem völlig entgegengesetzten Extrem leiden – zuviel Wärme!

Gleichen Sie Feuchtigkeitsverluste aus!

Nicht nur, daß es zu heiß ist, nein, Zentralheizungen und Klimaanlagen entziehen der Luft Feuchtigkeit mit dem Ergebnis, daß die Kopfhaut und die übrige Körperhaut austrocknen. (Für ein allgemein gutes Wohlbefinden und gesunde Haare sind 50 % Luftfeuchtigkeit ideal.)

Ein Raumluftbefeuchter hilft im Sommer und im Winter. Selbst eine Schüssel Wasser über dem Heizkörper versorgt einen Raum mit Feuchtigkeit, wofür Ihnen Ihre Haut und Ihre Pflanzen dankbar sein werden. Ihre LPs leben länger, und auch Ihr Hund mag bessere Luft gern. Außerdem ist es nicht schlecht, die Feuchtigkeit, die Ihre Wasch- bzw. Spülmaschine abgeben, auszunutzen. Öffnen Sie einfach nach dem Spülgang die Türe und nutzen Sie für einige Minuten den Dampf aus. Oder nehmen Sie ein ausgedehntes Duschbad oder stellen Sie sich ungefähr eine Minute lang neben einen dampfenden Teekessel, um wieder ein bißchen von der Feuchtigkeit zurückzubringen, die durch das künstlich produzierte Klima zerstört wurde.

Stewardessen, die in Druckkabinen ihren Dienst bei sehr geringer Luftfeuchtigkeit ausüben, oder Krankenschwestern, die in temperaturkontrollierten Operationsräumen oder Krankenzimmern arbeiten, stellen fest, daß ihr Haar (und ihre Haut) ständig extra Pflege mit feuchtigkeitsspendenden Präparaten benötigt.

Sauna

Da wir gerade von trockener, künstlicher Wärme sprechen, wollen wir auch von den angeblich so vorteilhaften Saunen sprechen, die überall wie die Pilze aus dem Boden sprießen. Ein paar lästige Pfunde abzuschwitzen, klingt nicht schlecht; diese Methode hat aber extrem schädliche Folgen für Ihr Haar. Einerseits ist eine richtige Saunabehandlung typischerweise durch Temperaturen von über 80 °C gekennzeichnet, andererseits kann Haar nur Temperaturen von bis zu maximal 42 °C unbeschadet überstehen. Falls Sie ein Saunafan sind, dann befeuchten Sie bitte – bevor Sie die Schwitzstube betreten – ein dickes Frottierhandtuch mit kaltem Wasser und wickeln es als Turban um Ihren Kopf. Während Ihr Körper nun von allen Seiten von trockener Hitze überflutet wird, bleibt so wenigstens Ihr Haar feucht. Auch zeigt Ihnen der feuchte Turban – wie ein Barometer – an, wann Sie genug haben und aus dieser heißen Kammer gehen sollten. Sonst könnten Sie am Ende gar einem Herzanfall erliegen. Also, sobald Sie sich unbehaglich fühlen, verlassen Sie unverzüglich die Sauna für einige Minuten und feuchten den Turban wieder an; dann können Sie nochmal für einige Minuten hineingehen. Lange Rede kurzer Sinn, es ist wichtig, daß solch trockene Hitze von direktem Kontakt mit Ihrem Haar ferngehalten wird.

Überlisten Sie den Sommer

Während des Sommers ist die oberste Regel für dickes, wundervoll wallendes Haar, es zu bedecken… mit etwas Weißem. Es ist kein Zufall, daß Seeleute über Tausende von Jahren weiße Mützen getragen haben. Weiß ist die einzige Farbe, die den ultravioletten Strahlenanteil der Sonne – sowohl für die Haut als auch für das Haar – reflektiert. Darüber hinaus verschaffen Ihnen ein weißer Hut oder ein weißes Kopftuch Kühlung, weil die Sonnenhitze von hellen Farben reflektiert wird, ganz im Gegensatz zu dunklen Farben, die die Wärme geradezu aufsaugen. Was glauben Sie wohl, warum die Leibwache von *Königin Elisabeth II* dafür bekannt ist, im Sommer ohnmächtig zu werden? Denken Sie nur an deren pelzverbrämte schwarze Mützen! Andererseits werden die Wachen von Jamaica trotz des tropischen Klimas nicht ohnmächtig, weil sie klugerweise weiße Mützen tragen.

Obwohl diese Empfehlung bei Ausflügen zum Strand oder beim Besuch eines Schwimmbades leicht zu befolgen ist, stelle ich doch immer wieder erstaunt fest, daß sonst so sorgsame Frauen oft ohne Kopfbedeckung Sehenswürdigkeiten besichtigen oder zum Einkaufen gehen. Es scheint dieselbe Sonne über dem Schwimmbecken, dem Ozean und dem Markt – und wenn Sie sich ohne Hut oder Kopftuch dieser Sonne aussetzen, wird sie Schaden anrichten.

Blondinen scheinen sich unter der Sonne weniger unbehaglich zu fühlen, weil ihr blondes Haar die Sonnenstrahlen ablenkt. Brünetten wird es schneller heiß, sie fühlen sich eher unbehaglich und setzen einen Hut auf oder gehen in den Schatten. Das Haar einer Blondine wird folglich eher mißhandelt, weil die Tragerin die Hitze weniger stark empfindet. Dieser Umstand ist dann besonders auffällig, wenn eine hellhaarige Frau einen Mittelscheitel trägt, so richtig genau mitten auf dem Kopf, wo die UV-Strahlen ungehindert einstrahlen. Dieser Mittelscheitel bekommt einen Sonnenbrand … wird braun … genauso wie auch alle andere Haut. Wenn Sie auf barhäuptigen Spaziergängen in der Sonne bestehen, dann ändern Sie doch bitte ab und zu den Scheitel von einer Stelle der Kopfhaut zu einer anderen. Aber glauben Sie mir, auf lange Sicht gesehen sind Sie besser dran, wenn Sie einen weißen Hut oder ein weißes Kopftuch tragen.

Schützen Sie Ihr Haar beim Schwimmen!

Schwimmen in salzigem Meerwasser oder auch in chloriertem Wasser ist an und für sich problemlos, wenn jede Frau eine Badekappe tragen würde. Aber die meisten Frauen hassen sie; ich als Mann habe nie eine Frau gesehen, die ansprechend ausgesehen hätte; und die meisten halten die Haare sowieso nicht richtig trocken. Also lassen Sie uns diese Badekappen wegwerfen, behalten Sie sie nur für Plätze, wo sie gesetzlich verlangt werden ... und für solche Zeiten, wenn Sie Ihre Haare wirklich trocken halten und Ihre Frisur einigermaßen in Form bewahren möchten.

Für diese Gelegenheiten habe ich ein besonderes Hilfsmittel, das Sie wahrscheinlich nicht viel besser aussehen läßt, das Sie aber, solange Sie schwimmen, trocken hält.

Kaufen Sie sich zwei Wettkampfbadekappen (erhältlich in Sportgeschäften). Schneiden Sie von einer die Kuppe in Form eines Kreises von ungefähr 10 cm Durchmesser aus; setzen Sie diese Kappe mit der kreisförmigen Aussparung zuerst auf und stülpen Sie die zweite Kappe darüber. Sollten Sie feststellen, daß diese Methode nicht völlige Wasserundurchlässigkeit garantiert, dann kleiden Sie den Kappenrand rund um die Ohren mit ein bißchen Wildleder aus. Sie kennen mein Reden: Haar besitzt nicht Sie ... Sie besitzen das Haar, daher solten Sie auch lernen, damit umzugehen.

Wenn Sie Badekappen nicht ausstehen können und gleichzeitig wünschen, daß Ihr Haar weiterhin gut aussieht, dann bedeutet das nicht, daß Sie nicht ins Wasser können. Alles, was Ihr Haar braucht, ist ein Schutzschild gegen Salz und Chlor. Sie können eine Schicht Vaseline oder gar Achsenschmierfett auftragen, das ist aber erstens ästhetisch nicht sehr ansprechend und zweitens ist es auch anschließend nur mit Mühe zu entfernen. Befolgen Sie lieber folgendes Rezept:

Chloriertes Wasser. Bevor Sie in den wundervollen, türkisblauen Pool tauchen, stolzieren Sie für 5 oder 10 Minuten darum herum, so daß jeder Gelegenheit hat zu sehen, wie prächtig Ihr Haar tatsächlich aussieht. Nehmen Sie sich dann einen Augenblick Zeit und verteilen Sie etwas unverdünnte Cremespülung in Ihr Haar. So, jetzt können sie hineinspringen.

Das Chlor wird sich freuen, weil es anstelle Ihres Haares die Cremespülung frißt; Ihr Haar wird sich darüber freuen, weil es vor den Chemikalien geschützt ist. Und auch der Bademeister wird sich freuen, denn wenn genügend Schwimmer mit Cremespülung im Haar das Becken benutzen, dann wird das Wasser weicher, als viele Liter Weichspüler es je erreichen können. Und schließlich werde ich mich freuen, weil Sie Ihr hübsches Haar nicht zerstören lassen. So freuen sich letztlich alle.

Spülen Sie Ihr Haar im Anschluß an das Bad mit Leitungswasser – Sie bauchen sich dafür nicht zu duschen, stecken Sie Ihren Kopf einfach unter einen Gartenschlauch oder unter den Wasserhahn und geben Sie nochmal ein bißchen GM-Cremespülung darauf. In einem öffentlichen Schwimmbecken sollten Sie nach dem Verlassen des Beckens duschen.

Salzwasser. Es ist schön zu spüren, wie Salzwasser durch Ihr Haar fließt, wie lang oder kurz Ihre Haarlocken auch immer sein mögen. Und es ist wirklich schön, wenn jemand eine Aufnahme von Ihrem Haar, wie es um Sie herumfließt, mit einer Unterwasserkamera machen kann. Während aber einerseits Salzwasser für Ihre Kopfhaut vorteilhaft und für Ihren Körper heilsam ist, macht es andererseits Ihr Haar trocken und spröde. Tragen Sie also ein bißchen GM-Cremespülung oder GM-12-Minuten-Conditioner auf, bevor Sie sich mutig der Brandung aussetzen. Beginnen Sie auf der Kopfhaut an den Haarwurzeln und arbeiten Sie die Spülung bis zu den Haarspitzen gut ein. Spülen Sie immer mit gewöhnlichem Süßwasser im Anschluß an jedes Bad, um auch alles »lebende Material« (Plankton), das im Salzwasser enthalten ist, zu entfernen. Und dann vergessen Sie nicht, Ihre Sonnenbrille auf die Nase und Hut oder Kopftuch auf den Kopf zu setzen.

Die Behandlung im Salon

Neulich beklagte sich eine Kundin darüber, daß sie in ihrem alten Salon eine Behandlung nach der anderen bekommen habe.

»Nach dem Haarewaschen fragte mich das Mädchen: ›Möchten Sie eine Kurpackung?‹ Ich fragte sie: ›Was für eine Kurpackung denn? Stimmt was nicht mit meinem Haar?‹ Und sie antwortete: ›Ja sehen Sie, Ihre Kopfhaut ist ein bißchen trocken.‹ ›Nun, dann fangen Sie schon an‹, erwiderte ich. Dies tat sie dann auch, und das kostete natürlich zusätzlich. Und ich weiß weder, welches Präparat sie benutzte, noch welche Wirkstoffe darin enthalten waren.«

Darauf konnte ich ihr auch keine Antwort geben, weil ich ebensowenig weiß, was sie benutzen – es kann in der Tat ein ganz billiges Präparat auf Cremebasis gewesen sein, das die Kundin zu Hause für einen Bruchteil der Kosten selbst hätte anwenden können.

Sie sollten über die verschiedenen Kurbehandlungen gut Bescheid wissen. Sie sollten wissen, was diese können und was sie nicht können. Ich muß vorausschicken, daß alle Kurpackungen nur innerhalb kosmetischer Grenzen korrigierend wirken können. Wenn Ihr Haarproblem nicht einfach nur äußerlich und kosmetisch ist, wenn Ihr Haar z. B. krankheitsbedingt oder aufgrund von Anspannung und Streß oder an Vitaminmangel leidet, dann können Kurpackungen zwar helfen, aber sie kurieren nicht Ihren Gesundheitszustand. In solchen Fällen wird ein gut ausgebildeter GM-Friseur Ihnen raten, daß Sie Ihren Hausarzt oder einen Arzt für Allgemeinmedizin konsultieren, oder noch besser, daß Sie einen Dermatologen aufsuchen sollten.

Neben diesen Fällen von krankheitsbedingtem Problemhaar sollte jeder Mensch mit normalem Haar eine fachmännische, auffrischende Haarbehandlung Kur im Frühjahr und im Herbst vornehmen lassen. Wenn Ihr Haar sehr geschädigt ist oder mißhandelt wurde, dann empfehle ich solch eine Behandlung alle 3 Monate … noch häufiger, wenn das Haar sehr lang ist.

Gleichzeitig mit all den Fortschritten in der modernen Technik gab es einen entsprechenden Zuwachs in der Anzahl der therapeutischen Salonkurbehandlungen, die heute angeboten werden. Der GM-12-Minuten-Conditioner ist innerhalb von 12 Minuten wirksam beschrieben. Nicht alle verlangen einen Wärmeschritt im Verlaufe des Behandlungsprozesses. Nach meinem Gefühl benötigt man für eine ideale auffrischende Kurbehandlung, die ausgelaugtes Haar fülliger macht, ungefähr eine Stunde Einwirkzeit: 20 Minuten, um das Haar zu öffnen, 20 Minuten, um den Wirkstoff ins Haar abzulagern, und 20 Minuten, um es wieder zu schließen. Vor dem Somer und Ende des Sommers die GM-1-SF-Kur.

Der Ausdruck »Fülle« ist entscheidend. Ich kann Ihnen das nur am Beispiel einer Holzplatte erklären, die an die hintere Stoßstange Ihres Autos gebunden wurde und so für ungefähr eine Woche lang herumgeschleift wurde, während Sie damit durch die Stadt fuhren. Ganz abgesehen vom Zustand Ihrer Nerven wird die Holzplatte nach dieser Zeitspanne, gelinde gesagt, antik aussehen. Sie wird von Schrunden, Flecken und Kratzern übersät sein. Und genau so sieht Ihr Haar vor einer auffrischenden Pflegebehandlung aus.

Unsere Salons haben mit unserer eigenen Kurpackung hervorragende Ergebnisse erzielt: diese Kurpackung wirkt selbst dann noch weiter, nachdem der überschüssige Rest des Präparates vom Haar abgespült wurde. Zuerst wird das Haar gewaschen, dann wird die Packung aufgetragen und der Kopf mit Wachspapier umwickelt, worüber die Kundin für eine Stunde eine Wärmehaube trägt. Dann wird das Haar – solange es noch warm ist – schnell und gründlich gespült, auf große Lockenwickler gedreht und bei einer Temperatur von 42 °C so lange getrocknet, wie es – in Abhängigkeit von Länge und Dicke – erforderlich ist. Nach dem Auskämmen bitten wir die Kundin, ihr Haar während der nächsten 3 Tage weder zu waschen noch anzufeuchten, um den größtmöglichen Vorteil der Kurpackung zu erlangen und um eine normale Oxidation zu ermöglichen.

Um den Vorgang der Oxidation zu verstehen, denken Sie an Spargel, dessen unter der Erde befindlicher Teil weiß ist, der obere dagegen grün dank des Chlorophylls, das durch die Einwirkung von Sauerstoff gebildet wird. Dasselbe trifft für Ihr Haar zu: Wenn Sie ein Haar mit der Wurzel herausziehen, dann ist diese weiß, nach drei bis vier Tagen aber nimmt sie aufgrund der Berührung mit Sauerstoff die Farbe des übrigen Haares an. Darum sollten Sie Ihr Haar jedesmal, wenn Sie irgendeine größere pflegende Kurbehandlung durchführen, es färben oder dauerwellen lassen, während der folgenden

72 Stunden nicht mit Wasser in Berührung bringen, um eine vollständige Oxidation zu gewährleisten.

Die Ergebnisse einer auffrischenden Kurbehandlung sind sofort sichtbar. Frauen, die mit strähnigen, häßlichen Schöpfen hereinkommen, gehen mit einer Mähne von weichem, glänzendem, schwingendem Haar wieder hinaus. Die Wirkung der angereicherten Kurpackung umhüllt jedes Haar mit beinahe magischen Kräften, die es weich, kämmbar, glänzend und füllig machen.

Solch eine auffrischende Pflegebehandlung kann jede Art von äußerlichem Schaden wiedergutmachen, allerdings mit einer Ausnahme: Fälle, bei denen die Sulfidbrücken durch übermäßiges Bleichen zerstört wurden, besonders nach Durchführung der 2-Phasen-Methode; diese erfordert im ersten Schritt eine völlige Entfärbung des Haares und fügt dann im zweiten Schritt künstliche Farbe zu, um verschiedene Blondtöne zu erreichen. Wenn diese Methode wiederholt angewandt wird, werden die Sulfidbrücken schließlich zerstört, und das Haar wird außerordentlich spröde und bricht leicht. In diesem Stadium wird das Haar durch eine Pflegebehandlung nur noch bruchempfindlicher. Nach der Mißhandlung mit einem 2-Phasen-Präparat verliert das Haar alle Elastizität und muß von jeglicher Wärmeeinwirkung verschont werden.

Selbstgebrautes

Häufig sitze ich bei einer Radiosendung oder einer TV-Show in der Runde mit einem bekannten Film- oder TV-Star, der gewöhnlich meine Meinung über ihre fabelhaften Hausmittelchen für phantastisches Haar hören möchte. Ich höre höflich zu, während sie erzählt: *»Ich benutze immer Mayonnaise auf meinem Haar«;* aber es tut mir weh, dieser wohlbekannten Schönheit sagen zu müssen, daß es für sie wesentlich vorteilhafter wäre, wenn sie diese Mayonnaise essen würde. Die meisten der im Handel erhältlichen Produkte sind besser und billiger anzuwenden als »Omas Geheimrezepte«. Das einzige Hausmittel zur Pflege von geschädigtem Haar, das ich dennoch empfehlen würde, ist Öl. Es wird von klugen Frauen seit Tausenden von Jahren verwendet.

Obwohl die Ölpartikelchen zu groß sind, um die Kutikula zu durchdringen, können sie das Haar bis zu einem gewissen Grad rückfetten. Es handelt sich um ein simples Rezept: erwärmen Sie einfach eine halbe Tasse Sonnenblumenöl, Olivenöl oder irgendein anderes Pflanzenöl, das Sie gerade zur Hand haben, in einer feuerfesten Glasschüssel oder einem kleinen Töpfchen. Verteilen Sie das warme Öl gleichmäßig über das Haar und auf der Kopfhaut, umwickeln Sie das Haar anschließend mit einem feuchten, heißen Handtuch und setzen Sie sich für einige Minuten unter die Trockenhaube oder nach draußen in die Sonne. Spülen Sie anschließend das Öl aus – es mag sein, daß Sie Ihr Haar bis zu 3–4 mal einschäumen müssen, ehe all das überschüssige Öl herausgewaschen ist, und … da haben Sie's dann. Ihr Haar wird stärker glänzen … aber es wird erheblich kraftloser sein nach dieser Art einer Pflegebehandlung.

Ich denke doch, Ihnen an dieser Stelle zu sagen – gleichgültig ob Sie nun im Handel erhältliche Produkte, Mayonnaise oder Olivenöl zur Haarpflege benutzen –, daß es außerordentlich wichtig ist, klar zu machen, was ich zu Beginn gesagt hatte: Das moderne Leben verlangt unserem Haar etliches ab, und wenn Sie möchten, daß es sich gut benimmt und hinreißend aussieht, dann darf Ihnen keine Anstrengung zu groß sein, um dem Haar zurückzugeben, was es verloren hat.

Kapitel 6

Bürsten, massieren und trainieren

Wenn Sie mich fragen, warum Sie Ihr Haar bürsten oder Ihre Kopfhaut massieren oder trainieren sollen, so muß ich Ihnen in medizinischen Ausdrücken eine sehr simple Antwort geben: um die Durchblutung Ihrer Kopfhaut zu verbessern, die dann wiederum den Zustand Ihres Haares verbessert.

Außerdem ist Bürsten eine bessere Methode, Ihr Haar zu entwirren, als mit einem Kamm hindurchzurupfen, und Massage und Übung verringern Spannung, einen Feind der Schönheit. Jede dieser Techniken bietet Ihnen also mindestens zweierlei Vorteile für das Aussehen Ihres Haares.

Die Gesundheit Ihres Haares ist also direkt von der Durchblutung abhängig. Wenn die Durchblutung schwach ist, dann kann das eine ganze Menge Probleme mit sich bringen, einschließlich abnormalem Haarausfall. Auch die Qualität des Blutes zählt (und diese wird durch unsere Eßgewohnheiten bestimmt), aber vor allem müssen ausreichende Mengen an Blut die Wurzeln erreichen, um die Haarzellen zu ernähren.

Die Kunst des Bürstens

Sie sollten nicht nur wissen, wie man bürstet, sondern auch wann. Vor vielen Jahren war abends die richtige Zeit. Stellen Sie sich eine arme, abgearbeitete Bäuerin vor und denken Sie an ihren Tagesablauf. Nach dem Aufwachen beim Morgengrauen fachte sie das Feuer an, holte Wasser und fütterte das Vieh. Dann weckte sie ihren Mann auf und bereitete sein Frühstück. Sie hatte immer noch keine Zeit, ihr Haar zu bürsten, geschweige denn zu kämmen. Gewöhnlich steckte sie es einfach auf ihrem Kopf mit einigen Hühnerknochen zu einem Knoten zusammen, nur um es aus dem Weg zu haben.

Nach dem Frühstück putzte sie das Haus, machte die Betten, kümmerte sich um den Garten und bereitete das Mittagessen; dann marschierte sie zwei oder drei Kilometer auf das Feld, um dort ihren Mann zu treffen. Immer noch keine Zeit, viele Umstände um ihr Haar zu machen.

Nach dem Mittagessen weitere Arbeiten im Haus, die Vorbereitungen des Abendessens; mag sein, daß sie schnell ihr Haar ein bißchen attraktiver stecken konnte. Ihr Mann kam nach Hause, aß sein Abendbrot, war erschöpft von einem langen Tag auf dem Feld und schlief – ohne Fernsehen zur Ablenkung – einfach ein.

Nun wünschte sich seine Frau, ungefähr zehn Jahre jünger als er und deshalb mit wesentlich mehr Energie ausgestattet, ein bißchen Aufmerksamkeit und Liebe – und da schlief er. So setzte sie sich also vor ihre Kommode (gewöhnlich der einzige richtige Spiegel im ganzen Haus neben dem kleinen, bei dem er sich zu rasieren pflegte) und löste ihr Haar. Endlich hatte sie Zeit, es auszubürsten, und sie befolgte die Anweisung von den 100 Strichen, die ihr ihre Großmutter in der zeiterprobten Haarpflege-Tradition empfohlen hatte.

Danach fühlte sie sich wahrscheinlich sexy, und so schaute sie ihren Mann an, der, obwohl er schlief, ihren Blick fühlte. Er wachte auf, war angetan von der prächtigen, wallenden Haarmähne und schlief mit ihr. Was für ein glückliches Ende eines trüben und anstrengenden Tages! So war es durchaus sinnvoll, daß die Bauersfrau ihr Haar am Abend bürstete. Und wenn Sie verführen oder verführt werden wollen, sollten Sie es auch so machen.

Eigentlich ist es aber hundertmal besser, wenn Sie Ihr Haar am Morgen bürsten. Nachts befindet sich der Körper in waagerechter Lage, und die Blutzirkulation ist in der Gegend der Kopfhaut konzentriert. Dann, wenn Sie am Morgen aufstehen, schießt das Blut vom Kopf in die Glieder. Das macht Sie manchmal etwas benommen; schon aus diesem Grund ist es überhaupt nicht gut, aus dem Bett zu springen, sobald der Wecker rasselt. Nach Ihrer Aufwachzeit sollten Sie einige Minuten liegenbleiben. Strecken Sie zuerst die Arme, dann die Beine, dann alle Glieder. Haben Sie jemals zugesehen, wie eine Katze oder ein Hund aufwachen? Tiere wachen stufenweise auf, niemals plötzlich. Würden Sie Ihr Auto unmittelbar, nachdem Sie den Zündschlüssel umgedreht haben, auf 120 Stundenkilometer beschleunigen? Nein, Sie geben ihm Gelegenheit sich warm zu laufen.

Während des Tages ist Ihr Körper aktiv, und das Blut fließt kräftig, solange Sie gesund sind, durch Ihren ganzen Körper. Deshalb trägt das Bürsten zur Nachtzeit, obwohl es sexy ist, nur wenig zur Durchblutung bei. Am Morgen müssen Sie diesen schnellen Blutschwall in die Glieder ausgleichen, indem Sie die Zirkulation in der Kopfhaut wiederherstellen.

Nach Ihren Streckübungen und vorzugsweise bevor Sie das Badezimmer aufsuchen, um Ihre Zähne zu putzen und zu duschen, ist die beste Zeit, Ihr Haar zu bürsten.

Am besten nehmen Sie dazu die natürliche Stellung eines vierbeinigen Säugetieres an: der Oberkörper sollte vornüber gebeugt sein und Ihr Kopf so tief wie nur irgend möglich. Beugen Sie sich von der Taille aus nach unten, die Füße ungefähr 30 cm auseinander, um das Gleichgewicht zu halten. (Wenn Ihr physischer Zustand diese Stellung erschwert, dann lassen Sie sich eben so weit Sie können schlaff herabhängen, entweder sitzend oder stehend, und bürsten Sie Ihr Haar in dieser nach vorn gekrümmten Haltung.)

Werfen Sie Ihr Haar über Ihr Gesicht nach vorn und bürsten Sie sehr langsam. Beginnen Sie tief im Nacken und fahren Sie mit jedem einzelnen Strich über die gesamte Länge Ihres Haares fort. Ziehen Sie vorzugsweise vorher Ihr Nachtgewand aus, weil Nylon oder andere synthetische Stoffe (selbst wenn Sie auf einem Teppich mit Nylonfasern stehen) eine elektrische Ladung verursachen. Wenn Sie Ihr Nachthemd anbehalten und dieses aus Nylon ist, dann stellen Sie sich auf einen Gummihandschuh, um die statische Ladung zu verringern. Weil auch die Berührung zwischen Bürste und Haar eine statische Ladung verursacht, ist es wichtig, während des Bürstens mit der freien Hand der Bürste zu folgen, um das Haar zu glätten.

Um zu vermeiden, daß sich die Muskeln Ihrer Kopfhaut verspannen, sollten Sie langsam bürsten. Bürsten sollte gleichzeitig entspannend für die Muskeln und anregend für die Durchblutung sein. Bürsten Sie also langsam und gleichmäßig und folgen immer mit der freien Hand nach; bürsten, mit der Hand nachfolgen, usw., in einer sich wiederholenden, rhythmischen Bewegung.

Wenn Sie bis jetzt nicht täglich 100 Striche gebürstet haben oder wenn Sie Ihr Haar nicht in der Weise gebürstet haben, wie ich es beschrieben habe, dann beginnen Sie die neue Methode morgen, indem Sie nur 20 Striche machen. Dann erhöhen Sie täglich um weitere 10 Striche, bis Sie 100 erreicht haben. Wenn Sie aus

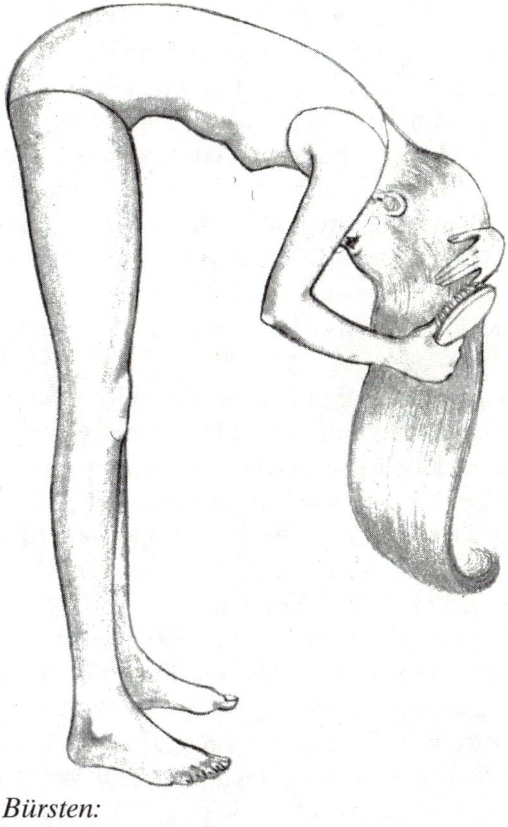

Stellung zum Bürsten:
von der Taille nach vorn gebeugt; vom Nackenansatz aus bürsten; die Hand folgt der Bürste.

irgendeinem Grund einen Tag auslassen, weil Sie verschlafen oder eine interessantere Ausrede hatten, das Morgenritual zu übergehen, dann versuchen Sie es nicht wieder gutzumachen, indem Sie den nächsten Tag durch Übereifer ausgleichen. Vermindern Sie stattdessen um 20 Striche, um nicht die Wurzeln zu erschrecken. Wenn Sie Ihr Haar auf diese Weise bürsten, dann zählen sie nur die Striche von oben nach unten. Wenn Ihr Haar lang ist, dann versuchen Sie nicht, es direkt von der Kopfhaut in Form zu bürsten, nachdem Sie es zurückgeworfen haben. Bürsten Sie es von den Spitzen her, und arbeiten Sie sich mit jedem Strich ein paar Zentimeter weiter nach oben, um das Haar in Form zu glätten. Folgen Sie auch diesen Strichen mit Ihrer freien Hand.

Die Regel von den 100 Bürstenstrichen ist aber nicht zwingend. Bürsten Sie Ihre Haare einen Monat lang regelmäßig, und halten Sie dann an dem fest, was Ihnen angenehm ist und was das Beste für Ihr Haar ist. Für Ihr Haar mögen 80, 75 oder 90 Striche optimal sein; entscheidend ist, daß Sie dabei bleiben und niemals mehr als 10 Striche an einem Tag hinzufügen. Erinnern Sie sich daran, daß Sie um 20 Striche vermindern, wenn Sie einen Tag auslassen, und dann wieder um 10 Striche täglich erhöhen, bis Sie Ihre ideale Zahl erreicht haben, um die Wurzeln nicht anzugreifen.

Unglücklicherweise wird diese Regel von der enthusiastischsten aller Gruppen – den Teenagern – häufig mißachtet. Physisch sind Teenager Erwachsene. Die Zähne sind im Alter von sieben Jahren erwachsen, das Haar im Alter von zehn; die physiologische Reife wird allerdings erst im Alter von zweiundzwanzig Jahren erreicht. Teenager sollten daher für die Haarpflege dieselben Regeln wie Erwachsene befolgen.

Teenager neigen aber leicht zur Übertreibung: Sie sind überängstliche junge Leute, die ihr Haar überwaschen, überbürsten, überpflegen ... geradeso, wie sie auch alles andere in ihrem Leben übertreiben. Wenn ein junges Mädchen Tennis spielt, dann muß es gewinnen – es spielt nicht nur zum Vergnügen. Wenn es sein Haar bürstet, denkt es vielleicht, daß 200 Striche doppelt so gut seien als 100, und versucht den Rekord im Haarebürsten zu brechen. Aber mit dieser übertriebenen Anstrengung wird es höchstens erreichen, daß die Talgdrüsen verrückt spielen. Übermäßiges Bürsten regt die Talgdrüsen an und hat zur Folge, daß das Haar dünn und schmutzig aussieht. Das wird ein Problem, das *Marianne* im Alter von siebzehn dann mit Pflegepackungen und übermäßigem Haarewaschen behandelt. Nur bei trockenem Haar, wenn die Kopfhaut regelrecht nach Stimulation schreit, kann heftiges Bürsten vorteilhaft sein.

Es ist diese Art von Übertreibung, die viele angesehene Haarspezialisten dazu verleitet, zu glauben, daß Bürsten für das Haar schädlich und wahrscheinlich absolut unnötig sei. Sie sagen, daß Bürsten das Haar nicht glänzender macht, und haben mit dieser Behauptung auch zum Teil recht. Der Glanz des Haares beruht auf der Transparenz der Kutikula. Wenn die Kutikula verschmutzt ist, beschädigt durch übermäßiges Bleichen, ewige Dauerwellen usw., dann ist sie nicht transparent und glänzt daher nicht. (Das ist der Grund, warum Lanolinsprays erfunden wurden – um geschädigtes Haar mit Glanz zu versehen, so wie die überbleichte Mähne der *Jean Harlow,* die ihre Kutikula verloren hatte und buchstäblich wie Stroh aussah.)

Aber das Bürsten hilft, die nützlichen Fette und Öle auf der Kopfhaut zu verteilen, um den Glanz selbst dann zu fördern, wenn er nicht von einer gesunden, transparenten Kutikula herrührt. Am allerwichtigsten ist es jedoch, sich vor Augen zu halten, daß Bürsten das Wachstum und die Gesundheit der Haarwurzeln anregt, und das ist notwendig für den allgemeinen Zustand der Haare.

Einige Haarspezialisten glauben auch, daß zu viel bürsten das Haar schwächt und den Ausfall beschleunigt. Das ist ein sehr oberflächliches Argument, weil gesundes Haar – gebürstet oder nicht – keinen größeren Verlust als fünfzig bis achtzig Haare pro Tag hat. Wenn das Haar allerdings nicht gesund ist – wenn Sie unter Streß, an einer Infektionskrankheit, an Hormonproblemen leiden – irgendeinem der Gründe für übermäßigen Haarausfall, die wir bereits diskutiert haben – dann beschleunigt das Bürsten natürlich das Ausfallen der Haare, die sowieso schon locker sitzen. Mit anderen Worten, wenn Ihr Haar aus irgendeinem Grund in einem schlechten Zustand ist, dann behebt das Vermeiden der Bürste das Problem nicht – es wird Sie höchstens denken lassen, daß sie es aufgehalten haben.

Bürsten schadet gesundem Haar nie. *Mary Tucker* aus Kalifornien, die das längste Haar in den Vereinigten Staaten hat (zur Zeit ist es anderthalb Fuß länger als sie, und das, obwohl Mary mit 1,75 Meter größer ist als der Durchschnitt), hat ihr Haar zwanzig Jahre lang täglich gewissenhaft, so wie ich es ihr beigebracht habe, gebürstet. Die Volkssängerin *Judy Collins* und die Schauspielerinnen *Julie Newmar, Faye Dunaway* und *Polly Holliday* und *Cristal Goyle* benutzen alle die richtige Bürstenmethode – und man sieht es.

Haarebürsten kann nur dann schaden, wenn Sie es nicht richtig machen – wenn Sie Ihr Haar rupfen, anstatt die langsame, rhythmische, anmutige Methode befolgen, die ich beschrieben habe. Eine Haarbürste ist tatsächlich nichts anderes als ein Werkzeug, und wie jedes andere Werkzeug sollte sie korrekt benutzt werden. Sie benutzen eine Schere, um Papier sauber zu schneiden (oder Haar), geben sie diese Schere aber einem Kind oder einem Verrückten in die Hand, kann sie großes Unheil anrichten.

Die richtige Bürste aus Naturborsten

Genauso schädlich wie falsches Bürsten kann ein falsche Bürste sein. Die schöne *Liv Ullmann* macht gewöhlich von selbst alles richtig. Als sie aber für ihre Broadwayshow *Anna Christie* in New York war, bestand der Visagist darauf, daß sie eine Metallbürste benutzen sollte, um Ihr Haar zu frisieren. *Liv* war zu müde und erschöpft, um mit ihm zu streiten. Bevor sie abreiste, um ihren nächsten Film zu drehen, mußte sie bei uns eine korrigierende Pflegebehandlung machen lassen. Ich hätte diesen Visagisten gern den Hals umgedreht. Aber ich weiß, daß *Liv*, wenn sie nicht unter Streß und Druck steht, ihr Haar mit einer guten Bürste richtig bürstet.

Welches ist die richtige Bürste? Das hängt natürlich von der Länge Ihrer Haare ab, aber für alle Frauen empfehle ich eine Bürste aus Naturborsten. Es ist besser, Haar mit »Haar« zu bürsten, wegen der Verwandtschaft. Natürliche Borsten sind der Haarstruktur selbst am nächsten und rufen deshalb am wenigsten Probleme hervor.

Die besten natürlichen Borsten stammen von den schwarzen Wildschweinen in Sibirien, die weiße Borsten auf ihrem Rückgrat tragen. (Die besten *amerikanischen* Bürsten stammen von den weißen Wildschweinen, die schwarze Borsten auf ihrem Rückgrat tragen, so haben diese Bürsten also schwarze Borsten. Wenn Sie eine in Amerika hergestellte Bürste mit weißen Borsten besitzen, dann sind diese gebleicht worden. Ebenfalls können wir es uns in Amerika auch nicht leisten, eine Bürste von Hand herzustellen – amerikanische Bürsten sind maschinengefertigt und die Enden sind kantig. Handgearbeitete Bürsten haben runde Enden.)

Erinnern Sie sich auch daran, daß die meisten Hersteller Haarbürsten fertigen, die rund oder halbrund sind, weil das am besten für kurzes Haar ist. Weil Sie Ihr Haar mit einem Schlenker des Handgelenkes bürsten, weil Sie eine runde Bürste benutzen, werden Sie Ihr langes Haar durcheinander bringen. Bei längerem Haar sollten Sie am besten eine Bürste mit einer flachen oder länglichen Basis benutzen. Halten Sie die Bürste mit Ihrem Daumen an der Basis des Griffes fest, um diese Schlenkerbewegung zu vermeiden.

Es gibt Bürsten und Bürsten … und Bürsten mit Naturborsten in allen Preislagen, genauso wie es Autos und Autos gibt. Der Rolls-Royce der Bürsten wird von Kent® in London hergestellt. Ich bin sehr stolz auf die George-Michael-L.H.S.#5®, die aus sibirischen weißen Naturborsten gefertigt ist, viele Jahre zur Entwicklung benötigte und in den besseren Kaufhäusern im ganzen Land verkauft wird. Fallen Sie bei relativ hohem Preis nicht vom Hocker. Eine gute Bürste hält zehn bis zwanzig Jahre, und wenn Sie den Preis aufs Jahr umrechnen und die Vorteile für Ihr Haar in Betracht ziehen, dann sind die Kosten das wohl wert.

Körpertraining

Dies ist kein Buch darüber, wie Sie Ihren ganzen Körper pflegen können. Aber wenn Sie in gutem Zustand sind – das heißt, wenn Sie Ihren Körper ständig trainieren –, dann nützt das auch Haar und Haut und allen anderen Teilen des Körpers. Ich spreche hier nicht von gezieltem Training, um wabbelige Oberschenkel zu glätten oder einen schlaffen Bauch zu festigen, sondern von einem Training, das das allgemeine Wohlbefinden fördert.

Dazu müssen Sie nicht bis zur völligen Erschöpfung Sport treiben; wichtig ist es, die Muskeln arbeiten zu lassen und sie zu entspannen – dieses »passive« Training ist auf lange Sicht viel vorteilhafter als intensive und langweilige Gymnastikübungen. Deshalb empfehle ich Yoga-Asanas oder Stellungen, ganz verschieden von der eigentlichen Yoga-Praxis, wo man sich durch Meditation und Konzentration entspannt. Wir wollen uns hier nicht allzu eingehend mit Yoga beschäftigen; für Ihre Durchblutung und die Gesundheit Ihres ganzen Körpers sollten Sie nur lernen, wie man einen Kopfstand macht bzw. einen abgewandelten Kopfstand, wo die Beine nicht gerade nach oben gestreckt sind, sondern auf eine Weise angewinkelt, daß es für Anfänger einfacher ist, das Gleichgewicht zu halten oder sogar die Kerze. Die berühmte Schriftstellerin und immerwährende Schönheit *Luciana Avedon* schwört auf Yoga und macht ihre Kopfstände jeden Abend, solange sie die 6-Uhr-Nachrichten hört: *Carol Burnett* hat auch festgestellt, daß Yoga nicht nur unwahrscheinlich gut entspannt, sondern daß es auch die beste Methode ist, ihren Körper fit und in Form zu halten. Ich habe immer *Lilias Nolan* um ihren wunderschönen dicken Zopf bewundert, den sie so sorgfältig und liebreizend von einer Schulter auf die andere fallen läßt, während sie ihre hilfreichen Fernsehdemonstrationen für die Yogaliebhaber dieser Welt vorführt.

Yoga-Asanas sind auch wunderbar, um an ganz speziellen Körperbereichen in einer nichtangestrengten Weise zu arbeiten. Für unsere Zwecke sind zwei Yogaübungen wichtig, die die Durchblutung der Kopfhaut anregen, während die Kopf- und Nackenbereiche entspannen.

Die Nackenrolle

1. Setzen sich mit gekreuzten Beinen hin.
2. Neigen Sie Ihren Kopf langsam nach vorn und stützen Sie das Kinn auf Ihre Brust. Vergewissern Sie sich, aufrecht zu sitzen.
3. Schließen Sie die Augen und zählen Sie bis zehn.
4. Rollen Sie den Kopf ganz langsam ganz weit nach links. Bewegen Sie dabei nicht den Rumpf. Sitzen Sie aufrecht und zählen Sie bis zehn.
5. Rollen Sie Ihren Kopf ganz langsam nach hinten. Sie werden spüren, wie sich Kinn und Halsmuskeln anspannen. Zählen Sie wieder bis zehn.
6. Rollen Sie Ihren Kopf ganz nach rechts. Halten Sie Ihren Körper aufrecht und zählen Sie wieder bis zehn.
7. Rollen Sie Ihren Kopf sehr langsam nach vorn, so daß Ihr Kinn auf Ihrer Brust ruht. Bewegen Sie Ihren Rumpf nicht und zählen Sie nochmals bis zehn.
8. Entspannen sie für einige Sekunden; wiederholen Sie die ganze Übung noch zweimal.

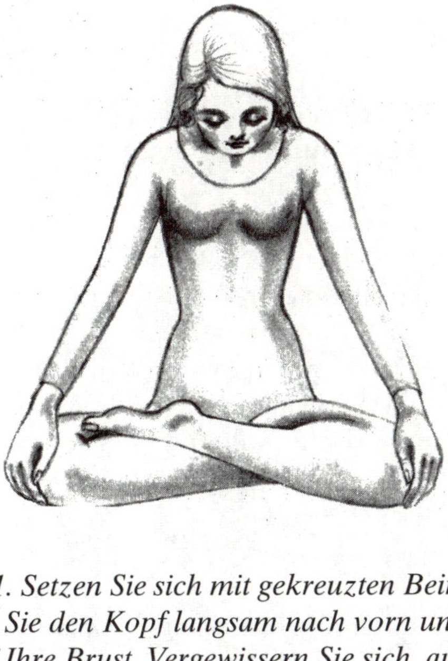

1. Setzen Sie sich mit gekreuzten Beinen hin.
2. Neigen Sie den Kopf langsam nach vorn und stützen Sie das Kinn auf Ihre Brust. Vergewissern Sie sich, aufrecht zu sitzen.

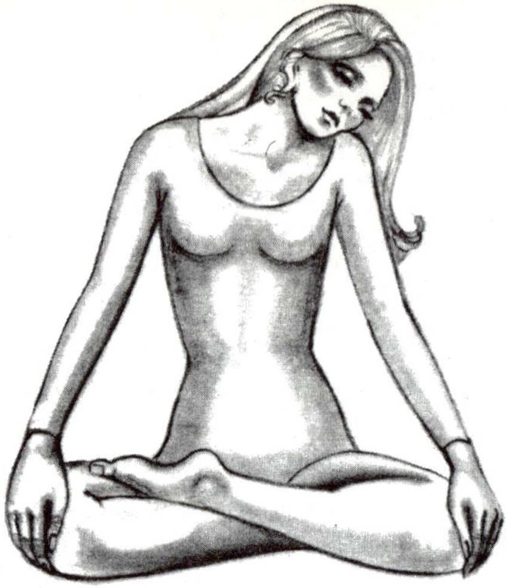

3. Rollen Sie Ihren Kopf ganz langsam nach links, so weit es geht. Bewegen Sie ihren Rumpf nicht. Sitzen Sie aufrecht. Zählen Sie bis zehn.

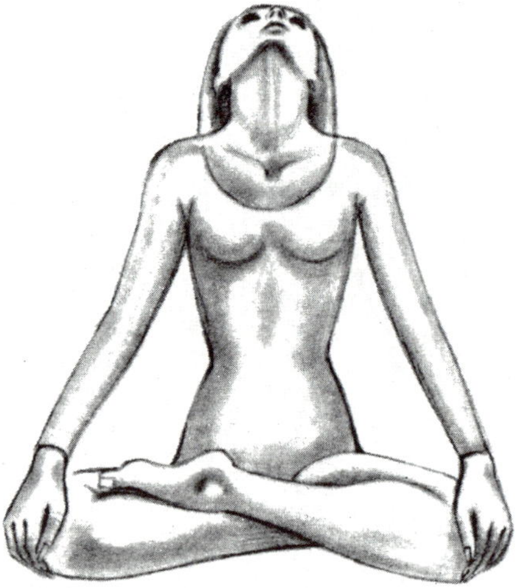

4. Rollen Sie Ihren Kopf sehr langsam nach hinten, so weit es geht.

Der Kopftwist

1. Legen Sie sich auf den Bauch und die Ellbogen auf den Boden. Nehmen Sie Ihren Kopf zwischen die Hände und schließen Sie die Augen.
2. Ziehen Sie Ihren Kopf langsam mit den Händen nach unten, bis Ihr Kinn die Brust berührt. Zählen Sie bis zehn.
3. Heben Sie Ihren Kopf, legen Sie das Kinn in die rechte Handfläche und die linke Hand fest auf Ihren Hinterkopf (Ihre Ellbogen bleiben auf dem Boden). Drehen Sie Ihren Kopf langsam nach rechts. Zählen Sie bis zehn.
4. Drehen Sie den Kopf nach vorn; legen Sie das Kinn in die linke Handfläche und Ihre rechte Hand auf den Hinterkopf. Drehen Sie den Kopf sehr langsam nach links und halten Sie diese Stellung, bis Sie bis zehn gezählt haben.
5. Drehen Sie Ihren Kopf nach vorn; entspannen Sie sich; wiederholen Sie die ganze Übung noch einmal.

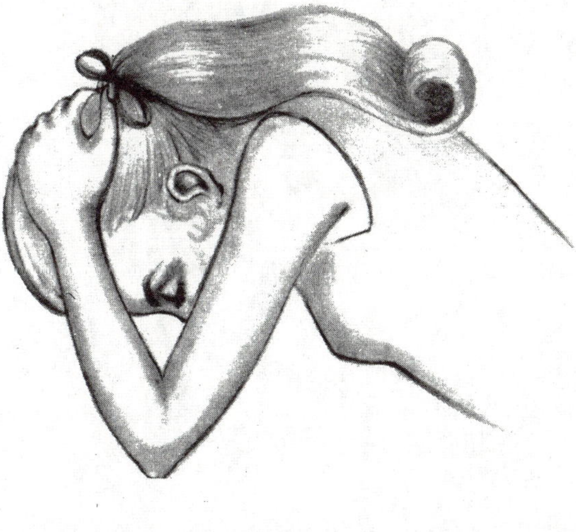

Der Kopftwist

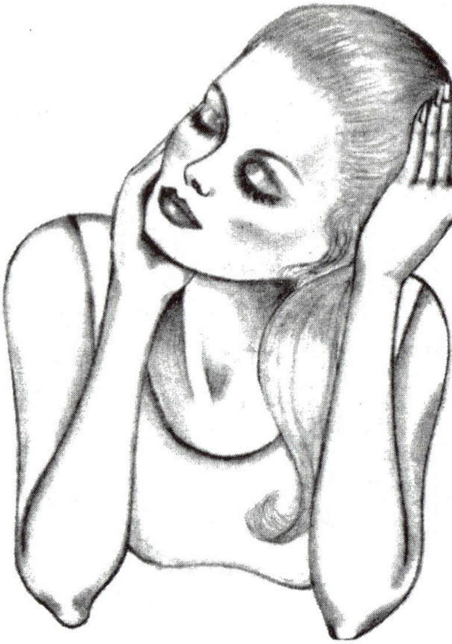

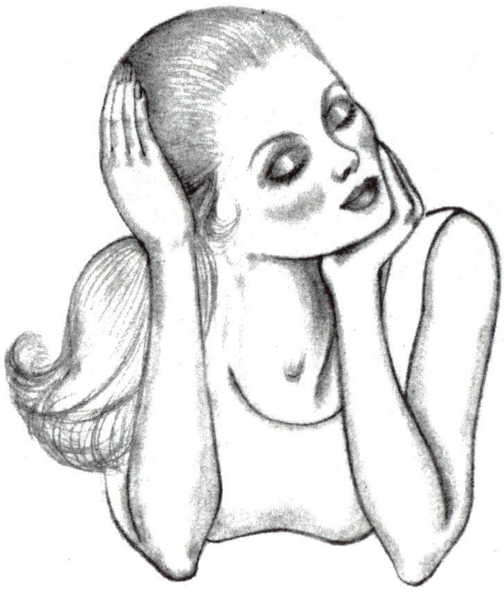

Massage

Massage ist ein weiteres ausgezeichnetes Mittel, Spannung abzubauen und dabei die Durchblutung anzuregen. Wenn Sie am Nutzen der Massage zweifeln, dann legen Sie Ihre Fingerspitzen auf Ihre Kopfhaut und bewegen Sie sie sanft mit den Zeigefingern hin und her. Sie mag fest erscheinen, verspannt und widerspenstig. Nun bewegen Sie Ihre Finger in einer kreisenden Bewegung, und Sie werden sehen, wie Ihre Kopfhaut antwortet – beinahe wie ein Hund, den Sie für einige Sekunden gestreichelt haben.

Es gibt zwei verschiedene Typen von Massage: die eine Art, die Sie sich selbst geben, und die andere Art, die eine andere Person für Sie tun kann. Die letztere ist natürlich befriedigender, weil sie die Tatsache mit sich bringt, daß ein anderer zu Ihnen freundlich und mit Ihnen vertraut genug ist, um Ihnen die liebende Berührung einer Massage zu geben. Ich werde Ihnen beide Arten erklären.

Do-it-yourself-Kopfhaut-Massage

Legen Sie sich bäuchlings auf Ihr Bett und lassen Sie den Kopf über die Kante hängen. Legen Sie Ihre Hände auf den Kopf, die Finger weit gespreizt, so daß Ihre Daumen über den Ohren liegen und Ihre kleinen Finger sich auf der Spitze der Stirn treffen. Dann bewegen Sie die Finger zupackend auf und nieder. Massieren Sie ungefähr zwanzigmal in dieser Stellung. Gehen Sie zu der nächsten Stelle etwa zwei Fingerbreit höher auf Ihrem Kopf und wiederholen Sie die Massagebewegung (Ihre Daumen sind immer noch an derselben Stelle). Gehen Sie weiter auf die Rückseite Ihres Kopfes zu (jetzt sind Ihre Daumen langsam weiter hinter Ihren Ohren). Machen Sie das so lange, bis Sie den ganzen Kopf massiert haben.

Obwohl diese Massage mit dem Kopf nach unten die optimale Möglichkeit zur Verbesserung der Durchblutung bietet, tut sie auch im Sitzen – am Schreibtisch, beim Fernsehen, während Sie darauf warten, daß die Ampel auf Grün springt – Ihrer Kopfhaut und Ihrem Haar viel Gutes. Wenn Ihr Haar normal bis trocken ist, dann wiederholen Sie sie möglichst einmal täglich; wenn Sie dagegen fettiges Haar haben, dann massieren sie nur zwei- bis dreimal wöchentlich.

Massage mit einem Partner

Spannungen abbauen

Während Sie auf dem Rücken liegen, steht oder kniet er hinter Ihnen und hebt Ihren Kopf sanft aber bestimmt mit seinen Händen an. (Wenn Ihr Haar lang ist, dann sollten Sie es aus Gesicht und Stirn streichen.) Vergewissern Sie sich, daß er das Anheben ausführt und nicht Sie. Dann dreht er Ihren Kopf langsam im Uhrzeigersinn, kehrt zu der ursprünglichen Stellung zurück und wiederholt das Ganze noch einmal.

Dann hält er ihren Kopf fünf Sekunden lang bewegungslos, anschließend dreht er ihn zweimal gegen den Uhrzeigersinn. Dieser Schritt der Massage ist beendet, wenn er seine Hände an den Seiten Ihres Nackens auf Ihre Schultern hinabgleiten läßt.

Die Stirn streichen

Er legt seine Finger auf Ihre Schläfen und seine Daumen auf die Mitte Ihrer Stirn, oben am Haaransatz. Mit sehr leichtem Druck streichen seine Daumen nach außen zu seinen Fingern und mit einem noch leichteren Druck wieder zur Mitte der Stirn zurück. Dies wird mehrfach von einem etwas tieferliegenden Punkt aus wiederholt bis der gesamte Bereich vom Haaransatz bis zu den Augenbrauen massiert ist.

Die Schläfen entspannen

Beginnend an den Schläfen kreisen die ersten drei Finger jeder Hand in kleinen Kreisen nach außen zum Haar hin. Von der Höhe der Schläfen aus arbeitet er sich um sie herum und über die natürliche Mulde der Schläfen hinweg langsam nach unten, bis er an den Rand des Wangenknochens kommt. An diesem Punkt benutzt er die ersten beiden Finger, um von den Wangenknochen zum oberen Rand der Schläfen zu gleiten. Er sollte diese Bewegungen noch einmal wiederholen.

Wenn er zu Ende ist, dann sollten Sie ihm diese Gefälligkeit zurückgeben.

Kapitel 7

Haare färben, schön und sicher

»Färbt sie oder färbt sie nicht? … Nur ihr Friseur weiß es mit Sicherheit.« Dieser geschickte Werbeslogan hat *Clairol* nicht nur einige Millionen Dollar eingebracht, sondern hat auch die öffentliche Meinung über künstliche Haarfarbe revolutioniert.

Heute, einige Dekaden nach der Geburt dieses Slogans, ändern schätzungsweise die Hälfte aller Frauen über dreißig ihre Haarfarbe, und oft sind nicht einmal ihre Friseure in das Geheimnis eingeweiht. Immer mehr Frauen werden Amateurhaarcoloristen: Nach Berichten der Industrie wurden im Jahre 1980 knapp 500 Millionen Dollar für Do-it-yourself-Haarfarben ausgegeben, heute liegt der Betrag bei 1 Milliarde Dollar.

Ich mag Haar, das eine schöne Farbe hat. Wie sehr Sie Ihr Haar auch pflegen und wie hübsch Sie es auch immer frisieren – eine langweilige, unbestimmte Haarfarbe oder eine, die nicht zur Haut paßt, lenkt vom Aussehen ab. Viele Frauen, die später berühmt wurden, haben mit völlig unscheinbarem Haar begonnen. Denken Sie nur an *Cleopatra*, an *Sarah Bernhardt, Mae West, Jean Harlow, Marilyn Monroe.* Als sie ihre Haarfarbe änderten, änderte sich auch ihr Leben. Eine falsche Haarfarbe kann so sehr von einer Frau ablenken, daß sie nicht einmal selbst weiß, wie hübsch sie in Wirklichkeit aussieht.

Ich habe das oft bei Frauen gesehen, die nach der Scheidung zu mir kamen … oder auf dem Höhepunkt der Auseinandersetzungen im Verlaufe der Scheidung. Viele Jahre lang waren sie mehr oder weniger ergebene Hausfrauen, sie haben sich um den Mann, die Kinder und das Haus gekümmert. Und nun, da diese Welt aus den Fugen geraten ist, schauen sie in den Spiegel und fragen sich: *»Hoppla – was ist denn aus der hübschen Studentin mit dem blon-*

den Pagenkopf geworden?« Was sie da sehen, ist eine fünfunddreißigjährige Frau mit langweiligen, zotteligen braunen Haaren, lieblos zum Knoten aufgesteckt oder in einem Pferdeschwanz festgezurrt.

Es gibt viele andere Gelegenheiten, bei denen eine Änderung der Haarfarbe eine Veränderung des Aussehens bedeutet, und in der Tat die Veränderung des Lebensstils und des Eindrucks einer Frau. An dieser Stelle möchte ich aber betonen, daß ich, so sehr ich auch eine lebhaft leuchtende Haarfarbe bei jeder meiner Kundinnen – bei allen Frauen, um die Wahrheit zu sagen – schätze, doch sehr zur Vorsicht rate beim Haarefärben.

Jede dauerhafte Haarfarbe verändert Farbe und Natur des Haares auf Dauer. Genauso wie Sie entweder Jungfrau sind oder nicht, ist Haar ebenso jungfräulich oder nicht. Und wenn es einmal gefärbt oder gebleicht ist, dann haben Sie es mit Haar zu tun, das sich anders verhält und anders reagiert als Ihr einstmals jungfräuliches Haar.

Eine andere Einschränkung, die ich bezüglich Färben und Bleichen von Haar habe, betrifft die Länge des Haares, ein Faktor, der Anpassungen erfordert. Eine dritte Einschränkung ist die Wahl der Farbe und der Färbetechnik. In Anbetracht all dieser Überlegungen bin ich sehr zurückhaltend, eine Färbung im Do-it-yourself-Verfahren zu empfehlen, mit Ausnahme einer Tönung oder halbpermanenter Produkte. Jeder Besitzer eines Friseursalons kann Ihnen Dutzende von Schauergeschichten über stark geschädigtes, auch grotesk aussehendes Haar erzählen, das die Folgen einmaliger oder fortgesetzter Bemühungen von wohlmeinenden, aber unwissenden oder einfach nur unglücklichen Frauen widerspiegelt, ihre Haare selbst zu färben.

In den siebziger Jahren wurden einige Studien veröffentlicht, die eine mögliche Verbindung zwischen bestimmten Chemikalien, die in Haarfarben verwendet werden, und Krebs feststellten. Die Hauptgefahr geht von der Tatsache aus, daß diese Chemikalien von der Kopfhaut aufgenommen werden können. Den Verbrauchern ist oft nicht klar, daß für die Untersuchungen des Nationalen Krebsforschungszentrums, auf denen diese Befürchtungen beruhen, Mäuse und Ratten mit sehr hohen Dosen dieser Testsubstanzen gefüttert wurden – sie entsprachen etwa der Menge, die eine Frau, die ihr ganzes Leben lang mehr als fünfundzwanzig Flaschen Haarfarbe trinken würde, zu sich nähme.

Daraufhin führte die Industrie selbst eine Reihe von Tests unter Berücksichtigung der vom Nationalen Krebsforschungszentrum herausgegebenen Richtlinien durch, die aber den menschlichen Konsumgewohnheiten näher lagen. Einmal wöchentlich wurde auf die sauber rasierte Haut der Mäuse Haarfarbe aufgetragen – im Vergleich zur monatlichen Wiederholung des Färbevorgangs: Diese Untersuchung, die vom Kosmetikindustrieverband im Dezember 1977 veröffentlicht wurde, enthielt keine Hinweise, die die Sicherheit des Haarfärbens in Frage stellen könnten.

Das Gesundheitsministerium empfahl, alle Verpackungen von Färbemitteln mit der Warnung zu versehen, daß die Verwendung des Produktes zu Krebs führen kann.

Mittlerweile haben die Haupthersteller von Haarfärbeprodukten (einschließlich *Clairol*®, *L'Oreal*®, *Revlon*®, *Roux*® und *Wella*®) – um diesen Aufdruck zu vermeiden – die Zusammensetzung geändert.

Ich begrüße jede Verbesserung auf dem Gebiet von Haarprodukten, aber meine eigene Maxime ist immer, abzuwarten und Ausschau zu halten und überaus vorsichtig bei der Anwendung von Haarfärbemitteln und irgendwelcher anderer Chemikalien auf dem Haar zu sein.

Die am weitesten verbreiteten Methoden, um die natürliche Haarfarbe zu verändern, sind

- Aufhellen oder Bleichen,
- Dauerfärben,
- Strähnen,
- Tönungen,
- Spülungen.

Bleichmittel und Aufheller

Ob Sie sie nun Blondiermittel, Bleichmittel oder Aufheller nennen, alle diese Produkte tun ein- und dasselbe: sie entfernen Farbe aus Ihrem Haar. Wenn ein Bleichmittel angewandt wird, dann geht Ihr Haar durch sieben Stufen eines Wechsels:

1. Schwarz
2. Braun
3. Rot
4. Rot-Gold
5. Gold
6. Gelb
7. Hellgelb oder weiß

Man sagt, daß *Catharina von Medici,* eine sehr dynamische Dame, die erste war, die die sieben Stufen des Bleichens entdeckte, als sie von Italien nach Frankreich reiste, um den künftigen König *Heinrich II.* zu heiraten. Sie unterbrach ihre Reise siebenmal, um ihr Haar schrittweise vom tiefsten Braun zum hellsten Blond aufzuhellen, der Haarfarbe, die der französische König am meisten bewunderte. Da *Catharina* auch die Einführung der feinen Küche in das bis dahin – zumindest in bezug auf das Essen – rückständige Frankreich zugeschrieben wird, können wir nur schließen, daß sie eine sehr findige und kluge Frau war. Denken Sie nur daran, daß sie nach Paris nicht nur mit einem Gefolge von Köchen, sondern auch mit einem Kader von Färbern fuhr!

Natürlich ist die Anzahl der Stufen, durch die man beim Bleichen geht, nicht nur von der Ausgangshaarfarbe bestimmt, sondern auch von der angestrebten Schattierung. Häufig bringt Bleichen allein nicht das gewünschte Ergebnis. In solchen Fällen muß nach der Entfernung der Farbe aus dem Haar eine Färbung oder Tönung extra zugesetzt werden. Diese Methode ist als 2-Phasen-Prozeß bekannt. Ich bin ganz entschieden gegen den 2-Phasen-Prozeß, weil er zuerst die natürlichen Öle zusammen mit der Farbe entfernt und dann werden Kopfhaut und Haar mit schädlichen Chemikalien maltraitiert. Auf diese Weise kann Bleichen auf Dauer erfolgreich sein. Bei einer Platinblonden kann es zehn Jahre dauern, bis der Schaden sichtbar wird. Das einstmals schöne Haar verliert seine seidige Textur und muß sehr kurz gehalten werden.

Faye Dunaway mußte sich für *Bonnie* und *Clyde* die Haare im Stil von *Jean Harlow* bleichen lassen und entging dem nicht ohne Schaden. Ihr Haar wurde schlaff und porös, und das Bleichen mußte alle paar Wochen wiederholt werden, weil die Kamera alle

Andeutungen von schwarzem Nachwuchs unbarmherzig zeigte. Nachdem der Film abgedreht war, dauerte es Monate, bis die Struktur und der gute Allgemeinzustand ihres Haares wiederhergestellt waren. Das Mannequin *Gunilla Knudson,* eine andere berühmte Hellblonde, war auch überbleicht wegen der Notwendigkeit, jeglichen Nachwuchs vor der Kamera zu verstecken. In diesem Fall tarnten wir das nicht nur mit einer korrigierenden Färbung, sondern versehen sie auch mit einer Frisur, bei der das nachwachsende dunkle Haar nicht sichtbar war. Wenn Sie das Haar von der Stirn aus nach hinten kämmen, dann sieht man natürlich die dunklen Ansätze. Wenn Sie das Haar aber in einer Welle über die Stirn legen, dann ist der unschöne Nachwuchs versteckt.

Wenn eine Frau mit sehr dunklem Haar ihr Haar sehr hell bleichen möchte, dann empfehle ich den 1-Phasen-Prozeß. Sie wird dann nicht sehr hell sein, aber selbst dann wird sie ihrer Haarpflege und fachmännisch durchgeführten Kurbehandlungen besondere Aufmerksamkeit schenken müssen, um die Protein- und Fettverluste auszugleichen, die durch das Bleichen entstanden sind.

Es gibt auch sanfte Aufheller, die man wie Shampoos verwenden kann, und einige Produkte schließen sogar eine Tönung ein. Diese Präparate werden für gewöhnlich von jungen Frauen verwendet, die einen sonnensträhnigen Look einer drastischeren Änderung vorziehen. Andere Bleichmittel verwenden Hitze als Wirkstoff wie Sonne oder eine andere wärmespendende Quelle, zum Beispiel einen Fön.

Dauerhafte Haarfarben

Heute sind zwei verschiedene Arten von Haarfärbeprodukten erhältlich: eindringende Farben und umhüllende Farben. Einmal angewandt, bleiben beide Typen auf dem Haar, bis die Farbe herauswächst oder das Haar durch einen anderen Prozeß verändert wird, wie zum Beispiel durch Bleichen oder Strähnen. Diese Farben werden nicht herausgewaschen und können die Farbe des Haares vollständig verändern, sie können grau überdecken, verdunkeln oder aufhellen.

Eindringende Farben

Dies ist die derzeit am meisten angewandte Haarfärbetechnik: die Farbe dringt in das Haar durch die äußere (Kutikula) in die innere Schicht (Kortex) ein, wo das Peroxid, das in dem Produkt enthalten ist, oxidiert oder sich in ein dauerhaftes Pigment verwandelt. Dieses wiederum wird genauso wie natürliches Pigment im Haarschaft abgelagert. Diese Farbe, entweder wie ein Haarwaschmittel verwendet oder in einer Cremepräparation – vertieft ihre natürliche (oder schon existierende) Farbe zu dunkleren oder reicheren Schattierungen und hellt die Haare auf. Die höchste Aufhellung, die Sie mit eindringenden Farben erreichen können, ist vier bis fünf Grade derselben Stufe; um irgendwelche helleren Effekte zu erzielen, muß Haar gebleicht werden.

Eindringende Farben sind für eine dauerhafte Färbung am beliebtesten, weil sie für gewöhnlich natürlich aussehende Töne produzieren, die nicht verblassen. Der Färbevorgang hört in dem Moment auf, in dem das Haar abgespült wird, die Farbe dunkelt also nicht nach. Pflegende Öle sind diesen Präparaten beigemischt; daraus resultiert eine Verbesserung der Haartextur. Die Chemikalien vertragen sich auch mit den Dauerwellösungen. Haar sollte immer nach – niemals vor – einer Dauerwelle gefärbt werden, im Abstand von mindestens drei bis zehn Tagen.

Umhüllende Farben

Diese Mittel umhüllen die äußere Schicht (Kutikula) des Haares mit Farbe und werden heute nur noch selten verwendet. Umhüllende Farben produzieren stumpfe, »flache« und unnatürlich aussehende Schattierungen, weil die Umhüllung das Tageslicht davon abhält, in die transparente Kutikula einzudringen, so daß natürliche Unregelmäßigkeiten betont werden können. So altmodisch diese Methode auch sein mag, sie erwachte erst kürzlich mit der Begeisterung wieder zu neuem Leben für Henna.

Henna ist so alt, daß es die Ägypter schon vor 5000 Jahren verwandten. Die Ägypter waren mit ihrem Haar unzufrieden, weil es kraus war. Wenn Sie so etwas wie Schellack auf Ihr Haar aufbringen, eine dicke Schicht Farbe also, wird das Haar etwas geglättet. Henna diente diesem Zweck. Es war sehr teuer: in ägyptischer Währung kostete es so viel wie ungefähr siebzehn Kühe. Deshalb wurde Henna nur von den Superreichen verwendet, die es zu einem Statussymbol erhoben. Es war angenehm, weil der Prozeß nur alle sechs Wochen wiederholt werden mußte. Henna glättete nicht nur das Haar, sondern es rief auch rötliche Schattierungen hervor, die die dunkelhaarigen Ägypter als Zeichen von Schönheit ansahen.

Heute kann Henna bei sehr porösem Haar nicht nur eine rötliche Tönung hervorrufen, sondern diese schellackartige Schicht verleiht dem Haar eine glattere Oberfläche und mehr Glanz. Warum sollten Sie also Henna verwenden, wenn Ihr Haar gesund ist und glänzt? Nebenbei bemerkt, die besten Ergebnisse werden mit Henna auf unbehandeltem Haar erzielt, das noch nie gefärbt oder gebleicht wurde. Das Hauptproblem mit den Hennapackungen tritt dann auf, wenn sich eine Frau mit so behandeltem Haar dazu entschließt, die Farbe zu ändern oder eine Kurbehandlung braucht. Ich kann keine eindringende Farbe, geschweige denn eine therapeutische Kurpackung auf Haar anwenden, das länger mit Henna behandelt wurde. Es gibt Mittel, mit denen man Henna wieder entfernen kann (*Clairol*® bietet ein gutes Farbkorrektiv namens *Metalex*® an, das kann aber nur in einem Friseursalon geschehen).

Obwohl Henna ein Naturprodukt ist, was ihm heute einen gewissen Gütestempel verleiht, hat es doch mehr Nachteile als Vorteile.

Strähnen

Strähnen ist eine andere Modeerscheinung, die schon seit etwa 20 Jahren andauert: Beim Strähnen der Haare, das manchmal auch highlighting (Lichter) genannt wird, werden einzelne Strähnen aufgehellt. Das kann bei Aschblonden oder Haselbraunen sehr attraktiv sein, ich glaube aber nicht, daß es eine gute Lösung für ergrauende brünette Frauen ist. Der Kontrast zwischen dem dunklen Haar und den aufgehellten Strähnen läßt eine Frau vorzeitig alt aussehen. Lassen Sie Ihre Haare grau, wenn Sie damit hübsch aussehen und ein junges Gesicht haben, oder überdecken Sie das Grau gleichmäßig mit einer anderen oder Ihrer ursprünglichen Haarfarbe.

Ein anderes Problem besteht darin, daß das Bleichmittel die Struktur der Haare verändert, die behandelt wurden. Sie haben es dann mit zwei verschiedenen Haartypen zu tun, und das bringt Schwierigkeiten für die Pflege und die Frisur mit sich. Darüber hinaus kann der Effekt grell oder zu betont ausfallen, wenn die Behandlung nicht korrekt durchgeführt wurde. Es sieht dann ungefähr so aus wie ein elegantes Auto, an dem zu viele Rallyestreifen oder ähnliche Kinkerlitzchen angebracht sind. Wenn Sie ihr Haar strähnen wollen, dann versichern Sie sich, daß es richtig gemacht wird, andernfalls lassen Sie die Finger davon.

Zwei verschiedene Methoden sind möglich. Gewöhnlich enthalten die Packungen für die Behandlung zu Hause eine Haube mit Löchern, durch die einzelne Strähnen, die aufgehellt werden sollen, hindurchgezogen werden. Bei einer anderen Technik werden einzelne Strähnen herausgegriffen und mit Aluminiumfolie umwickelt, um sie vom übrigen Haar abzutrennen. Das ist sicherer als die Haube, bei der es schwer ist, festzustellen, welche Strähnen und wieviel Haar man zum Aufhellen herauszieht.

Der Vorgang ist schwierig; selbst wenn es Ihnen beim ersten oder zweitenmal gut gelingen sollte, können Sie später alle möglichen Schwierigkeiten bekommen, wie zum Beispiel Überbleichen, Oxidation und alles mögliche andere. Wenn Ihr Haar einen mittleren Braunton hat oder etwas heller ist, dann ist die natürliche Methode, etwas Zitronensaft auf das Haar aufzutragen und sich in die Sonne zu setzen, besser angebracht, aber nicht den ganzen Tag.

Ein anderer wichtiger Gesichtspunkt – daß langes gesträhntes Haar – wie z. B. das von *Gloria Steinem* sehr gut aussehen kann, daß Strähnen bei kurzem Haar aber oft unattraktiv sind. Es gibt einfach nicht genügend Haare für die verschiedenen Farbschattierungen.

Tönungen

Haarfärbemittel, die als semi-permanent oder als Haartönungen bezeichnet werden, sind sehr sanft und bedürfen keines Peroxidentwicklers. Die Haarfarbe, die von solchen Produkten produziert wird, verblaßt langsam und natürlich, normalerweise nach ungefähr fünf Haarwäschen. Eine Tönung empfehle ich Frauen, die eine Farbe zum ersten Mal ausprobieren und ihre Haarfarbe nicht dauerhaft verändern wollen – entweder weil sie noch nicht sicher sind, was sie wollen, oder weil sie sich wegen der Folgen Sorgen machen. Diese Mittel sind gut, um graues Haar zu überdecken (und um einen Gelbstich zu entfernen), oder für jüngere Frauen, die ihre natürliche Haarfarbe vertiefen oder »Highlights« hinzufügen wollen.

Eine Tönung ist ziemlich sicher und einfach selbst durchzuführen. Die Ergebnisse sind sehr wirklichkeitstreu, und die Farbe reibt sich nicht auf dem Kopfkissen oder der Kleidung ab. Nachfärben erübrigt sich, weil eine neue Anwendung alle vier Wochen wiederholt wird. Darüber hinaus ist der Zustand des Haares gewöhnlich dank pflegenden »Füllern«, die den Präparaten beigemischt werden, nach jeder Anwendung besser.

Farbspülungen

Diese werden von Frauen benutzt, die schnell ihre natürliche Haarfarbe aufhellen wollen, oder um die verblassende Farbe zwischen zwei Nachfärbungen aufzufrischen. Manche Spülungen können nach der Haarwäsche direkt aufgetragen werden, andere müssen entsprechend der Anweisung im richtigen Verhältnis verdünnt werden.

Langes oder kurzes Haar

Nun haben Sie die Wahl, wie Sie Ihr Haar färben möchten. Was werden Sie wählen? Das hängt zuallererst von der Haarlänge ab, vom Gesundheitszustand des Haares und nicht zuletzt natürlich von der Farbe, die Sie haben wollen.

Ein 10 cm langer Kadettenschnitt stellt Sie nicht vor allzuviele Probleme, wenn sich das Haar in gutem Zustand befindet. In weniger als einem Jahr ist alles wieder herausgewachsen. Bei gesundem jungen Haar gibt es kaum Schwierigkeiten mit »alter« Farbe an den Enden. Nehmen wir aber einmal an, Sie hätten schulterlanges oder längeres brünettes Haar, und Sie möchten es ein bißchen mehr kastanienbraun haben, weil ihr Freund nach *Raquel Welchs* Haar verrückt ist. Sie werden Ärger bekommen, egal ob Sie nun selbst eine Flasche Haarfarbe kaufen oder ob Sie Ihr Haar in einem Salon färben lassen. Das Haar in Höhe Ihrer Brust ist mindestens vier Jahre alt und hat mehrere Jahre Kämmen, Bürsten und natürliche Abnutzung hinter sich. Die ersten 15 cm Ihres Haares, von der Kopfhaut aus gerechnet, sind viel jünger und nehmen die Farbe wunderschön auf.

Wenn Sie Ihr Haar zum erstenmal färben lassen, dann wird das Ergebnis phantastisch sein, und Ihr Freund wird Sie vielleicht zu einer zweiwöchigen Kreuzfahrt einladen. Dann muß aber ungefähr einen Monat später der Haaransatz nachgefärbt werden. Zu diesem Zeitpunkt sind die Enden schon ein bißchen entfärbt, weil das ältere Haar anders als das jüngere Haar auf die Oxidation reagiert. Der Colorist muß dann hart arbeiten, um die Unterschiede auszugleichen, und es wird dann zu einem Teufelskreis, es wird immer schwieriger, eine einheitliche, attraktive Farbe zu erhalten. Ihr Friseur wird versuchen, das Verblassen auszugleichen. Das wiederum zieht eine unnötige Schädigung ihres Haars nach sich (denn schließlich bedeutet jede permanente Farbe die Verwendung scharfer Chemikalien). Bei langem Haar müssen Sie zweimal so gewissenhaft, doppelt so vorsichtig sein mit dem Färben. Meine Empfehlung für Frauen mit sehr langem Haar, die es mit einer anderen Farbe färben wollen, lautet: Tun Sie es nicht!

Überzeugen Sie entweder Ihren Mann, daß Sie so, wie Sie jetzt aussehen, gerade richtig sind, oder finden Sie einen Freund, der Brünette mag. Ironischerweise ist Bleichen eine viel bessere Lösung für Frauen mit langen Haaren, die die Farbe ihres Haares ändern möchten. Wenn Sie Ihr Haar bleichen, dann bleibt Ihr Haar gebleicht und muß nur am Haaransatz nachgebleicht werden. Aber auch dafür sollten Sie ein mildes Bleichmittel wählen, das mit einer Phase auskommt; der 2-Phasen-Prozeß bedeutet zweimal Schwierigkeiten – wieder haben Sie es mit unterschiedlicher Textur des Haares zu tun, abhängig davon, wie lang Ihr Haar ist. Jegliches Aufbringen von Farbe auf sehr langes Haar bringt Ärger.

Wenn Sie Ihren Freund überraschen wollen, und Ihr Haar dunkler tönen wollen, so geht das leider nicht. Obwohl Haartönungen sanft (ohne Peroxid oder andere schädigende Chemikalien) wirken und gut sind für kürzeres Haar bis zu einer Länge von 20 bis 30 Zentimetern, hinterlassen sie auf langem Haar streifige Effekte. Das trifft auch auf kurzfristige Farbspülungen zu.

Welche Farbe ist richtig?

Wenn sich eine Frau nicht traut, ihre Haarfarbe zu verändern, sollte sie erst einmal mit Perücken herausfinden, welche Haarfarbe am besten zu ihr paßt. Leider geben Perücken aber nie ein wirklichkeitsgetreues Bild, weil Sie meistens synthetisch sind und das Licht nicht so reflektieren wie natürliche Haare. Darüber hinaus ist die Beleuchtung in einem Geschäft ganz anders als natürliches Licht draußen.

Ich versuche das dadurch wettzumachen, daß ich zwei verschiedene Beleuchtungen habe – die dem Tageslicht und künstlichem Licht sehr nahe kommen – so kann ich der Kundin besser zeigen, wie die Farbe dann unter den verschiedenen Beleuchtungen aussehen wird.

Sie sollten bei der Auswahl der Haarfarbe sehr gewissenhaft sein, so daß das Ergebnis schön, vorteilhaft und schmeichelnd ist. Versuchen Sie nicht einfach Ihr Glück und hoffen dann das Beste. Ein neunzehnjähriges irisches Mädchen mit sehr dunklem Haar und hellem, pfirsichfarbigem Teint würde zum Beispiel unnatürlich und hart aussehen, wenn ihr Haar extrem gebleicht würde. Aus dem gleichen Grund würde eine siebzigjährige Frau, die früher so aussah wie dieses Mädchen, ebenfalls sehr unnatürlich aussehen, wenn sie ihr Haar in diesem ursprünglichen sehr dunklen, satten Ton färben lassen würde. Der harte Farbkontrast läßt eine reife Frau zweimal so alt erscheinen, als sie in Wirklichkeit ist, weil der Kontrast zwischen Haut und Haar überbetont wird.

Es gibt natürlich immer Ausnahmen. Eine meiner Kundinnen mit dem Künstlernamen *Angeli Devi* ist eine Hindu-Tänzerin, die mit ihren Händen 5000 Worte sprechen kann. Ihr dickes, schwarzes, knielanges Haar ist seit 20 Jahren ihr Markenzeichen. In den frühen Sechzigern begann *Angelis* Haar jedoch zu ergrauen. Damals begannen wir, den Nachwuchs dunkel zu färben. Heute ist das nachwachsende Haar fast völlig grau, und wir haben es all die Jahre in derselben dunklen Farbe gefärbt. Glücklicherweise wird ihr olivfarbener Teint durch das dunkle Haar betont. Auch Schauspielerinnen können ihre natürliche Haarfarbe beibehalten, sogar wenn sich die Pigmentierung ihrer Haut verändert, weil sie Expertinnen im Schminken sind. Die Durchschnittsfrau sollte aber eine Haarfarbe wählen, die zu ihrer Hautfarbe und zu ihrem Alter paßt.

Eine gute Faustregel ist folgende: je dunklere Haare Sie haben, um so jünger sollten Sie sein. Je älter Sie sind, um so heller sollte ihre Haarfarbe sein. Selbst die Natur hilft mit, denn unser Haar wird heller, wenn wir reifer werden.

Sie sollten auch vermeiden, von einer Farbe zu anderen zu wechseln. Geben Sie sich selbst eine Chance herauszufinden, ob eine bestimmte Farbe, mit der sie sich verwandelt haben, wirklich zu Ihnen paßt oder nicht. Sie brauchen mindestens einen Monat Zeit, nicht nur der Gesundheit Ihres Haars zuliebe, sondern auch dafür, um all die erforderlichen Meinungen Ihrer Freunde und Feinde zu sammeln und sich selbst eine zu bilden.

Ändern Sie jedenfalls die Farbe nicht unverzüglich, selbst wenn Sie das Ergebnis gräßlich finden. Nach jeder chemischen Behandlung sollte man das Haar innerhalb der ersten zweiundsiebzig Stunden in Ruhe lassen, bevor Sie korrigeren oder die Behandlung wiederholen. Sie sollen Ihr Haar nicht einmal mit Wasser in Berührung bringen, um ihm Zeit zu geben für den Oxidationsprozeß.

Rotes Haar

Naturrote sollten niemals versuchen, ihre natürliche Haarfarbe mit irgendeiner Art dauerhafter Färbung zu verändern. Wenn die Pigmentierung von rotem Haar durch ein chemisches Färbemittel verändert wird, dann ist das nachwachsende Haar nicht rot, sondern hat einen Stich ins Braune, der sich überhaupt nicht mit den zarten Hauttönen von Naturroten verträgt.

Meine Empfehlung an alle Rothaarigen ist, ihre Haare in Ruhe und der Natur freien Lauf zu lassen. Mutter Naturs Methode, rotes Haar ergrauen zu lassen, indem einzelne Haarsträhnen silbrig werden, bis der Rotschopf innerhalb einiger Jahre dann zur Silberblonden geworden ist. Dieses Ergebnis ist viel schöner als das mit Chemikalien erzielte, die die Pigmentierung aus dem Gleichgewicht bringen. Ich versuche immer, Rothaarige davon abzubringen, irgendwelche künstlichen Färbemittel zu verwenden, ganz besonders dann, wenn sie langes Haar haben.

Graues Haar

Das hübscheste Grau ist silbergrau. Einige Spülungen können das für kurzes Haar erreichen. Frauen mit langem Haar sind aber besser dran, wenn sie solche Mittel vermeiden. Anfangs geben sie dem Haar einen silbrigen Schimmer, später sieht das Haar jedoch streifig aus. Obendrein nimmt das Haar durch so eine Spülung mehr Nikotin aus der Luft auf und bekommt einen gelblichen Stich. Die beste Methode, das Silber zu polieren, ist mit einer guten regelmäßigen Pflege, die das richtige Feuchtigkeitsgleichgewicht herstellt. *Maria Matarazzo,* die Leiterin meines Salons, zum Beispiel hat natürliches graues Haar, das über 1,20 m lang ist. Es sieht immer hervorragend aus und ist silbrig, und da es sich in einem exzellenten Zustand befindet, nimmt es das verfärbende Nikotin kaum auf, obwohl sie gewöhnlich von Menschen umgeben ist, die rauchen.

Haarefärben – am besten im Friseursalon

Begründet auf fünfundzwanzig Jahre Erfahrung muß ich Ihnen sagen, daß es beinahe unmöglich ist, eine richtige Haarfärbung zu Hause vorzunehmen. Und ich gründe diese Ansicht nicht nur auf das, was ich als richtig erkannt habe, sondern auch auf all die hauscolorierten Köpfe, die ich gesehen habe, die daneben gegangen sind.

Zum einen können Sie Ihr Haar nicht abnehmen und auf den Tisch legen, um es zu färben. Ein Colorist, der etwas von seinem Handwerk versteht, steht nicht nur hinter Ihnen und über Ihnen. Er räumt Ihnen damit alle Schwierigkeiten aus dem Weg, die diese lästige Arbeit mit sich bringt, wenn Sie es selbst tun. Weit wichtiger ist, er versteht etwas von Farben, Chemikalien und wie man sie alle miteinander mischen kann, um das bestmögliche Ergebnis zu erreichen. Eine neue Haarfarbe sollte mit einer gewissen Voraussicht zusammengestellt sein. Ein Colorist sollte in der Lage sein, festzustellen, wie das Haar in zehn oder zwanzig Jahren aussehen wird, wenn er es stufenweise immer heller machen soll. Ein guter Colorist weiß auch zum Beispiel, daß Haarfarbe nicht der Gesichtshaut angepaßt werden sollte, sondern der Farbe an der Innenseite des Unterarms vom Handgelenk bis zum Ellenbogen. Das Gesicht kann durch Make-up oder Sonnenbräune verändert werden, der Farbton des Unterarms dagegen bleibt sich gleich und ist der beste Maßstab für eine passende Farbe. So wird das Gleichgewicht zwischen Haut und Haarfarbton nicht gestört.

Auch um die Farbe zu erhalten, wenn Sie sie einmal verändert haben, finden Fachleute die beste Lösung für ein qualitativ einwandfreies Ergebnis. Wenn dagegen aus finanziellen oder zeitlichen Gründen die fachmännische Färbung nicht fortgesetzt werden kann, dann profitieren Sie wenigsten von der anfänglichen Fachbehandlung. Die Wahl der Farbe und die Art und Weise der Behandlung kann Ihnen in der Zukunft als Richtschnur dienen, um Ihr Haar in einem besserem Zustand zu halten, wenn Sie es selbst färben.

Einige Regeln für das Do-it-yourself-Verfahren

1. Testen Sie die Verträglichkeit. Das ist ganz wichtig, wenn Sie ein Produkt zum erstenmal benutzen. Benutzen Sie einen Wattebausch, um alles natürliche Fett hinter dem Ohr oder in der Beuge Ihres Ellenbogens zu entfernen. Tragen Sie dann einen Klacks des Färbemittels auf. Wenn Sie innerhalb von vierundzwanzig Stunden irgendeinen Ausschlag bemerken oder Brennen verspüren, dann nehmen Sie ein Antihistaminikum, trinken

Sie reichlich Flüssigkeit, waschen Sie den Experimentierbereich gut ab – und werfen Sie das Zeug weg! Übersehen sie diesen wichtigen Test nicht – allergische Reaktionen können sonst auftreten und unangenehm sein.

2. Arbeiten Sie mit ungewaschenem Haar. Wenden Sie Haarfarben oder Bleichmittel auf dem Haar nur dann an, wenn es ungewaschen ist. Es wäre falsch, das Haar vorher zu waschen. Fett schützt die Kopfhaut gegen die unerwünschte Invasion von Chemikalien in den Körper. Es ist eine Sache, Ihr Haar zu färben, und eine ganz andere, diese Chemikalien über die ungeschützte Haut in den Körper eindringen zu lassen. Auch sollten Sie Ihr Haar, bevor sie es färben, nicht durchbürsten.
3. Bekämpfen Sie nicht das Rot in Ihrem Haar. Amateurcoloristen machen oft den Fehler, jegliche rote Pigmentierung aus dem Haar entfernen zu wollen. Rotes Pigment ist aber ein wichtiger Faktor in der eigentlichen Struktur des Haares. Wenn Sie versuchen, diese Farbe durch Überfärben oder Bleichen zu entfernen, dann beseitigen Sie die letzten Glieder, die das Haar zusammenhalten. Alle Brünetten und Braunhaarigen haben Rot in Ihrem Haar und sollten es ausnutzen, aber nicht mit künstlicher Färbung.
4. Lernen Sie, wie oft Sie färben sollten. Die Grundregel lautet: Vermeiden Sie eine Überlappung beim Färben, indem Sie die Oberflächen alle vier Wochen nachfärben. Nicht mehr und nicht weniger. Genau alle vier Wochen. Wenn Sie früher färben oder bleichen, dann strapazieren Sie das zuvor behandelte Haar zu sehr, und das ist bald zu bemerken an dem trockenen und spröden Aussehen Ihres Haares. Wenn sie fünf oder sechs Wochen später färben oder bleichen, kann eine unebenmäßige Haarstruktur die Folge sein. Das ist schädlich, weil der ursprüngliche chemische Prozeß des Färbens oder Bleichens die Haarstruktur schon ganz zu Beginn verändert hat. So ist eine Wiederholung nach exakt vier Wochen ein absolutes Muß. Darüber hinaus sollten Sie Ihr Haar nach dem Färben drei Tage und drei Nächte trocken halten, um den Prozeß der Oxidation wirken zu lassen.

Gefärbtes Haar erfordert spezielle Pflege

Erinnern Sie sich daran, daß gebleichtes oder gefärbtes Haar nicht die elastischen Eigenschaften von jungfräulichem Haar besitzt. Deshalb müssen Sie vorsichtiger sein, wenn Sie es schädlichen Elementen oder Chemikalien aussetzen. Wenn Sie zum Beispiel Ihr Haar blondiert haben und dann in einem mit Chlor versetzten Schwimmbad mit offenen Haaren baden, können Sie einen Grünstich bekommen und sich fragen, woher der wohl stammt. Es ist eine chemische Reaktion mit dem Kupfer im Wasser. Wenn Sie Ihr Haar in einem dunklen Ton gefärbt haben, um den rötlichen Schimmer zu beseitigen, dann lockt direktes Sonnenlicht alle Andeutungen des knalligen, ungeliebten Rottons heraus.

Ein anderes Problem entsteht, wenn sie eine Dauerwelle möchten oder brauchen. In diesem Fall sollten Sie nur solche Dauerwell-Lösungen benutzen, die ausdrücklich für die Anwendung auf gefärbtem oder gebleichtem Haar entwickelt sind. Und um Ihretwillen möchte ich Ihnen raten, solch eine Dauerwelle von einem Fachmann ausführen zu lassen. Mit Haar, das sowohl gefärbt als auch dauergewellt ist, ist das Problem der Aussetzung gegenüber den Elementen doppelt oder dreimal so groß. Um also Ihr Haar zu schützen und die Farbe zu erhalten, setzen Sie auf jeden Fall immer einen weißen Hut auf oder binden Sie sich einen weißen Schal um, wenn Sie in direktem Sonnenlicht sind. Wenn Sie im Meer schwimmen wollen, dann reiben Sie Ihr Haar zuerst mit GM-12-Minuten-Conditioner ein, und spülen Sie es nach dem Schwimmen gründlich mit Süßwasser aus. Bevor Sie in chloriertes Wasser gehen, tragen sie eine reichliche Menge Cremespülung auf das trockene Haar auf. Spülen Sie es nach dem Schwimmen mit Süßwasser aus und tragen Sie noch einmal eine kleine Menge Cremespülung auf.

Noch etwas: gefärbtes oder gebleichtes Haar braucht ungefähr doppelt so viel Pflegepackung und Kurpackungen wie jungfräuliches Haar und kann natürlich nicht soviel Behandlungen vertragen. Denken Sie also zweimal nach, bevor Sie Ihr Haar mit einem Fön trocken blasen oder einen Lockenstab benutzen oder irgendein anderes elektrisches Hilfsmittel, das eigentlich für die Struktur von unbehandeltem langen oder auch sehr kurzen Haaren entwickelt wurden. Ihr Haar ist bereits durch die Zufügung von künstlicher Farbe belastet worden – mißhandeln Sie es nicht noch mehr!

Kapitel 8

Locken, Wellen, Glätten

In mehr als fünfundzwanzig Jahren, die ich in meinem Salon dem schönen Haar der Frauen gewidmet habe, habe ich oft eine paradoxe Binsenwahrheit bemerkt: Frauen mit glattem Haar möchten lockiges Haar haben, und Frauen, die lockiges Haar haben, schimpfen darüber und wünschen glattes Haar.

Die Trends der Frisurenmode sind natürlich ein wichtiger Faktor. Ich freue mich aber darüber, daß in den letzten Jahren der Trend zu natürlichem Haar sowohl Frauen mit glattem Haar als auch Frauen mit Naturlocken bewegt hat, ihr Haar so zu lassen, wie es ist.

Dennoch wickeln und glätten immer noch viel zu viel Frauen ihre Haare.

Dauerwellen

Angenommen, Sie haben glattes Haar und wollen es nach außen oder nach innen drehen. Sie können Ihr Haar dazu auf Wickler drehen, das hilft aber nur vorübergehend. Die Dauerwelle ist erfunden worden, um mit einer Technik, die die Natur imitiert, das Problem zu lösen: Im besten Sinne des Wortes ahmt eine Dauerwelle natürliche Wellen nach und hält deshalb wesentlich länger.

Vor ungefähr achtzig Jahren versuchte ein deutscher Friseur namens *Karl Nessler* herauszufinden, wie und warum naturgelocktes Haar natürlich gelockt ist. Er entdeckte, daß glattes Haar rund wie ein Bleistift oder eine Spaghetti ist und gewelltes Haar flach wie eine Bandnudel. Diese Struktur ist für die Locken- oder Wellenbildung verantwortlich. Er stellte auch fest, daß Haare gedehnt werden können, wenn man sie mit Wasser anfeuchtet und anschließend um einen Finger oder auf einen Wickler dreht (was wir als Legen kennen); daraufhin verändert es seine molekulare Struktur, so daß es lockigem Haar ähnelt.

Um aber das Haar auf Dauer zu verändern, war es notwendig, das Haar mit einer chemischen Lösung zu behandeln und dann einzudrehen. Dieses Muster wurde dem Haar mittels eines Agens »eingestempelt«, als eingebautes Gedächtnis gleichsam, so daß sich das Haar gewissermaßen an diese Locke erinnert. *Nessler* experimentierte viele Jahre und brachte 1905 in London die erste Dauerwelle heraus. Er rief damit eine Sensation bei den Frauen hervor, die – damals wie heute – immer bereit sind, das Allerneueste auszuprobieren, um noch schöner zu werden.

Schon 1908 wurde seine Technik in Amerika eingeführt. Zuerst wurde das Haar mit einer Boraxlösung weichgemacht. Nun stellen Sie sich das vor: das ist dieselbe Verbindung, die wir als Kaisers Borax kennen, gepriesen für seine Reinigungseigenschaften. Dann wurde das Haar um Stäbe gewickelt (was wir heute als kleine Wickler kennen), von den Enden bis zur Kopfhaut. Der dritte Schritt war die Anwendung von Hitze. Der erfinderische *Nessler* mußte sich zu diesem Zeitpunkt auf Eisen verlassen, die über einem Gasbrenner erwärmt wurden. Er erwärmte dann sorgsam für eine kurze Zeit die eingedrehten Strähnen einzeln nacheinander. Da zu Anfang jeweils nur eine Locke behandelt werden konnte, bereitete der Vorgang mehrere Stunden Arbeit – ganz im Sinne von *»Man muß für Schönheit leiden«*.

Später erfand *Nessler* dann auch einen elektrischen Wärmer, der den ganzen Kopf auf einmal abdeckte. Nicht daß dadurch das »Martyrium« der Frauen verringert wurde – es machte die ganze Prozedur einfach nur kürzer. Nun wurde jede Strähne nach dem Einweichen mit Borax auf Stäbe gewickelt, und dann wurden diese Stäbe mit einer schauerlich aussehenden Maschine verbunden, die dann alles für ungefähr eine Stunde kochte.

Es gab natürlich auch Rückschläge. Neben der Möglichkeit eines elektrischen Schlages, wenn die Dauerwelle von weniger erfahrenen Technikern angewendet wurden, abgesehen von dem schweren Gewicht all dieser Stäbe und Drähte, abgesehen auch von der wohl gravierenden Schädigung des Haares, das infolge der Behandlung mit den Chemikalien brach oder ausfiel, waren die Ergebnisse nicht besonders ansprechend. Das Haar war wohl gelockt, aber manchmal war es so kraus, daß das arme Opfer sein Haar für ein oder zwei Monate unter Hüten oder Kopftüchern oder Turbans verstecken mußte, bis die Dauerwelle bearbeitbar war.

Später dann, in den 30er Jahren, änderte sich die Lage. Die Lösungen waren verbessert worden, und die Wärme-Apparate waren kein zweifelhaftes Abenteuer mehr. Den Durchbruch erzielte 1934 *A. F. Willat,* ein Ingenieur, mit der kalten Welle – ein Prozeß, der heute fast überall auf der Welt angewandt wird. In der Tat benutzen wir noch heute bei den modernen Dauerwellen Willat-Spitzenpapier. Die alten Methoden haben ausgedient. Während Sie eine Dauerwelle bekommen, müssen Sie nicht mehr wie ein Flüchtling aus einer Weltraumfahrtzeitalter-Folterkammer aussehen.

Die Kaltwelle hängt vor allem von den Chemikalien ab, und die Ergebnisse dieses Prozesses sind nicht nur voraussagbarer geworden, sondern auch viel angenehmer zu erreichen. Das Entscheidende sind die Chemikalien. Obwohl es heute möglich ist, gute Ergebnisse beim Dauerwellen zu erzielen, denken Sie bitte daran, daß jegliche Chemikalie die natürliche Haarstruktur verändert.

Die Dauerwelle erfolgt in vier Schritten:

I. Vorweichen und Eindrehen
II. Auftragen der Well-Lösung
III. Fixieren
IV. Frisieren.

Unsere GM-Dauerwelle ist grundsätzlich für 15–30 cm Länge gedacht und entwickelt.

Vorweichen und Eindrehen

Der erste wichtige Punkt ist, daß das Haar, bevor es auf Rundstäbe oder Lockenwicklern gedreht wird, vorgeweicht werden muß. In meinem Salon weichen wir das Haar immer mit klarem Wasser vor, nicht mit einem chemischen Mittel. Verwendet man hier schon Well-Lösung, können die Haare, die zuerst aufgedreht wurden, lockiger werden als die zuletzt aufgedrehten.

Stellen Sie sich die Ergebnisse vor, wenn der Friseur, der Ihr Haar aufdreht, von seinem Babysitter einen Anruf bekommt oder dringend zur Toilette muß. Die Zeit, die er weg ist, kann einen sehr großen Unterschied bei dem Endprodukt ausmachen. Dann bestimmt auch die Länge Ihres Haares, wie lange und wie viele Lockenwickler notwendig sind, und das kann unter Umständen die Erwartungen über den Haufen werfen, wenn Sie eine chemische Lösung anstelle von Wasser verwenden.

Außerdem aktiviert Wasser die Well-Lösung, und sie haben auf lange Sicht gesehen eine bessere Dauerwelle.

Auftragen der Well-Lösung

Nachdem alle Haare eingedreht sind, wird das Haar mit einer speziellen Well-Lösung behandelt, um die strukturellen »Brückenbindungen« des Haares zu brechen. Diese wird für fünf bis zehn Minuten im Haar belassen (höchstens 18 bis 20 Minuten), abhängig von der Haarstruktur, der Dicke der gewünschten Lockung, so daß, nachdem die Bindungen gelöst sind, die Haare die neue Position annehmen. Das wird Entwicklungszeit genannt. Es hängt von Ihrem Friseur ab, der den Zustand Ihres Haares untersucht und eine vorläufige »Testlocke« gedreht hat und die Stärke der Well-Lösung kennt, zu bestimmen, wie lange die Entwicklungszeit sein soll.

Fixieren

Bevor die Stäbe entfernt werden und Ihr Haar aus der Form der Lockenwickler entlassen wird, müssen die gebrochenen »Brückenbindungen« geflickt und in ihrer neuen Position fixiert werden – so lange, bis genügend Haar nachgewachsen ist. Wenn die Stäbe entfernt werden, bevor das Wellenmuster fixiert worden ist, wird die Dauerwelle ein kompletter Mißerfolg. Fixieren wird durch eine Kombination aus Trocknen und der Anwendung weiterer Chemikalien, der »Fixierung« erreicht.

Wenn die Well-Lösung zu lange eingewirkt hat und das Haar zu stark erweicht wurde, erreicht man auch durch Fixieren keine Welle mehr. Der Grund dafür ist, daß überbehandeltes Haar von den Chemikalien geschädigt worden ist und die Keratinketten gebrochen sind. Wenn das passiert, dann braucht das Haar zunächst eine Ruhe- und Erholungszeit, um seine Gesundheit wieder zu erlangen, bevor es noch einmal mit Chemikalien behandelt werden kann.

Frisieren

Sobald die neuen Bindungen gebildet sind, wird Ihr Haar von den Wicklern befreit. Die Locken sind zuerst noch ein bißchen fester als das gewünschte Endprodukt. Das ist aber geplant, um die Kreation der endgültigen Frisur zu erleichtern.

Um diese zu erreichen, wird das Haar dann in der jeweils erforderlichen Weise eingelegt,wobei anstelle der kleinen Dauerwellenstäbe gewöhnliche Lockenwickler genommen werden. Die eingelegten Haare werden dann wie üblich getrocknet, ausgebürstet und in die gewünschte Frisur gekämmt. Das Endprodukt sollten weiche, natürliche aussehende Wellen sein, die die Erhaltung Ihrer Frisur erleichtern.

Überlegungen zu Dauerwellen

Wie lang ist Ihr Haar?

Dauerwellen werden am besten bei Haar angewandt, das 15 bis 30 cm lang ist. Einer der Gründe, warum längeres Haar nicht mittels Chemikalien gewellt werden sollte, liegt darin, daß es dazu neigt, kraus zu werden. Das macht den Sinn einer Dauerwelle zunichte, sofern Sie Locken und keine Krause haben wollen.

Nach sechs Monaten sind die Haare 7 bis 8 cm länger. Die nachgewachsenen Haare brauchen eine Dauerwelle. Sie können nicht eine neue Dauerwelle auf eine alte Dauewelle aufbringen, ohne sie zu zerstören. Eine halbe Dauerwelle kann man auch nicht machen; das wäre so, als wenn man eine Filmrolle nur halb entwickelt. So müßten Sie also das alte dauergewellte Haar abschneiden. Für eine Frau, die versucht, ihr Haar wirklich lang wachsen zu lassen, ist dies also eine Prozedur, die sich von selbst verbietet.

Bei ziemlich langem Haar (länger als 30 cm) würde ich von einer Dauerwelle abraten. Das Gewicht ihres Haares glättet das Haar auf ganz natürliche Weise und macht so eine Dauerwelle ohnehin nutzlos.

Wie lockig möchten Sie es gern?

Die Größe der Stäbe, die verwendet werden, bestimmt die Größe der Welle oder Locke. Kleine Stäbe, die in einem Abstand von anderthalb bis zweieinhalb Zentimetern positioniert werden, ergeben eine starke Krause. Um eine Formwelle zu erzielen, setzt man dickere Stäbe in Abständen bis zu 5 cm voneinander. An dieser Stelle sollte ich wohl erläutern, was eine Formwelle eigentlich ist. Lockige Haare nehmen mehr Raum in Anspruch, d.h. sie haben mehr Fülle als glatte Haare. Das läßt wellige oder lockige Haare dicker erscheinen.

Ein Trend war der sogenannte Afro-Look, der auf dauergewellten Krissellöckchen beruht. Das ärgerte meine Co-Autorin *Lindsay Rae,* die selbst naturkrause Haare hatte. Nun, ich beneide niemanden um seine Krause, weil dichtes, stark gelocktes Haar das allerschwächste ist. Und außerdem kann krauses Haar niemals diesen spiegelähnlichen Glanz reflektieren, der auf glattem Haar so schön ist.

Wenn Sie diesen Look mit künstlichen Mitteln erreichen wollen, kann das zur völligen Zerstörung Ihres Haares führen. Das Haar ist dann bis zum Geht-nicht-mehr gelockt, übermäßig trocken und läßt sich nur schwer kämmen. Glatte Haare brechen kaum beim Kämmen.Wenn Sie aber drahtartig gekrauste Haare kämmen, brechen sie spätestens beim zweiten oder dritten Kämmen.

Sie werden zum Beispiel niemals stark gekraustes Haar sehen, das bis zu den Knien reicht – eben wegen dieser sehr speziellen Struktur, das Haar ist zu kraus, zu porös. Und in derselben Weise verändern Sie die molekulare Struktur Ihres Haares, wenn Sie glattem Haar die entsprechende Dauerwelle verpassen, um einen Afro-Look zu erreichen – Ihr Haar wird brechen. Letztlich ist die einzige Art und Weise, wie Sie mit solchem Haar umgehen können, die Krissellöckchen abzuschneiden und das Haar natürlich nachwachsen zu lassen.

Umgebung und Klima

Wieviele Locken Sie haben, wird auch von der Jahreszeit bestimmt. Wenn Sie sich zum Beispiel sehr viel draußen an der frischen Luft bewegen, sollten Sie Ihr Haar nicht ausgerechnet unmittelbar vor Sommeranfang dauerwellen lassen, es sei denn, Sie wollten unbedingt solche schwierigen Wuschellöckchen. Wenn Sie dagegen ein Bücherwurm sind und niemals Ihren Fuß an den Strand des Atlantiks oder der Nordsee setzen, dann ist es besser, wenn Sie Ihr Haar zu Sommeranfang dauerwellen, weil es ihm mehr Fülle verleiht.

Darüber hinaus rufen die ultravioletten Strahlen der Sonne Veränderungen in der Kortex des Haares hervor. Wenn Sie das Leben draußen mögen, hat Ihre Dauerwelle eine kürzere Lebensdauer. Der beste Temperaturbereich für eine optimale Haltbarkeit von Dauerwellen ist kühles bis mildes Klima bei einer durchschnittlichen Luftfeuchtigkeit. Wenn Sie also einen großen Teil Ihrer Zeit draußen verbringen, dann bedecken Sie Ihr Haar mit einem Hut oder Kopftuch und passen Sie ganz besonders gut auf, daß Pflegepackungen Ihr Haar in gutem Zustand halten.

Ernährung

Natürliches Haarwachstum wird, wie Sie bis jetzt gelernt haben sollten, in sehr großem Maße davon beeinflußt, was Sie essen, besonders von schwefelhaltigen Aminosäuren. Manchen Ernährungsplänen fehlen die notwendigen Proteine, und wenn die Schwefelmenge nicht aussreicht, um gesundes Haarwachstum zu fördern, dann verträgt Ihr Haar u. U. keine Dauerwelle.

Medikamente

Nicht selten ist Schwefel Medikamenten beigemischt. Dieser Schwefel, der dann im Blut zirkuliert, kann das Wachstum Ihres Haars verzögern, nervöse Anspannung und Streß hervorrufen. Diese Faktoren zusammen können die chemische Struktur Ihres Haares verändern und dafür verantwortlich sein, wie es auf eine Dauerwelle reagiert.

Störungen des hormonellen Gleichgewichts

Hohes Alter, eine Schwangerschaft, die Nachwirkungen einer schweren Krankheit und so weiter können hormonelle Veränderungen bewirken, die sich ihrerseits wieder auf den Kortex auswirken. Sie können eine Dauerwelle mißlingen lassen oder ihre Haltbarkeit beeinträchtigen.

Do-it-yourself-Verfahren

Heute gibt es Produkte im Handel, die eher für den fachmännischen Gebrauch als für Amateure gedacht sind. An dieser Stelle möchte ich Sie an die Bedeutung des Wortes »Amateur« erinnern: Es ist ein Mensch, der sich mit dem Streben nach Vergnügen beschäftigt (weil er oder sie »liebt«, vom lateinischen »amare« lieben).

Wenn Sie Ihr Haar wirklich lieben, dann ist der beste Tip, alle chemischen Prozeduren den Fachleuten zu überlassen, die wissen, womit sie es zu tun haben. Es kann sein, daß Sie Expertin sind, im Waschen oder im Frisieren Ihres Haares oder in der haargerechten Pflege mit Packungen – und ich hoffe, daß Sie das auch wirklich sind, nachdem Sie dieses Buch gelesen haben. Wenn Sie sich aber in die Höhen des Haarfärbens und des Dauerwellenlegens aufschwingen wollen, dann fordern Sie nur das Schicksal heraus.

Ich habe ein Boot, eines meiner Lieblingsbesitztümer, und ich denke gern, daß ich ein liebender und wissender Amateur in bezug auf dieses Boot, die *Nubi II*, bin. Ich bin stolz auf meine Fähigkeit, die *Nubi* in und aus ihrer Anlegebox zu manövrieren; ich fühle mich sicher, wenn meine *Nubi* überholt worden ist. Ich verstehe sogar den Motor, den Vergaser, die Kolben und die Umsetzer. Aber ich verstehe gerade soviel, daß ich weiß, wenn ich richtigen Ärger habe und es Zeit ist, Fachleute zu beauftragen. Es ist nichts dabei, wenn Sie zugeben, daß Fachleute es besser machen, als Sie es selbst mit der allergrößten Liebe könnten. Und dieses ist eines der besten Geheimnisse der hübschesten Frauen auf der Welt: zu wissen, wann es Zeit wird, einen Fachmann zu fragen.

Nachdem ich Sie nun ziemlich grob angefaßt habe, möchte ich Ihnen noch einige Vorsichtsmaßregeln mit auf den Weg geben, falls

Sie sich dennoch entschließen sollten, eine Dauerwelle selbst zu machen.

1. Bitte lesen Sie die Anleitung nicht ein-, nicht zwei-, sondern mindestens dreimal durch, bevor Sie sich in ein solches Abenteuer stürzen. Machen Sie immer erst eine Testlocke, um festzustellen, wie Ihr Haar auf die Chemikalien reagiert, so wie es auch ein Fachmann in einem Frisiersalon tut. Versuchen Sie, möglichst nicht nur die Testlocke, sondern die ganze Dauerwelle bei einer Temperatur von 20–22 °C durchzuführen. Das entspricht dem Temperaturbereich, für den die Dauerwelle ursprünglich entwickelt wurde. Jedes Grad mehr beschleunigt die Dauerwelle. Eine kühlere Umgebung bedeutet, daß die Einwirkung des Wellpräparates länger dauert.
2. Versuchen Sie niemals, zwei chemische Anwendungen auf einmal zu machen. Wenn Sie Ihr Haar färben oder bleichen wollen, dann planen Sie die Dauerwelle mindestens zwei Wochen vorher. Die Dauerwelle sollte immer zuerst gemacht werden. Und außerdem sollten Sie ein Färbe- oder Bleichmittel verwenden, das speziell für dauergewelltes Haar geeignet ist.
3. Wenn Sie Ihr Haar verpfuscht haben, dann versuchen Sie nicht, es damit wieder gutzumachen, daß Sie noch eine zweite Dauerwelle versuchen. Bitte warten Sie damit, bis das geschädigte Haar herausgewachsen ist – oder schneiden Sie es ab. Die übermäßige Anwendung scharfer Chemikalien kann nur schaden.

Der gerade und der schwierige Weg

In all den Jahren, die ich mit Frauen zusammengearbeitet habe, bin ich immer wieder von ihren verwegenen und aberteuerlustigen Unternehmungen zur Selbstverschönerung beeindruckt. Wenn ich Medaillen für Tapferkeit zu vergeben hätte, dann würden die höchsten Auszeichnungen die Frauen bekommen, die ihr Haar glätten – weil es wirklich gefährlich ist, diesen Weg einzuschlagen.

Viele Frauen denken, daß das Glätten des Haares auf derselben Prozedur wie die Dauerwelle beruht. Das ist aber nicht richtig.

Die Chemikalien, die für das Glätten verwendet werden, ähneln denen in Haarentfernungscremes. Sie können mir glauben, daß ich einige Glättergebnisse gesehen habe, die wie ein Alptraum waren (ganz besonders dann, wenn es zu Hause durchgeführt wurde). In diesen Fällen wäre es besser gewesen, wenn die Frauen ihre Haare tatsächlich entfernt und ganz von vorn angefangen hätten.

Ich halte also nichts vom Glätten, weder zu Hause noch in einem Frisiersalon. Es ist beinahe unmöglich, krauses Haar ohne ernsthafte Schäden dauerhaft zu entkrausen. Wenn Sie hellhäutig sind, dann dringen die Chemikalien bis in die Medulla des Haares ein, und wenn sie sie erreichen, dann kann die Wurzel sterben! Wenn Sie dunkelhäutig sind, hat ihr Haar gar keine Medulla, daher können die Chemikalien nicht die Wurzel zerstören. Stattdessen zerstören sie das Haar selbst. Glätten, das sollten Sie sich klarmachen, ist ähnlich wie Bleichen. Es muß in regelmäßigen Intervallen wiederholt werden. Innerhalb eines oder zweier Jahre fordert fortgesetztes Glätten seinen Tribut, ein Preis, der viel zu hoch ist im Verhältnis zu den kurzfristigen Vorteilen.

Es gibt aber noch andere Probleme beim Glätten, falls Sie noch mehr Begründungen brauchen, um sich zu überzeugen. Grobes Haar ist einfacher zu glätten, weil es kräftiger ist (aber grobes Haar ist sowieso meistens nicht sehr kraus). Feines Haar – der Typ, der zu starker Krause neigt – ist auch viel zarter und kann ohnehin niemals richtig geglättet werden. Im letzteren Fall ist alles, was Sie tun können, einiges von der Krause zu entfernen. Gleichzeitig entfernt das Glätten aber auch alle Spannkraft, so daß Sie mit einem sehr feinen, schlaffen, störrischen Nichts von Haar zurückbleiben, womit Sie sowieso nichts anfangen können.

Wenn Sie Ihr Haar schon unbedingt glätten wollen, sollte es wenigstens jungfräulich sein. Bei gebleichtem oder gefärbtem Haar vervielfachen sich die Gefahren, die die Verwendung von chemischen Glättemitteln mit sich bringen. Sie müssenn sich für die eine oder andere Alternative entscheiden: Wollen Sie blondes Haar? Oder wollen Sie glattes Haar? Versuchen Sie nicht auf zwei Hochzeiten zu tanzen!

Wie zähmt man krauses Haar?

Es ist schwierig, die Krause aus kurzem Haar herauszuhalten, besonders bei feuchter Witterung. Ich habe mehr Frauen mit natürlichen Wuschellocken während des Sommers gesehen, und obwohl mir persönlich dieser Stil nicht gefällt, bin ich sicher, daß warmes Wetter die Haarpflege für diese geschorenen *Shirley Temples* erheblich erleichtert. Ob nun Haar natürlich gelockt ist oder durch eine Dauerwelle – man kann es weder bürsten noch kämmen, ohne es zu schädigen. Durch glattes Haar gleitet der Kamm, ohne steckenzubleiben. Bei Wuschellöckchen jedoch neigt selbst kurzes Haar dazu, sich zu verheddern. Nach dem Vergnügen eines sorgenfreien Sommers sollte jede Frau mit kurzem krausem Haar eine vom Fachmann durchgeführte pflegende Haarkur machen.

In jeder Zeit aber ist kurzes, krauses Haar besser handhabbar, wenn es in einer einheitlichen Länge und nicht stufig geschnitten ist. Selbst ein Kadettenschnitt wird etwas glatter, wenn er überall 7,5 cm lang geschnitten ist. Eine andere natürliche Art, kurzes krauses Haar zu glätten, hat mir eine meiner wenigen kurzhaarigen Kundinnen beigebracht. Ich möchte an dieser Stelle sagen, daß ich über all die Jahre hinweg von meinen Kundinnen viele Tricks gelernt habe. Schließlich ist es die Besitzerin, die mit dem Haar täglich umzugehen hat, die weiß, wann es sich gut oder schlecht benimmt. *Angela* (die ganz krauses Haar hat, das wirklich hübsch aussieht), hat ihr Haar immer gegen den Strich frisiert, d. h. in die entgegengesetzte Richtung, wie sie es gern tragen möchte. Wenn sie ihr Haar ausbürstet, ist es soweit gezähmt, daß sie glatte Frisuren ohne Locken tragen kann.

Die beste Art, gewelltes oder krauses Haar zu glätten ist, es lang zu tragen. Die ganze Länge und folglich das Gewicht des Haars helfen dabei, die Locken zu strecken! Die wunderschöne Frau und sagenhafte Volkssängerin *Judy Collins* zum Beispiel hat sehr welliges Haar, das weich aussieht, weil es lang ist. Auf der anderen Seite schien *Ali McGraw* glattes Haar zu haben, bis sie es abschnitt – und siehe da, die Krause war wieder da. Es gibt da noch eine andere sagenhaft wirksame Weise, eine vorübergehende Glättung zu erreichen, die wir den Kundinnen empfehlen, die gewelltes oder krauses Haar haben, das über die Schultern reicht. Diese Methode nennen wir »Einwickeln«.

Nachdem das Haar gewaschen ist, kämmen Sie es vorsichtig durch. Machen Sie den üblichen Scheitel und feuchten Sie, falls nötig, das Haar noch einmal an. Beginnen Sie, das Haar an der Kopfkrone einzudrehen. Teilen Sie es in 5 cm breite Strähnen, so daß Sie zwei oder drei Lockenwickler auf dem Oberkopf haben.

Dann arbeiten Sie sich an den Seiten des Kopfes entlang, nehmen Sie eine Strähne auf jeder Seite (ungefähr 5 cm breit), wickeln Sie sie in eine Schleife und befestigen sie diese fürs erste nahe bei den Lockenwicklern. Nun beginnen Sie an der rechten Vorderfront nahe den Schläfen, das Haar bis auf die Kopfhaut durchzukämmen und wickeln Sie eine 7 bis 12 cm breite Strähne um den Kopf, von der rechten Seite her rundherum nach hinten links, und halten Sie dabei das Haar so gerade und glatt wie nur irgend möglich. Dann nehmen Sie eine andere Strähne von weiter hinten und wickeln sie nach rechts, bringen an verschiedenen Punkten kleine Haarnadeln an, um die Enden zu befestigen. Fahren Sie fort, nach rechts zu wickeln, und fangen Sie die Enden mit Haarnadeln.

Wenn das ganze Haar aufgewickelt ist, dann nehmen Sie zwei Strähnen auf dem Oberkopf, die sie zur Schleife geschlungen haben, und drehen Sie sie auf Lockenwickler, um eine füllige, gerundete Oberkopfform zu erreichen. Nachdem Sie das so für zehn Minuten trocknen lassen, entfernen Sie alle Nadeln und Wickler und bürsten die Haare in die endgültige Frisur.

Sie sollten Ihr Haar niemals bei hohen Temperaturen aufwickeln, weil dann Ihre Kopfhaut zu schwitzen anfängt. Dann wird alles wieder kraus. Bei feuchter Witterung wickeln Sie Ihr Haar wie beschrieben auf die rechte Seite und setzen sich für zehn Minuten unter die Trockenhaube; dann wickeln Sie es auf die linke Seite und trocknen nochmal für zehn Minuten. Das entgegengesetzte Wickeln ist auch gut, um die Durchblutung wiederherzustellen. So bleibt ihr Haar für einige Tage glatt.

Teil III

Wie sehe ich denn aus?

Kapitel 9

Die besten Schnitte

Ihr Haar ist nicht nur der Schutz, den Gott Ihnen gegeben hat, um ihren Kopf zu schützen, nicht nur ein wundervolles und wunderschönes Schmuckwerk, sondern es zeigt wie ein Barometer an, wie Sie sich selbst fühlen.

Wenn Sie traurig, niedergeschlagen, wütend oder böse sind, wenn Ihr Leben nicht so verläuft, wie Sie es gern möchten, dann ist sehr häufig Ihr Haar das erste Opfer dieser Gemütsverfassung. Wenn es Ihnen hilft, lassen Sie Ihre Haare schneiden. Wenn Ihnen ein Haarschnitt wirklich Erleichterung bringen kann, dann würde sogar ich, der ich der »Langhaar-Zar« genannt werde, zähneknirschend zustimmen.

Es gibt da auch einen entgegengesetzten Ansatz, und den kann man bei Frauen mit sehr, sehr langem Haar sehen: Sie können es nicht ertragen, sich auch nur von einem einzigen Zentimeter ihres Haares zu trennen. Diese scherenscheue Einstellung beruht zweifelsohne auf Erfahrungen (entweder tatsächlich erlebte oder lediglich befürchtete) mit Durchschnittsfriseuren, die nur mit Haar umgehen können, das nicht länger als 15 cm ist. Sie wissen einfach nicht, was sie mit langem Haar anfangen sollen – deshalb empfehlen sie häufig, es abzuschneiden – und zwar sehr kurz!

Aber selbst meine Kundinnen mit ganz langen Haaren, die sich bei mir sicher fühlen, wissen, daß jedes Haar – egal wie lang – in festgesetzten Zeitabständen nachgeschnitten werden sollte (ungefähr sechsmal im Jahr). Haar wächst nicht hübsch und ebenmäßig in einem computerprogrammierten Muster. Denken Sie an den allerfeinsten Rasen in Ihrer Nachbarschaft, und Sie wissen, was ich meine: Der Rasen muß einmal wöchentlich geschnitten werden, weil auch Gras nicht gleichmäßig wächst.

Bei den frühesten Haarschnitten war die Schönheit nicht das Wichtigste. Die Höhlenmenschen, die neben vielem anderen Graffiti, Barbecues und den männlichen Chauvinismus erfanden, waren auch die ersten Barbiere – man kann sie schwerlich »Verschönerungskünstler« nennen, auch nicht im weitesten Sinne des Wortes – eher im Gegenteil. Ursprünglich jagte der homo sapiens nur zum Vergnügen – er war Vegetarier, der niemals Fleisch geschmeckt hatte. Als die Menschen dann das gebratene Fleisch von Wild, das sich in Waldfeuern verfangen hatte, schnupperten, versuchten sie es. Dieses Fleisch war natürlich gut durchgebraten. So begannen sie dann ernsthaft auf die Jagd zu gehen – zum Überleben. Und langes Haar war dabei im Wege. Ihre »Schneide«-Technik beruhte darauf, eine brennende Fackel an das Ende des langen Haares zu halten, um den unerwünschten Überschuß abzusengen, und die Haarenden in kaltes Wasser zu stecken, um das Feuer zu stoppen.

Diese »Verschönerung« war auf die männlichen Exemplare der Spezies beschränkt. Es war praktischer, wenn die Frauen langes Haar trugen, so daß sie von Ihren wilden Männern in die Höhlen geschleift werden konnten.

Halten Sie Ihre Haare vom Feuer fern!

Es war der Anfang einiger barbarischer Haarschneidemethoden, die noch heute existieren. Eine Variation des Absengens wird zur Zeit in einigen Trendsetter-Schönheitssalons als Vorbeugung gegen Spliß angewandt. Dabei wird angenommen, daß die Medulla in der Mitte des Haarschafts als eine Art Kanal dient, aus welchem verschiedene »Säfte« herausfließen, die folglich für das Haar verloren sind. Das Absengen soll diese Röhre versiegeln, den Verlust verhindern und folglich Spliß vermeiden. Die Medulla ist eine hohle Röhre – gebildet aus einzelnen Zellen, die in zwei oder vier Reihen angeordnet sind. In manchen Fällen ist sie in verschiedene Teile zerbrochen oder fehlt vollständig. Das Haar trocknet aus und spaltet sich, weil der Kortex Feuchtigkeit über die Kutikula verliert – nicht über die Medulla.

Das Absengen ist außerordentlich schädigend für die Haarzellen. Obendrein ist es wirklich unmöglich zu garantieren, daß nur die gespaltenen Enden verbrennen. Realistisch gesehen, betrifft es auch immer die unschuldigen Nachbarn, die sich bester Gesundheit erfreuen.

Gespaltene Enden sind ein weit verbreitetes Haarproblem. Die beste Methode, sie zu vermeiden, besteht in der Beachtung der Haarpflegeregeln, von denen ich Ihnen in den vorangegangenen Kapiteln so viel erzählt habe. Dennoch treten diese spröden Spitzen bis zu einem bestimmten Grad auf jedem Kopf auf, und das einzig relevante Mittel zu deren Entfernung ist eine Schere. Aber Sie sollten das Kind nicht mit dem Bade ausschütten und alle Haare abschneiden, nur um die gespaltenen Spitzen loszuwerden. Ich hatte viele Kundinnen mit taillenlangem oder längerem Haar, die sich anfangs fürchteten, in den Salon zu kommen, weil sie dachten, daß wir Ihre Haare bis zu den Ohren hinauf abschneiden müßten, um die beschädigten Irrgänger zu entfernen.

Ich habe eine spezielle Technik erfunden, und wenn Sie Ihre gespaltenen Spitzen entfernen lassen müssen, achten Sie darauf, daß der Friseur, den Sie aufsuchen, die nachfolgend beschriebene Methode befolgt.

Wie man Spliß entfernt

1. Nehmen Sie eine dünne Haarsträhne, ungefähr einen Zentimeter Durchmesser. Das Haar muß trocken sein.
2. Drehen Sie die Strähne sorgfältig in sich selbst, bis die geschädigten Spitzen vorstehen. Und denken Sie immer daran, daß diese unmittelbar an der Kopfhaut beginnen und über die ganze Länge erscheinen können.
3. Halten Sie nun die Schere im rechten Winkel zu der Strähne, entfernen Sie nur die ausgetrockneten oder beschädigten Spitzen. Achten Sie darauf, daß Sie ausschließlich mit der Spitze der Schere schneiden.
4. Gehen Sie nun, immer diese Methode befolgend, in kleinen Abschnitten die ganze Strähne entlang; so stutzen Sie Ihr Haar nicht in der Gesamtlänge, sondern Sie entfernen nur trockene und gespaltene Spitzen.

5. Fahren Sie mit dieser Methode fort, bis Sie das Stutzen beendet haben. Das kann 10 bis 45 Minuten dauern. Die Dauer hängt ganz davon ab, wie weit und zu welchem Ausmaß der Schaden fortgeschritten ist, und davon, wie lang Ihr Haar ist. Denken Sie daran, alles was nicht Spliß ist, nicht abzuschneiden!

Ausdünnen

Ein anderes Meisterstück wird von solchen Barbieren ausgeführt, die an das Ausdünnen von Haar glauben. Das ist Unsinn. Das Leben selbst dünnt das Haar aus durch Alter, Krankheiten, Schwierigkeiten, Sorgen, Überbeanspruchung, durch Wind und Wetter, dauernde Mißhandlung oder schiere Unwissenheit (Ihre eigene oder, leider, in manchen Fällen, die von sogenannten Fachleuten). Wenn Haar dicht ist oder wenn es nicht korrekt geschnitten, nicht haargerecht gepflegt und gebändigt wurde, dann ist ein »Kahlschlag« dennoch nicht die Methode der Wahl. Ich selbst besitze nicht einmal ein Paar Dünnungsscheren oder eines dieser rasiermesserähnlichen Werkzeuge.

Rasierklingen sind zum Rasieren da

Rasierklingen sind nur dazu da, um unerwünschtes Haar zu entfernen (an Beinen oder Unterarmen), sie sind nicht für den Einsatz gegen die Haare gedacht, die man liebt. Für mich ist eine Rasierklinge wie eine Guillotine für das Haar, die nur negative Ergebnisse verursacht: diese zotteligen, unebenen, geschichteten, stufigen Haarschnitte, die in und aus der Mode kommen (sehr zur Enttäuschung der Frau, die versucht, diesen Stil herauswachsen zu lassen), oder die Zerstörung des Haares, das mit dieser Methode zu Tode behandelt wurde. Mit einer Rasierklinge wird das Haar schräg geschnitten; dadurch wird das dachziegelartige Muster unterbrochen und das Haar steht ab – es spaltet sich. Mit der Schere dagegen wird es ganz glatt quer über den Haarschaft hinweg im rechten Winkel geschnitten. Dieser stumpfe Schnitt vermindert die Möglichkeit des Ausfransens.

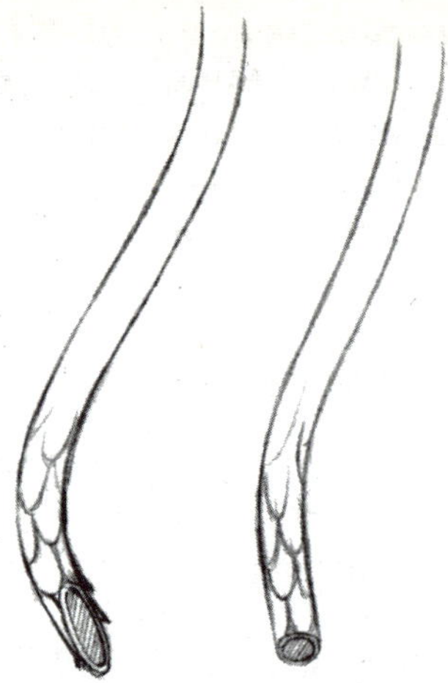

Haar, das mit einem Rasiermesser geschnitten wurde (links); Haar, das stumpf geschnitten wurde (rechts).

Plädoyer für eine einheitliche Haarlänge

Köpfe, die durch Stufenschnitte mit dem Rasiermesser verstümmelt wurden, sind wie Stiefkinder ... bevor ich sie adoptiere und mich wie ein Vater um sie sorge, bis sie wieder geheilt sind. Von Stufenschnitten halte ich aus mehreren Gründen – manche ästhetisch, manche wissenschaftlich – wenig. Ponyfransen zum Beispiel sind die schwärzesten Schafe.

Führen Sie einmal selbst den folgenden »Labortest« aus, wenn sie die Tatsachen über ungleiche Haarlängen überprüfen wollen: Nehmen Sie ein kleines Säugetier, das sein Haarkleid nicht wechselt, wie z. B. einen Pudel, und rasieren Sie die Haare an einem Bein. Innerhalb von zwei bis drei Wochen beginnt das Haar an dem anderen Bein auszufallen – gemäß Mutter Naturs eigenem Angleichungsmuster.

Ein überaus eindrucksvolles Beispiel ist die Geschichte der sieben Sutherland-Schwestern. Sie waren die Töchter von *Fletcher Sutherland,* der um die Jahrhundertwende an den Niagarafällen Priester war. Die Schwestern hatten alle herrliches langes Haar –

zusammengenommen eine Länge von 15 m. Das bedeutet, daß die Mähne jedes dieser Mädchen mindestens bis auf den Boden reichte, da sie alle nur etwa 1,50 m groß waren.

Zirkusbesitzer überzeugten Herrn *Sutherland,* daß er seine Töchter mit auf Tour gehen lassen sollte (sie entwickelten ein spezielles, aber völlig wirkungsloses Haartonikum für Leute, die ebenso phantastisches Haar haben wollten). Man konnte die Sutherland-Schwestern nun aber nicht als hübsch bezeichnen – mit Ausnahme von *Ethel* – einzig und allein ihr Haar war schön. Deshalb entschieden die Veranstalter, die Gesichter der Mädchen durch das Schneiden von kleinen Fransen und Ponys und Koteletten zu verbessern. Sehr bald verschwand das Haar durch den natürlichen Angleichungsprozeß: Das Haar der einen Schwester schrumpfte auf Knielänge; bei den anderen Schwestern war die Abnahme noch größer, weil ein Pony oder die Seitenhaare drastisch geschnitten worden waren. Innerhalb eines Jahres war die Gesamtlänge des Haares der Schwestern nur noch 9 m.

Obwohl mir diese Geschichte schon 1936 über den Weg lief, als ich mich um mein Medizinstudium kümmerte, ist schon häufig von diesem Phänomen berichtet worden, aber bislang immer noch nicht erklärt worden. In meinem eigenen Salon habe ich Hunderte von Fällen gesehen, die ich »Angleichung« nennen würde. Die Natur selbst hat die Tendenz, die Haarlänge über den ganzen Kopf auszugleichen.

Ein Beispiel dafür war auch *Brigitte Bardot.* Vor einigen Jahren bekam ich einen Brief von jemandem, der behauptete, ihr Friseur zu sein. Obwohl ich niemals persönlich mit Frau *Bardot* gearbeitet habe, haben mich ihre Ponyfransen immer gestört – ihr Haar war für meinen Geschmack nicht klassisch genug. Ich wollte ihr immer sagen, daß sie ihr Haar auf eine Länge herauswachsen lassen sollte. Als ich diesen Brief bekam, der um Hilfe bat, erfuhr ich, welche Produkte sie benutzte, welche Probleme sie mit der Textur und der Dicke ihrer Haare hatte. Natürlich wußte ich nicht, ob der Brief tatsächlich von ihrem Friseur, einer gutmeinenden Freundin oder von Frau *Bardot* persönlich stammte. Ich verbrachte einige Wochen damit, einen Brief mit meinen Empfehlungen aufzusetzen. Obwohl ich niemals eine Antwort bekam, war ich froh, einige

Jahre später zu sehen, daß *Brigitte Bardots* Haar eine Länge hatte; es sah viel besser aus und war in einem hervorragenden Zustand und viel üppiger als früher.

Und noch eine andere Überlegung: Denken Sie an die Zeit, die damit vergeht, bis Ponyfransen oder irgendein anderer Stufenschnitt herausgewachsen ist. Wenn Sie schulterlanges Haar haben und es bei dieser Länge halten möchten, so dauert es mindestens zwei Jahre, bis der Pony aufgeholt hat.

Der Hauptgrund, warum ich gegen Stufenschnitte und für eine einheitliche Länge bin, ist wohl der, daß langes, perfekt geschnittenes Haar mit seinem Glanz einem schönen Spiegel ähnelt. Nun nehmen Sie einen Stein und schleudern Sie ihn gegen einen Spiegel. Stellen Sie sich lebhaft vor, wie dieses enorme Splittern der Linien die Oberfläche des glänzenden Spiegels verzerrt und zerstört. Glattes Haar, das auf eine Länge geschnitten ist, wird immer sein spiegelgleiches Aussehen bewahren, selbst wenn es 10 oder 15 cm lang ist. Sauber geschnitten hat das Haar dann über den ganzen Kopf dieselbe Länge – nur im Nacken ist es angestuft, um Form zu geben.

Die *George-Michael*-Haarschneidetechnik

Ob ich nun einen schwingenden Flip-Haarschnitt gestalte oder taillenlanges Haar schneide, ich halte mich immer an dieselbe Regel, die sich für mich und meine Kundinnen am besten bewährt hat: Das Haar wird gewaschen und vollständig getrocknet, bevor ich meine Schere auch nur anfasse.

Viele Friseure haben die Vorstellung, daß man Haar nur dann auf eine gerade Linie ziehen kann, wenn es feucht ist. Nun, obwohl sie die rechte Vorstellung von Elastizität haben, liegen sie doch völlig falsch mit dieser Praxis. Feuchtes Haar ist schon um ein Sechstel oder ein Achtel seiner Länge gedehnt (das ist dann auch der Grund, warum das Haar bricht, wenn man es feucht bürstet – die Elastizität ist minimal). Krauses Haar zum Beispiel kann, wenn es feucht geschnitten wird, überdehnt werden; wenn Sie es hingegen waschen, legen und trocknen, ist es viel glatter und wesentlich elastischer.

Ein anderer Grund, warum ich nur trockenes Haar schneide, liegt darin, daß die meisten meiner Kundinnen weder Nixen noch Meisterschwimmerinnen sind, die den ganzen Tag über mit nassem Haar herumlaufen. Haare sollten unter denselben Bedingungen geschnitten werden, unter denen sie für gewöhnlich getragen werden – das heißt trocken. Außerdem kann ich, wenn ich das Haar trocken schneide, das Ergebnis sofort sehen, ebenso wie Sie als Kundin. Wenn es noch feucht ist, muß das Haar entweder geföhnt werden (was ich niemals tue), oder zuerst gelegt und anschließend unter der Haube oder an der Luft getrocknet werden. Das bedeutet, daß es einige Zeit dauert, bis man die Umwandlung richtig einschätzen kann. Ein Haarschnitt sollte eine unmittelbare Verbesserung darstellen – ebenso wie man versucht, durch eine Operation sofortige Erleichterung eines medizinischen Problems zu verschaffen. Diese Verbesserung sollte unabhängig davon sein, wie lang oder wie kurz, wie dicht oder wie dünn das Haar ist.

Der Gebrauch der Schere macht mich nicht nur zu einer Art Chirurg, sondern auch zu einem Künstler. Und als Künstler möchte ich mich an dem ästhetischen Vergnügen, mit sauberem, seidigem Haar zu arbeiten – im Gegensatz zu fettigen, schuppigen, sprayverklebten Haaren – erfreuen. Ein Stylist muß inspiriert werden, um die rechte Linie zu finden, wo das Haar fallen sollte, und nur sauberes, trockenes Haar gibt mir die Möglichkeit, einen meisterhaften Schnitt auszuführen.

Die Bedeutung dieser ästhetischen Betrachtungen wurde vor nicht allzu langer Zeit von einer meiner langjährigen Meisterfriseusen unterstrichen, die für einige Zeit nach Philadelphia ziehen mußte. Dort fand sie eine Stelle in einem Herrensalon, und schon bald beherrschte sie jene Schneidetechnik, bei der man in der einen Hand einen Kamm und in der anderen eine Schere hält. Sie erzählte mir: *»Das macht man, weil einige Männer manchmal so schmutzige Haare haben, daß selbst der Friseur dieses Haar nicht mit seinen Händen anfassen mag.«* Das hat sich natürlich größtenteils geändert – auch bei Mämnnern wird das Haar gewaschen, bevor es geschnitten wird … aber früher war es oft so.

Ich ziehe es auch vor, das Haar zu legen, bevor ich es schneide, weil mir das die Schwingrichtung angibt. Dann kann ich in der

Weise schneiden und stutzen, wie es das Haar möchte und nicht wie irgendein Schnitt es verlangt, der in einer Zeitschrift oder Zeitung vorgegeben ist.

Auch langes Haar muß geschnitten werden

Die meisten Leute nehmen an, daß sie langes Haar einfach bedenkenlos wachsen und wachsen und wachsen lassen können. Ein guter Haarschnitt ist aber, egal wie lang, immer zum Körper proportioniert. Der Kopf eines Menschen entspricht einem Siebtel der Gesamtkörpergröße: dies gilt für Kinder ebenso wie für Erwachsene. Nur bei Zwergen sind die Köpfe proportional größer. Aus diesem Grund gibt es sieben unterschiedliche Haarlängen, die den natürlichen Biegungen des Körpers entsprechen: die Flip-Länge (zwischen Kinn und Schulter), die Brust-Länge, die Taillen-Länge, gefolgt von der Hüft-Länge und der Knie-Länge, Waden-Länge, Boden-Länge.

In meinem Salon sind Frauen mit einer dazwischen liegenden Haarlänge diejenigen, die ihr Haar zur nächsten Länge wachsen lassen.

Die Überlegungen zur Länge und zum Schnitt sollten immer von der Haarstruktur, der Form des Kopfes und des Körpers geleitet werden – nicht nur von dem Gesicht. Die besten Friseure der Welt bestehen immer auf diesen Proportionen.

Die große Entscheidung

Angenommen, Sie haben taillenlanges oder knielanges Haar, und Sie haben sich überlegt, daß Sie es kürzer geschnitten haben wollen.

Zuerst würde ich versuchen, Ihre Meinung zu ändern. Sie haben über all diese Jahre, drei, vier, fünf, vielleicht Jahre, hart gearbeitet, um diese schwingende, glänzende, rundum gleichlange Mähne zu erreichen, und nun wollen Sie sie abschneiden lassen? Ich würde Sie nach dem Warum fragen. Es wird gesagt, daß eine Frau nur von ihrem Friseur und ihrem Psychiater wirklich verstanden wird, und ich glaube, daß das stimmt, weil Frauen zu uns sehr

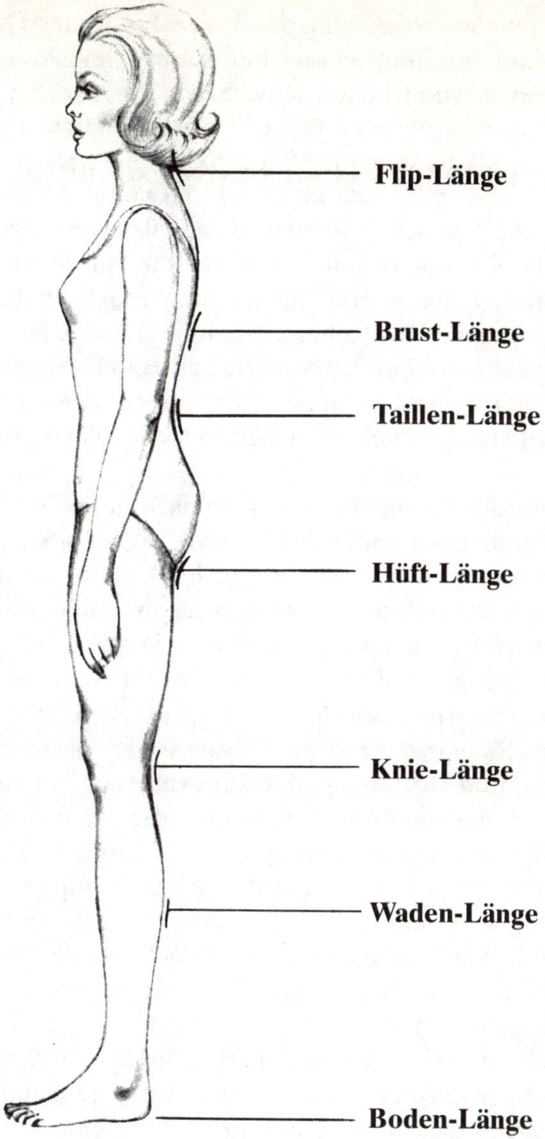

Haarlängen, die den natürlichen Kurven des Körpers entsprechen.

offen sprechen. Mag sein, daß Sie während des Tages bei Ihrem Schlachter vorbeikommen, aber während Sie zwei Lendensteaks bestellen, können Sie nur schlecht mit ihm darüber reden, warum Sie erschöpft, niedergeschlagen oder so herrlich glücklich sind. Ich aber, als Friseur und Psychologe, höre zu, wenn eine Frau erzählt, warum sie sich diese wunderwollen Haare abschneiden lassen will. Wenn ihre Entscheidung überstürzt erscheint, als eine unüberlegte, vorschnelle Tat, um irgendeine Enttäuschung zu überwinden, dann rate ich ihr, die alte Schneiderweisheit zu befolgen, die das Abschneiden eines Rocksaumes betrifft: *»miß siebenmal und schneide einmal«*. Ich erinnere sie daran, daß Haar als Objekt für rasche Impulshandlungen ungeeignet ist, weil sie es nicht nach Belieben entfernen und wieder wachsen lassen kann.

Wenn der Grund für ihren Wunsch darin liegt, daß sie nach einem ganz bestimmten Haarschnitt verrückt ist, dann versuche ich ihr zu zeigen, wie sie das gleiche Aussehen mit langem Haar erreichen kann. Manchmal kann schon eine einfache Änderung der Frisur die Haarlänge erhalten ... Die Faustregel ist folgende: ändern Sie lieber Ihre Frisur, experimentieren Sie eher mit verschiedenen Stilen, als daß Sie die kürzere Länge wählen. Oder kaufen Sie eine Perücke. Kaufen Sie zwei, drei oder vier Perücken und verändern Sie Ihr Aussehen genauso, wie Sie es möchten, und immer dann, wenn Sie es möchten, so wie es die wandlungsfreudigen Schauspielerinnen tun, die ihr Haar lieben.

Manchmal sind die psychologischen Gründe gut verständlich. Nehmen Sie einmal an, eine Frau ist in ihren Vierzigern und hat viele Jahre lang einen Knoten getragen, so wie ihr Mann es gern mochte und wie es praktisch war, weil sie sehr beschäftigt war: mit den Kindern, Ihrem Haus, ihrer freiwilligen Arbeit beim Verein. Nun sind die Kinder auf der Universität und der Ehemann fängt an, jüngeren Frauen den Hof zu machen, und sie möchte ihr Haar von seiner Fessel befreien, einfach anders aussehen.

Oder eine Fünfundreißigjährige geht gerade durch eine Scheidung, und ein neues Aussehen ist wichtig für ihren neuen Lebensstil – genauso wie sie endlich einige neue Kleider gekauft hat und sich um ihr Make-Up und ihre Figur kümmert.

Sie möchte, daß Ihr Haar lebendiger aussieht und sich freier fühlt. Vielleicht hat sie bei ihrer neuen Stelle oder in ihrer neuen Lebensposition nicht die Zeit, einmal wöchentlich drei bis vier Stunden damit zuzubringen, ihr langes Haar zu waschen und zu trocknen. Oder vielleicht möchte sie einfach nur eine Abwechslung. Merkwürdigerweise werden alle größeren Haarschnitte bei Frauen mit taillenlangem oder längerem Haar immer im August oder in der letzten Dezemberwoche ausgeführt. Ich habe keine Ahnung, durch welche magischen Einflüsse, durch welche übernatürlichen Kräfte das so ist; aber es ist nichtsdestotrotz wahr. Wenn ich all die Pferdeschwänze in meiner Sammlung aufliste (von den Haaren, die Frauen nicht als Erinnerungsstücke oder für Haarteile behalten möchten), dann liegen die Daten zu 90 % im August oder Dezember.

Der gleiche Beweggrund für eine Änderung trifft auch auf eine Einwanderin zu, die nach Amerika kommt, um ganz neu anzufangen. Ihre Einstellung ist: *»Ich werde mein Leben nochmal neu beginnen, ich möchte wie eine Amerikanerin aussehen und nicht wie eine Chinesin oder eine Schwedin.«* Und ab mit dem prächtigen Haar. Sie hat sich für das Abschneiden Ihres Haares nicht erst an diesem Tag entschieden. Sie hat schon daran gedacht, als sie ihre Auswanderungspapiere anforderte und als sie den Ozean in einem Schiff oder einem Flugzeug überquerte.

Ich respektiere eine solche Entscheidung. Und ich tue das gern, wenn es ein wohldurchdachtes Urteil ist, wie gesagt, und wenn es sich nicht nur um einen Impuls handelt, um andere Probleme zu verschleiern. Es gibt viele Umstände, auch, daß langes, offenes Haar einfach nicht sehr praktisch ist und die Frau es nur noch lang tragen kann, wenn es geflochten ist. Dann ist langes Haar unsinnig und auch ästhetisch nicht mehr vertretbar.

Ein anschauliches Beispiel ist die Geschichte meiner Freundin *Masako Roberts,* einer glücklich verheirateten Frau, die zusammen mit ihrem Ehemann ein wunderschönes Hotel besitzt; es ist ein reizendes kleines Hotel, an einen Hang geschmiegt, von dem man den bezaubernden Hafen von Charlotte Amalie, der Hauptstadt von St. Thomas auf den Jungferninseln, überblicken kann. *Masakos* Haar war knielang, und wenn sie es offen und freifallend trug, dann war sie das Abbild einer exotischen, orientalischen, weiblichen Schönheit. Die Schwierigkeit lag darin, daß St. Thomas eine sehr schwüle tropische Insel ist, und daß jedesmal, wenn *Masako* ihr Haar wusch, es für drei oder vier Tage nicht trocknete. Sie begann sich im Sommer so zu fühlen, als ob sie beständig einen feuchten, knielangen Pelzmantel trüge.

Obendrein schwitzte sie und mußte ihr Haar häufig spülen, weil sie täglich Tennis spielte. Infolgedessen lebte *Masako* fast ununterbrochen mit feuchtem Haar.

Drei Jahre lang versuchte ich sie von einem Haarschnitt abzubringen, aber schließlich konnte sie dieses nasse Haar nicht mehr aushalten und war es leid, es aufzustecken; so entschied sie sich letzlich dazu, es abschneiden zu lassen. Ich bin stolz, daß sie mich wählte, um die »Operation« durchzuführen. Sie kam per Flugzeug den ganzen Weg bis nach New York zu meinem Salon auf der Madison Avenue für den großen Haarschnitt. Nach einigen Beratungen und unter Berücksichtigung der Proportionen entschieden wir uns, dieses prächtige Haar in meinem Lieblingskurzhaarschnitt zu schneiden – dem Flip.

Der Flip – eine fröhliche Frisur

Bevor ich *Masakos* Geschichte fortführe, muß ich Ihnen erzählen, warum ich denke, daß der Flip die ideale Kurzhaarlänge ist. Zum einen dreht sich der Flip nach außen; das sieht viel besser aus als eine Innenrolle. Und da die Linien auch außen zeigen, ist das Haar aufgelockert, so daß es dichter und fülliger aussieht. Die Idee des Flips geht auf ein jahrtausendealtes Konzept der alten Griechen zurück, auf die Symbole für Pathos (Traurigkeit) und Humor (Fröhlichkeit). Alle Linien in dem Pathossymbol deuten nach unten, während die des Humorsymbols nach oben zeigen.

Nun, wie möchten Sie lieber aussehen? Wenn Ihr Haar nach innen gedreht ist, sieht es leicht so aus, als ob Sie die Stirn runzel-

Die griechischen Symbole:
Pathos oder Innenrolle (links); Humor oder Flip Haarschnitt (rechts).

ten; wenn Sie aber einen Flip tragen, dann brauchen Sie nicht einmal zu lächeln, um fröhlich auszusehen. Wenn Sie eine Innenrolle tragen, dann gibt das schwächste Haar auf Ihrem Kopf – das Haar auf der Kopfkrone – den Ton an; wenn Sie einen Flip tragen, dann ist das schwache Haar aus dem Weg, und das stärkere Haar darunter springt über Ihren Schultern auf und reibt sich an Ihren Kleidern.

Ein anderer Grund dafür, daß die Länge zwischen Kinn und Schultern ideal ist, beruht darauf, daß der Kopf zwei Kurven hat, eine nach innen und eine nach außen. Der Abstand zwischen dem Scheitel und dem Hinterkopf bestimmt die Mitte des Kopfes. Die beiden Hälften können gleichsam auseinanderfallen oder zusammenpassen. Der Flip integriert diese beiden Hälften. Wenn ich einen Flip schneide, dann folge ich diesen Vorgaben. Ich schneide ihr Haar nicht dort, wo Sie es wollen: Ich schneide Ihr Haar nicht dort, wo ich es will; ich schneide Ihr Haar so, wie Ihr Kopf es will. Dann sagt Ihr Haar, ganz unabhängig davon, was Sie tun, zu Ihnen *»Ja, gnä'Frau«* und *»Jawohl, der Herr«* zu mir, und es fällt genau so wie es soll. Wenn Frauen ihr langes Haar immer nur ein kleines bißchen abschneiden lassen wollen, dann ist das eine Verschwendung. Es ist besser, einmal in den richtigen Proportionen zu schneiden und das Haar aufzubewahren, und sei es nur zur Erinnerung.

Bei Frauen mit langem Haar wie *Masako* sind solche Gefühle sehr wichtig. Der Umstand, daß eine solche Frau seit vielen Jahren an langes Haar gewöhnt ist, muß berücksichtigt werden. Ganz unabhängig davon, wie überlegt ihre Entscheidung sein mag, unabhängig davon, welche Gefühle den Wechsel begleiten – der »Lockenraub« ist immer eine traumatische Erfahrung. Das Haar hat den Körper der Frau, ihre Brüste, ihren Rücken berührt; es hat ihr und ihrem Mann sexuelles Vergnügen und sinnliche Gefühle bereitet. Es ist beinahe wie eines ihrer Kinder. Deshalb muß ich dieses Haar mit Liebe abschneiden, nicht mit Zorn, und ich muß mit diesem Haar sehr sorgsam umgehen. Ich kann mir nicht einreden *»Also was soll's, das war das Haar, das gestern wichtig war, aber heute ist es Abfall«*, es auf den Boden werfen und wie Müll behandeln. Ich muß dieses Haar als eine schöne Zierde behandeln, was es tatsächlich ist. Und ich muß es gern mögen, während ich es abschneide.

Das erste, was ich bei *Masako* tat, war, ihr Haar sehr sorgfältig zu waschen, auf riesengroße Wickler zu drehen und unter einer meiner speziellen, niedrig temperierten Trockenhauben zu trocknen. Als sie zu meinem Stuhl kam mit ihrem entzückenden, fast schwarzen Haar, ausgebürstet und wunderschön arrangiert, wußten wir beide, daß es ein ganz außergewöhnliches Ereignis war, kein alltägliches Geschehen. Wir teilten eine kurze Gedenkminute über den bevorstehenden Verlust, was dann Raum gab zu einer Fröhlichkeit über das, war wir erreichen könnten, um ihr Aussehen zu verändern und um ihr Leben zu vereinfachen, wobei sie sich immer noch an ihrem üppigen Haar erfreuen könnte.

Im Gegensatz zu manchen Friseuren, die das ganze Haar in einem oder zwei schnellen Schnitten abhacken – vielleicht um die Pein sehr kurz zu machen –, schneide ich langsam. Das dauert so ungefähr eine oder anderthalb Minuten, ich halte an dem Abschneiden in kleinen Sektionen fest, sie genau abmessend, und so arbeite ich über den ganzen Kopf, so daß das Haar dann eingesammelt und aufbewahrt werden kann. Wir binden es mit einem Halter und einem Band zusammen und stecken es in einen Umschlag, der mit einem Datum versehen und verschlossen wird, so daß das Haar nicht mißhandelt wird. *Masako* kann ihr Haar herausnehmen, es sich ansehen und es immer in der Erinnerung bewahren.

Eine andere Frau entscheidet sich vielleicht dafür, aus ihrem Haar ein Haarteil anfertigen zu lassen, so daß sie den Langhaar-Look genießen kann, wann immer sie möchte. Ich betone aber immer wieder, daß man bei der Herstellung eine Perücke mehr als die Hälfte eigener Haare, das abgeschnitten wurde, verliert. Eine

Frau ist dann möglicherweise enttäuscht über das dürftige Etwas, was von einem einst sehr dicken Schopf übrigbleibt. Es liegt nicht daran, daß der Perückenmacher ein böser Mensch ist. Es liegt einfach daran, daß in diesem Schopf auch unbrauchbare, kurze Haare waren. Dann ist es erforderlich, einige zusätzliche passende Haare für eine füllige Perücke zuzukaufen. Man kann aber genausogut das Haar aus Gefühlsgründen einfach aufbewahren.

Ich wende diese Methode auch bei Kindern an, wenn sie für ihren allerersten Haarschnitt zu mir gebracht werden. Ganz unabhängig davon, wie wenig ich abschneide, lasse ich es nicht auf den Boden fallen, sondern stecke es in einen Umschlag und versehe diesen mit einem Datum. Ich mache daraus ein Ereignis und empfehle der Mutter, ihrer Tochter dieses Haar zu geben, wenn sie erwachsen ist und von ihrer Hochzeitsreise zurückkommt. Sie mag dann sagen *»Nun bist Du ein großes Mädchen und verheiratet, aber erinnere Dich daran, wenn Du Dein eigenes Kind hast, wie ich für Dich empfunden habe, als Du klein warst.«* Ich denke, daß das eine sehr schöne Geste ist.

Wenn ich dann einmal die Länge der oberen Lagen festgelegt habe, indem ich einmal sehr schnell, aber durchaus freundlich, um den Kopf geschnitten habe, dann ist der nächste Schritt, die unteren Schichten zu gestalten. Ich schneide das Haar genau dort, wo es geschnitten werden muß – da bleibt kein Spielraum für einen Fehler. Ich bin mir mit meinen Kollegen darüber einig, daß der Schnitt dann perfekt ist, wenn die Kopfform und die Haarstruktur ebenso wie die Proportionen des Körpers berücksichtigt werden. Ist der Schnitt nicht korrekt, dann ist das Ergebnis so, als ob man auf dem Stuhlrand säße, statt richtig bequem mitten auf dem Stuhl.

Wenn ich fertig bin, lasse ich meine Kundin sofort aufstehen, drehe sie zum Spiegel und sage ihr, daß sie ihren Kopf schwingen soll … und sie ist sehr glücklich. Die Freude auf *Masakos* Gesicht war unglaublich. Sie war im sprichwörtlichen siebten Himmel, und das passiert immer wieder. Das Haar glänzt intensiv und hat eine einheitliche Länge – das gibt der Frau ein befreites Gefühl. Es macht Spaß, diesen Kopf zu schütteln, so daß jedes Haar an seinen ihm eigenen Platz fällt.

Im Fall von *Masako* war es natürlich so, daß sie schon eine gute Bekannte von mir war. Aber mit jedem Fliphaarschnitt habe ich nicht nur eine neue Kundin gewonnen, sondern auch eine neue Freundin. Ich habe sie nicht beleidigt, indem ich sie enthaart oder dieses phantastische Haar verstümmelt oder auf den Boden fallen gelassen hätte. Ich habe es nicht zu einer zotteligen Scheußlichkeit verschnitten oder mit einem extremen Schnitt verschandelt.

Ihr Eheman mag mich, ihr Sohn mag mich – mag sein, daß mich nur ihre Freunde nicht mögen, weil ich eine so herrliche Verwandlung vollbracht habe. Jede neue Freundin ist auch später immer glücklich mit mir, gleichgültig ob sie nun ihr Haar wieder lang wachsen oder es in dieser Länge läßt.

Wenn sie es nach einiger Zeit wieder lang wachsen lassen möchte, gibt es keine Schwierigkeiten, weil das Haar eine Einheitslänge hat. Das Haar wächst daher leicht, wenn auch langsam: Pro Jahr legt es nur etwa 15 cm zu.

Wenn sie sich entscheidet, den schwingenden Flip zu behalten, muß sie ungefähr alle acht Wochen wiederkommen, um die Enden trimmen zu lassen, weil Haare genauso wie die Ärmel eines Mantels oder der Saum eines Rockes dazu neigen, aufgrund der täglichen Beanspruchung auszufransen. Manchmal kommt eine Kundin nicht nach den empfohlenen acht Wochen zurück, weil das Haar immer noch perfekt aussieht. Ich sehe mit meinem fachmännischen Auge, daß das gar nicht sein kann, und im Laufe der Zeit verschwimmt diese perfekte Linie. Es mag sein, daß sie nach drei oder vier Monaten zurückkommt, weil sie dann merkt, daß ihr Haar nicht mehr so schön schwingt, und sie wieder damit begonnen hat, es aufzustecken. Wenn der Meisterschnitt aber wiederhergestellt ist, erscheint wieder die perfekte Linie, und sie ist glücklich.

Ich als Fachmann kann mit einem Basis-Flip achtundvierzig verschiedene Frisuren erreichen, und Sie, meine gute Freundin und Leserin, können mit ein bißchen Anleitung selbst mindestens vier verschiedene Stile herstellen. In Kapitel 9 habe ich Ihnen bereits gezeigt, wie Sie das machen können.

Das längste Haar, das ich je zu Fliplänge geschnitten habe, war 2,10 m langes brünettes Haar, dicht gefolgt von dem Haar einer Blondinen, das 1,85 m lang war. Aber wie auch immer die urspüngliche Länge gewesen sein mag, dauert es doch immer eine gewisse Zeit, ehe man sich an eine neue Länge gewöhnt, ganz unabhängig davon, wie sehr man sie zu Anfang mag. Ich habe Ihnen erzählt, daß es ungefähr einen Monat dauert, um sich an eine neue Haarfarbe zu gewöhnen; etwa zwei Monate dauert es, ehe man sich wirklich an einen neuen Haarschnitt gewöhnt hat – ehe man nicht mehr versucht, diesen nichtexistenten taillenlangen Zopf hinaufzubinden, und daß es einem nicht mehr seltsam vorkommt, daß das Haaretrocknen nur eine Stunde dauert.

Beinahe alle Arten von Haar reagieren gut auf einen Flip – eine Einschränkung gibt es nur für sehr krauses Haar. Dieses Haar, wenn es nicht sehr grob und schwer ist, daß das Gewicht allein es gerader aussehen läßt, zu sehr krisselt. Dann können Sie es einschlagen, wie wir in Kapitel 10 beschrieben haben. Meistens empfehle ich für sehr krauses Haar aber einen längeren Flip. Wenn Sie feines gelocktes Haar haben und einen Kurzhaarschnitt möchten, sind Sie wahrscheinlich besser dran, wenn Sie es überall auf 7–8 Zentimeter abschneiden lassen und es dann nach hinten werfen.

Abgesehen von diesen Fällen schneide ich niemals kürzer als auf Kinnlänge. Das mag den Kurzhaarfreaks lang erscheinen, ist es aber nicht. Wenn Sie einen Kurzhaarschnitt möchten, dann sollte das Maß vom Scheitel zum Hinterkopf genommen werden, das gibt die perfekte Länge für den Kurzhaarschnitt.

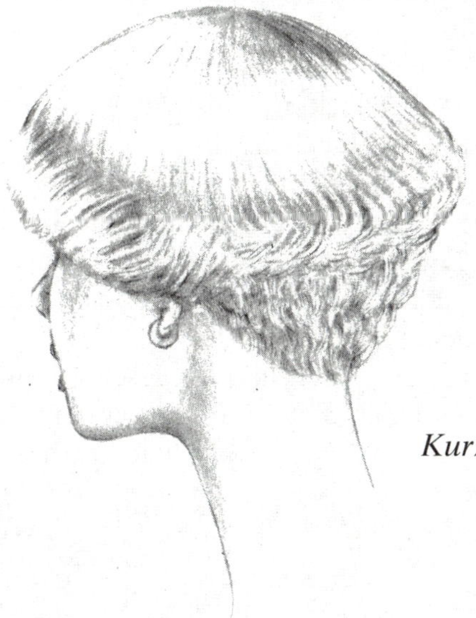

Kurze Ein-Längen-Frisur.

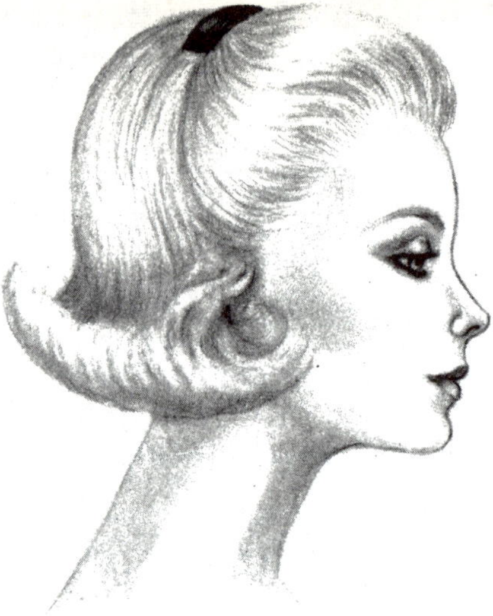

Kurze Ein-Längen-Frisur (halbaufgesteckter Flip).

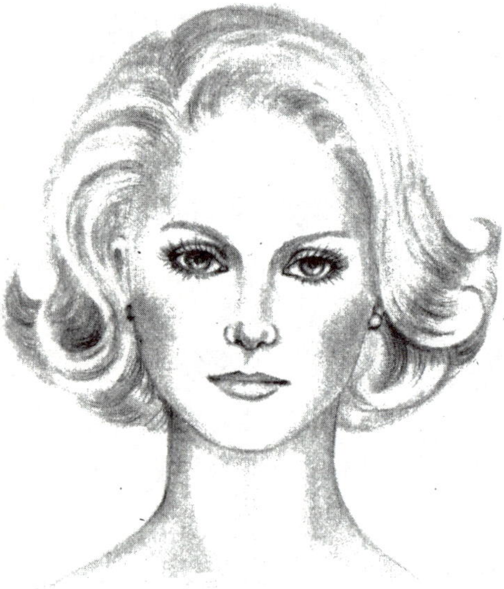

Kurze Ein-Längen-Frisur (Flip).

Nachschneiden

Ich bin immer erfreut und ermutigt durch Tausende meiner Kundinnen, die ihr Haar lang tragen, Jahr für Jahr, *Liv Ullmann, Judy Collins, Faye Dunaway.* Aber selbst längeres Haar muß mindestens sechsmal jährlich gestutzt werden, um ausgefranste Enden und beschädigte Strähnen zu entfernen. Wenn *Valerie Harper* aus der berühmten Fernsehserie »Rhoda« zweimal im Jahr zur Kurbehandlung in meinen Salon kommt, dann gehen wir folgendermaßen vor.

1. Das Haar wird zuerst mit warmem Wasser aus einem Strahl von 1,8 kg/cm^2 abgespült. Der Druck, der mit Hilfe eine Sprühdüse gleichmäßig verteilt wird, massiert die Kopfhaut und regt die Durchblutung an. Danach tragen wir die erste Portion Shampoo auf, ein sanftes Einschäumen soll den oberflächlichen Schmutz von der Kopfhaut entfernen und ihn nicht in die Kopfhaut einreiben.
2. Dann folgt eine Massage, die dazu dient, die angespannte Kopfhaut zu entspannen und die Wurzeln zu nähren. Die Kopfhaut wird langsam unter besonderer Berücksichtigung der Haarlinie massiert. (Erinnern Sie sich daran, daß das Wort Shampoo ursprünglich ein altindisches Wort für Massage ist!)
3. Nachdem das Haar gründlich mit lauwarmem und dann mit kaltem Wasser abgespült wurde, bis es blitzsauber ist, wird es mit einem Handtuch trockengetupft und vorsichtig ausgekämmt, bis alle Knoten vollständig entfernt sind. Eine Pflegepackung wird aufgetragen, das Haar wird gelegt, und dann sitzt unsere Kundin unter der Trockenhaube bei 42 °C, bis ihr Haar getrocknet ist.
4. Dann werden die eingelegten Haare ausgebürstet; gespaltene Spitzen werden gestutzt und von der Gesamtlänge auf einmal ungefähr 5 cm abgeschnitten. Dabei halte ich das Haar seitlich und arbeite in einem Winkel von 45°, was einem stumpfen Schnitt im rechten Winkel zum Haar gleichkommt. Der 45°-Winkel gibt das rechte Ebenmaß und erlaubt darüber hinaus eine leichte Schräge, so daß das Haar schön aufspringt.

Ich muß dennoch sagen, daß viele Frauen, die sich entschließen konnten, taillenlanges Haar zu einem schulterlangen Flip abschneiden zu lassen, zum Stutzen von einem halben, zwei oder gar 5 Zentimern regelrecht verführt werden müssen. Das ist aber wichtig, um die Proportionen, von denen wir gesprochen haben, zu erhalten und um ein gleichmäßiges Schwingen und Ausspringen und eine sauber aussehende Linie zu gewährleisten.

Wann ist die beste Zeit zum Haareschneiden?

Jede Zeit ist die beste Zeit für einen Haarschnitt. Aber es ist wohl besser, wenn wir diese alten Ammenmärchen erklären, die immer wieder in Zeitschriftenartikeln auftauchen und Ihnen erzählen, wann Sie Ihre Haare entsprechend den Mondphasen schneiden sollen – ein Aberglaube, der sich über die Jahrhunderte erhalten hat. Während des Mittelalters, als es für eine Frau auf dem Lande üblich war, eine Mitgift zu erwerben, indem sie ihr Haar einem reichen Grundbesitzer verkaufte (der es dann seinerseits für extravagante Perücken benutzte), entdeckte man, daß das Haar, wenn es bei abnehmendem Mond abgeschnitten wurde, nur sehr langsam wieder nachwuchs. Wohingegen der Nachwuchs hervorragend war, wenn man das Haar während des ersten Viertels der Mondphase abschnitt.

Dafür gibt es in der Tat eine wissenschaftliche Begründung. Der Mond hat auf das Haar eine magnetische Wirkung – ebenso wie auf die Gezeiten. Während des ersten Mondviertels hat der Mond eine starke negative elektrische Ladung – er stößt einen Menschen auf der Erde gleichsam ab. Elektrische Ladung geht durch den Körper, durch das Haar und letztlich in die Atmosphäre. Das Haar dient dabei als elektrischer Leiter, die Tendenz, sich zu spalten oder zu brechen, ist gering. Bei abnehmendem Mond im letzten Viertel haben die Atmosphäre und der Mond dieselbe elektrische Ladung; magnetisches Feld und Ladung sind dann gering, die Elektrizität wird im Haar gehalten. Infolgedessen gibt es dann mehr Schaden und gespaltene Enden.

Diese Tatsachen waren sehr bedeutend in den Tagen, als eine Frau ein einziges Mal alle Haare opfern mußte. Heute, wo eine

Frau alle paar Monate zum Nachschneiden kommt und nicht 2 Meter Haar auf einmal für die Perücke irgendeines Feudalherrn abschneidet, ist es nicht notwendig, den Lauf des Mondes zu befolgen. In einigen Fällen aber, wenn eine Kundin nur einmal im Jahr von Nebraska oder Neu-Guinea kommen kann, werde ich sehr wohl ihren Besuch im ersten Mondviertel vorsehen.

Der Kummer über einen mißglückten Schnitt

Ich bin bereit zu wetten, daß jede Frau, die dieses Buch liest, mindestens einmal das Opfer eines fürchterlichen Haarschnittes war.

Das ist eine sehr gewagte Wette, aber ich habe viele Geschichten gehört und die Ergebnisse bei Tausenden meiner Kundinnen gesehen. Frauen lassen ihr Haar aus vielen Gründen sehr unterschiedlich schneiden. Dabei denken sie meistens: *»Nun, es wächst ja sowieso wieder nach.«* Selten sind sie sich aber darüber klar, wieviel Zeit, Anstrengung und Geduld es in Wirklichkeit bedarf, um das Haar wieder zu einer langen, glänzenden, wandlungsfähigen Länge wachsen zu lassen.

Ich habe Dutzende von jungen Frauen gesehen, die ihre Haare schneiden ließen, als sie Schwierigkeiten mit dem Erwachsenwerden hatten. Auf der einen Seite ist das so, als wenn sich das Mädchen von seinen Puppen trennt, und möglicherweise rebelliert es auch gegen seine Eltern. Es ist ihre Art, der Kindheit Adieu und dem Erwachsenwerden Hallo zu sagen.

Sie möchten anfangen zu leben. Und sie möchten ihre eigenen Fehler machen. Einen der ersten begehen sie mit ihren Augenbrauen. Teenager kann ich immer an den übermäßig ausgezupften Augenbrauen erkennen.

Häufig macht diese junge Frau mit ihrem ersten Haarschnitt einen wirklich schlimmen Fehler, weil sie, obwohl sie erwachsen aussehen möchte, weder so recht weiß, was zu ihr paßt, noch was zu ihrem Haar paßt.

Sie schneidet zweiundzwanzig Bildchen aus einer Zeitschrift aus und zeigt sie mit zittrigen Händen dem Friseur. Viel zu häufig – es tut mir leid, das sagen zu müssen – verschandelt er ihr Haar, ohne sich zu überlegen, was für ihr Haar richtig ist. Wenn sie zu mir käme, würde ich versuchen, ihre Bedürfnisse nach einem neuen Image und kürzerem Haar damit zu befriedigen, es 5 bis 7 cm unterhalb des Kinns auf eine Länge zu schneiden. Dieser Schnitt würde ihr die Gelegenheit geben zu lernen, mit ihrem Haar besser umzugehen, es ein bißchen einzudrehen, zu experimentieren und es zu erhalten – ganz im Gegensatz zu einer schwierigen Frisur, die einiges an Können in punkto Frisieren, Fönen, Toupieren und Einlegen erfordert.

Eine andere Gruppe von Opfern, die in meinen Salon kommen, sind alleinstehende Frauen im Alter von fünfunddreißig bis so ungefähr fünfzig, die nicht unbedingt von einer Ehe, wohl aber von einem glücklichen Liebesleben geschieden sind: die Witwen, die in ihrer Trauer ihre Haare abschneiden ließen, beinahe so wie in einem althergebrachten Ritual; die alleinstehenden Frauen, die sich nach einer glücklichen Freundschaft sehnen und sich an jedem Strohhalm festhalten (einschließlich einer neuen Frisur): die Verliererinnen mit gebrochenen Herzen nach einer plötzlichen Trennung, die oft ihr Haar aus Verachtung abschneiden; und die frisch getrennten Frauen, die sich fälschlicherweise so fühlen, als ob sie jetzt wieder in der Welt seien mit einem revolutionären neuen Haarschnitt, der sie besser aussehen läßt.

In der Tat waren in meinem Salon, wo die Betonung auf langem Haar liegt, 90 % der Frauen zwischen 30 und 40, die sich entschieden, ihr langes Haar abzuschneiden, gerade im Begriff, sich scheiden zu lassen. Ihr Mann hat das lange Haar geliebt, auch sie hat es geliebt, aber jetzt, wo sie sich trennen, jetzt, da die Grundmauern ihrer Liebe einstürzen, ist das einst geliebte Haar plötzlich verhaßt. Bedauerlicherweise muß ich ihr Haar abschneiden, weil sie sonst nach Hause gehen und es mit der Nagelschere selber abschnippeln, wenn ich es nicht tue. Oder sie gehen weg und lassen es sich von jemand anderem absäbeln. Haar kann ein bequemer Sündenbock für allerlei Schwierigkeiten sein. Ein paar Monate später dann schleichen sie in den Salon, unglücklich über ihre neue Frisur und enttäuscht über ihre eigenen Anstrengungen, das Haar wieder nachwachsen zu lassen.

Es ist erstaunlich, daß Frauen manchmal ihr Haar schon dann abschneiden lassen wollen, wenn sie noch nicht einmal wissen, daß sie geschieden werden ... manchmal bis zu einem Jahr davor. Unbewußt wissen sie, daß sie ihr Leben ändern wollen, und Haar scheint geeignet, damit anzufangen. Es ist beinahe so wie ein Ventil: das Haar kommt herunter, der Druck läßt nach, und dann kommt als nächstes die Scheidung.

Und dann ist da noch eine andere Gruppe, die mir nicht allzu häufig über den Weg läuft: die unentwegten Mode-Närrinnen. Das sind die Frauen, die wirklich wie Anzeigen für die Modemagazine herumlaufen. Ihre Rocklänge und Absatzhöhe sind oben, unten, mit jedem kleinen Modewind. Wenn Jeans gerade in sind, dann sind sie von Kopf bis Fuß in Denim eingehüllt, wenn Pullover populär sind, dann sind sie ganz in Strick; lila Lidschatten in diesem Jahr, gelber Lidschatten im nächsten, alle möglichen Frisuren mit Haar, das nicht länger als 15 cm ist. Das wird dann immer schwieriger zu pflegen und sieht oft nicht einmal gut aus. Es wächst niemals viel länger, weil sie es immer wieder nach der allerneuesten Mode schneiden lassen – bis sie sich dazu entschließen, daß der letzte Schrei lange Haare sind. Dann kommen sie zu mir.

Eine andere Gruppe von Frauen, die großen Kummer mit ihrem Haar haben, ist davon überzeugt, daß ihr Haar Hilfe braucht, und zwar schnell – wenn es auch manchmal lange gedauert haben mag, bis sie zu dieser Überzeugung gelangt sind. Es sind die Frauen, deren Haar geschädigt ist: nicht sachgerecht gefärbt, übermäßig dauergewellt, geschwächt von zu häufigem Eindrehen, Toupieren, Fönen, ganz abgesehen von einem schlechten Schnitt.

Hier etwas Wichtiges: Die neuen Frisuren können in den Zeitschriften herrlich aussehen, es kann aber alles andere als herrlich sein, mit ihnen zu leben, wenn sie nicht eine von den Frauen sind, die einmal wöchentlich zum Friseur gehen, oder eine Zauberin, die es schafft, komplizierte Frisuren immer wieder zu rekonstruieren. Was passiert, wenn Sie die bezaubernde Frisur eines hübschen Filmstars nachmachen wollen? Sie schneiden ihre Haare vorn kurz und beginnen sie trocken zu fönen, sie schlafen mit Lockenwicklern, benutzen heizbare Wickler und Fönkämme, damit sie aussehen wie der bewunderte Star.

Aber leider sehen Sie nicht so aus, Ihnen sind nicht Millionen von Dollars bezahlt worden, um Ihr Haar so zu tragen, und Sie möchten nicht jeden Morgen um vier Uhr aufstehen, um ihr Haar zu waschen und daran zu arbeiten. Aber Sie haben es für einige Monate ausprobiert. Und alles, was Sie jetzt haben, ist überstrapaziertes Haar und eine Unmenge gespaltener Haarspitzen.

Frauen machen sich nicht klar, daß das übermäßige Einlegen der vorderen Haarpartie ernsthafte Probleme verursacht. Das Haar rund um das Gesicht ist schwächer, weil es Wind und Wetter, Kochdünsten usw. stärker ausgesetzt ist. Außerdem waschen Sie Ihr Gesicht mehrmals täglich, und das beeinflußt die Wurzeln. Wir werden sowieso alle ein bißchen kahl an der Stirn. Das Endergebnis ist, daß Sie schwaches Haar noch schwächer machen.

Obwohl viele meiner Regeln vielleicht drakonisch klingen, liebe ich Haar wirklich, und zwar jedes Haar. Das Motto meines Salons ist: *»Wenn Sie langes Haar haben, lieben wir Sie; wenn Sie es lang wachsen lassen möchten, helfen wir Ihnen.«* Wenn eine Kundin mit Haar, das völlig kaputt ist, zu mir kommt, rücksichtslos verschnitten, mißhandelt und geschädigt, dann behandle ich ihr Haar mit Liebe. Ich fange sehr geduldig mit einem Schnitt an, der für die Übergangszeit des Herauswachsens passend ist. Die Kundin soll mit diesem Schnitt leben können (wenn sie es gut pflegt und frisiert), während es herauswächst.

Es liegt aber an Ihnen, den ersten Schritt zu tun. Sie sollten sich im althergebrachten, aber wirksamen »positivem Denken« üben. Sie müssen es wirklich wollen, und Sie müssen sich darüber im klaren sein, daß es Zeit und Geduld erfordert. Wenn Sie einen solchen Entschluß fassen, dann sind schon drei Viertel der Schlacht gewonnen. Sie sind auf dem richtigen Weg, und der Rest ist ein Kinderspiel. Haar läßt sich nur dann schwer handhaben, wenn Sie auf dem falschen Weg sind, mit falschen Schnitten und falschen Pflegetechniken.

Wenn Sie sich dazu entschlossen haben, Ihr Haar lang wachsen zu lassen, müssen Sie sich davor hüten, es einfach wachsen zu lassen – damit werden Sie kein Glück haben. Ihr Haar wird nicht ebenmäßig, sondern zottelig und hinten viel länger sein, es wird nicht weich fließend fallen, keine glatte Linie haben, und Sie werden immer unordentlich aussehen.

Lassen Sie Ihre Haare gerade schneiden!

Suchen Sie nach einem Friseur, der langes Haar hegt und pflegt. Wenn Sie keinen geeigneten Friseur finden, wenden Sie sich an die ALP (Anschrift s. S. 261), die Ihnen Friseursalons in Ihrer Nähe aufgeben können, die nach meiner Methode arbeiten. Das beste ist natürlich Mundpropaganda. Wenn Sie eine Freundin haben, die wunderschönes Haar in einer ebenmäßigen Länge hat, dann fragen Sie diese, zu wem sie geht. Oder bewaffnen Sie sich mit diesem Buch und bitten Sie Ihren Friseur, die Prozedur anzuwenden, die ich Ihnen jetzt beschreiben werde.

Es gibt keine schnelle Besserung nach einem kurzen Pfusch. Erinnern Sie sich nur daran, daß es ungefähr zwei Jahre dauert, bis ein 5-cm-Pudelschnitt bis zum Kinn gewachsen ist. (Wenn das Haar übermäßig gebleicht, unsachgemäß gefärbt oder sonst irgendwie mißhandelt wurde, dann dauert es zwei Jahre und acht Monate.) Das Haar widersetzt sich anfangs dem Wechsel und gibt seinen Widerstand erst nach acht Monaten auf, bis es schön und gesund nachwächst. Das ist aber, auf das ganze Leben einer Frau berechnet, keine lange Zeit, wenn sie dadurch eine positive Änderung ihres Aussehens erreichen kann, mit Hilfe von GM-Friseuren.

Zuerst versuche ich immer, das Haar wo weit wie möglich auszugleichen. Wenn das Haar bis zum Schlüsselbein und die Fransen nur bis an die Augenbrauen reichen, schneide ich natürlich das Haar nicht auf die Länge der Augenbrauen – es sei denn, sie wollten unbedingt gleichlanges Haar, aber eine sehr unweibliche Frisur. Ich schnippele an Ihrem Hinterkopf ein bißchen herum und forme ihn ein bißchen nach, solange die Fransen nachwachsen. Während wir darauf warten, daß die Haare vorn aufholen, nehmen wir immer auch hinten ein bißchen weg. Oft gleiche ich den Oberkopf bei ihrem ersten Besuch ab und warte dann acht Monate, ehe ich die Haare wieder berühre.

Üblicherweise sollte Haar, das aus einem Kurzhaarschnitt herauswächst, mehrere Monate sehr sorgfältig beobachtet werden. Ich muß sehen, wieviel Fülle Sie tatsächlich haben und ob sich Ihr Haar schnell genug erholt, und welche Länge für Sie richtig ist.

Manchmal sind die Linien, an denen das Haar herauswächst, nicht gleich offensichtlich und wir müssen langsam vorgehen. Es kann sein, daß Sie eine weiche Dauerwelle brauchen, die Ihnen mehr Fülle gibt, oder vielleicht müssen wir auch zuerst die alte Dauerwelle abschneiden, weil Sie dauergewelltes Haar nicht noch einmal derselben Prozedur unterwerfen können, ohne noch mehr Schaden anzurichten.

Aber Wunder gibt es, ich habe sie immer wieder gesehen, und ich bin stolz darauf, selbst Auslöser oder doch wenigstens Geburtshelfer einiger dieser Wunder gewesen zu sein. Eine meiner langjährigen Mitarbeiterinnen, *Vinnie,* kam zu mir mit sehr, sehr kurzem Haar. Sie ist ein nettes, freundliches Mädchen, immer darauf bedacht, alles richtig zu machen, und in der Ausbildung erlaubte sie ihren Kolleginnen, an ihr zu üben. *Vinnie* hatte eine so offene gefällige Persönlichkeit, daß ich sie darum bat, bei mir zu arbeiten – trotz ihres Kadettenschnitts. Wir haben über anderthalb Jahre hinweg sehr geduldig daran gearbeitet, um eine leidliche Haarmenge wachsen zu lassen. Nun, nach über sechs Jahren, reicht *Vinnies* Haar bis über die Taille.

Harsa war eine andere meiner Meisterfriseusen, eine Inderin, die die natürliche Kraft ihres Haares oder die wahre Schönheit einer überlieferten indischen Frisur nicht verstand. Als sie bei mir anfing, war ihr Haar kinnlang, nun ist es länger als taillenlang, und es sieht so wesentlich attraktiver aus, wenn sie noch dazu ihren Sari anzieht.

In jedem dieser Fälle steckten wir uns ein Ziel und arbeiteten geduldig, um dieses Ziel zu erreichen. Und das ist genau das, was auch Sie tun müssen, egal wir kurz Ihr Haar jetzt ist: stellen Sie sich vor, wie Sie in vier Monaten aussehen wollen oder nach einem Jahr, und halten Sie sich daran. Geduld ist Ihre beste Munition.

Ich bin bereit, Ihnen zu helfen. Einen guten Teil meiner Zeit verbringe ich damit, Briefe von Frauen aus der ganzen Welt zu beantworten, die versuchen, längeres und gesünderes Haar zu bekommen. Ich werde mit Bitten um Hilfe und Anleitungen geradezu überschüttet. Ich antworte gern und stehe Ihnen mit Hilfe und Rat zur Seite. Es ist aber erstaunlich, daß so viele Briefe unleserliche Anschriften enthalten, oder manchmal fehlen diese sogar ganz, und dann bin ich natürlich nicht in der Lage zu helfen.

Wenn Sie mir persönlich schreiben wollen, dann werde ich alles tun, Ihnen zu antworten. Aber ich bitte Sie, geben Sie mir eine deutliche Adresse in Druckschrift, so daß ich mich mit Ihnen in Verbindung setzen kann.

Kapitel 10

Die schönsten Frisuren

Ein kluger Mann bemerkte einmal: *»Es gibt nichts Neues unter der Sonne.«* Ich bin nicht sicher, ob ich damit generell übereinstimme, aber auf Frisuren trifft es bestimmt zu.

All die Stile, die heute in Mode sind oder vor ein paar Jahren modern waren oder morgen modern sein werden, sind im Grunde nichts anderes als eine Wiederholung von Frisuren, die es schon seit Hunderten von Jahren gibt.

Frisuren wiederholen sich alle zehn Jahre, von einem Jahrhundert zum anderen. Manchmal ist die Wiederholung vorgeschrieben durch wirtschaftliche Bedingungen oder Kriege. Manchmal ist der Anlaß eine allgemeine Änderung der Lebensanschauung. Nach dem ersten Weltkrieg zum Beispiel waren die Menschen auf der ganzen Welt mit Freude erfüllt und fühlten sich frei; sie fühlten sich glücklich und stürzten sich kopfüber in die Jazz-Ära.

Das Durcheinander auf der Welt heute spiegelt sich meiner Meinung nach in dem Durcheinander von Mode und Frisuren wider. Alles ist möglich – von Jeans bis zu Samt und Seide, von ungeschminkten bis zu dramatisch ockergelb ummalten Augen und roten Wangen, von wilden Wuschellöckchen bis zu wunderschön gefaßtem, ganz einfach geschlungenem sehr langem Haar. Dennoch gibt es auch heute (was auf jede Modebranche zutrifft) immer ein oder zwei Leitbilder, nach denen jeder strebt. Für gewöhnlich sind die Ideale Mannequins, Stars von Film und Fernsehen, die schön, berühmt und reich sind. Frauen merken gar nicht, daß sie, um diese Traumfrauen zu imitieren, nicht nur derselbe Typ in punkto Figur und Haar sein sollten; sie müssen auch die Zeit und die Mittel zur Verfügung haben, die notwendig sind, um diese Bilderbuchfrisuren zu erreichen. Mannquins und Schauspielerinnen verbringen nicht nur viele Stunden täglich mit ihrem Haar, sondern häufig gibt es da jemanden, der dauernd um sie herum ist – Wickler, Haarlack und alle notwendigen Gerätschaften parat hat, um zu gewährleisten, daß ihr Haar immer perfekt aussieht.

Zwar ist das Ergebnis des Aufwands der Mühe wert, aber schließlich bekommen die Stars auch Tausende, vielleicht Millionen dafür, um dieses spezielle Image zu pflegen. Die Hausfrau wird aber nicht dafür bezahlt, wenn sie zwei Stunden täglich mit ihrem Haar verbringt. Noch ein anderer Gesichtspunkt: die Frau sollte ungefähr im gleichen Alter sein und denselben Lebensstil führen wie das Mannequin oder der Filmstar, dem sie nacheifern möchte … meistens ist das aber nicht der Fall. Während der *Farrah Fawcett-Majors*-Hysterie vor einigen Jahren versuchten überall Frauen, die weder dasselbe Gesicht hatten, noch dasselbe Leben führten, noch über dasselbe Vermögen verfügten und die schließlich ganz und gar nicht dasselbe Haar auf dem Kopf hatten, ihren sehr typischen, markanten Stil zu kopieren.

Eine ähnliche Hysterie wucherte in den dreißiger Jahren, als alle so wie die platinblonde Sexbombe *Jean Harlow* aussehen wollten. Frauen brachten ihr Haar durch das ständige Bleichen um und brauchten dann Friseure, die im wahrsten Sinne des Wortes Haarärzte waren, um den Schaden wieder zu beheben. Diese Hysterie war der Ursprung der Haarpflegeindustrie, die Pflegepackungen, wiederherstellende Kurpackungen und glücklicherweise auch bessere Bleich- und Färbemittel zur Verfügung stellte.

Die Schwierigkeit mit solchen Trends liegt darin, daß sie genau das sind: Trends – sie kommen in und aus der Mode. Während sie in Mode sind, laufen Abertausende von Frauen mit komplizierten Frisuren herum, die ihnen noch nicht einmel stehen. Nehmen Sie nur den Wuschelkopf. Zu meinem Bedauern hat selbst *Barbara Streisand* diesen Stil einige Jahre lang getragen. Wenn ihr wunderschönes Haar aber gut frisiert ist, üppig und glänzend, wie sie es in ihren ersten Fernsehsendungen und einigen Filmen trug, dann macht das ihr Gesicht weicher und verleiht ihr eine außergewöhnliche aristokratische Schönheit. Unglücklicherweise betonen die Wuschellöckchen nach meiner Meinung ihre unschönen Gesichtszüge, genauso wie bei den meisten anderen Frauen, die diesen unruhigen, ablenkenden Stil wählen.

Als ich meinen ersten Salon eröffnete, faßte ich den Entschluß, daß ich mich nur mit klassischen Frisuren beschäftigen wollte, weil ich wünschte, daß das Haar heute, morgen und in fünf bis zehn Jahren gleich gut aussehen sollte. All die Jahre hindurch bin ich nicht unschlüssig zwischen dem Diktum aus Paris, dem übrigen Europa oder gar glänzender Modezeitschriften hin her geschwankt. Und ich stelle fest, daß eine ganze Reihe der legendären Schönheiten und Berühmtheiten dieser Welt Jahr für Jahr zu den Frisuren stehen, die zu ihren Markenzeichen geworden sind. Weltberühmte Schönheiten wie *Verushka Lehndorff, Samantha Jones* oder *Crystel Gayle,* die meine Kundinnen sind, haben ihre klassischen Frisuren viele Jahre getragen. *Jacqueline Onassis* blieb Jahr für Jahr bei derselben Frisur (seit sie die Hochfrisur aus den 60er Jahren aufgegeben hat). Genauso machte es *Grazia von Monaco.* Ihr klassisches schulterlanges Haar trug sie für informelle Anlässe offen und für öffentliche Auftritte in wunderschönen, königlichen Steckfrisuren arrangiert. Schauspielerinnen wie *Dina Merrill* und *Faye Dunaway* halten den Flip für wandelbar und einfach zu handhaben. Ihre Kolleginnen von gestern, einschließlich *Greta Garbo* (obwohl ich ihren Pony nicht mag) und die verstorbene *Carole Lombard,* haben über Jahrzehnte hinweg ihren eigenen Stil beibehalten.

Es gibt auch eine Reihe Frauen, die über die Jahre hinweg Kurzhaarfrisuren beibehalten haben, die immer richtig für sie sind und ihnen gut stehen. Die ehemalige New Yorker Verbraucheranwältin, politische Aktivistin und Gewerkschaftskolumnistin *Bess Myerson* hat ihr Haar über all die Jahre kurz und lockig getragen. Es ist ein so schmeichelhafter, bezaubernder Stil, daß sie jetzt eigentlich besser aussieht als vor einigen Jahrzehnten, als sie Miß America war. Die hübsche und gescheite Schauspielerin *Jill St. John* hat immer dem kurzen, zerzausten Gassenjungenstil den Vorzug gegeben. Eine Abwandlung davon hat *Polly Bergen* gewählt, Schauspielerin, Sängerin, Expertin in Sachen Schönheit; sie findet, daß ihre kurze Lockenfrisur ideal zu ihrem Gesicht und ihrem geschäftigen Leben paßt.

Wenn Sie eine Frisur entdecken, die wirklich großartig für Sie ist, dann bleiben Sie bei dieser Frisur. Dann und wann kann sie aus der Mode kommen, Sie können sie aber immer entsprechend abwandeln, um der gegenwärtigen Moderichtung gerecht zu werden. Längere oder kürzere Ponyfransen, nach außen oder innen gedrehte Wellen in Kinnhöhe, das Haar aus dem Gesicht oder ins Gesicht frisiert – dieser Stil wird dann immer ihr Markenzeichen sein. Eine Frisur oder ein Kleid, die erst gestern der letzte Schrei waren, können schon morgen Ladenhüter sein: ganz anders aber eine Frisur, die gestern schön war – sie wird morgen klassisch sein. Wenn Sie den Look finden wollen, der am besten zu Ihnen paßt, dann sollten Sie realistisch sein, was zu ihrem Gesicht, zu Ihrem Haar und zu Ihrem Lebensstil paßt. Wenn Sie wie *Sophie Tucker* aussehen, dann können Sie nicht eine Frisur wie *Elisabeth Taylor* tragen. Wenn Sie feines blondes Haar haben und auch sonst eher ein nordischer Typ sind, dann versuchen Sie nicht, *Sophia Loren* zu imitieren. Das ist ganz unmöglich. Wenn Ihr Haar sehr lockig ist, vergessen Sie den Pagenkopf, auch wenn er Ihnen noch so gut gefällt. Auch glatte Ponies sollten Sie sich aus dem Kopf schlagen – sie verwandeln sich beim leichtesten Hauch von Feuchtigkeit in Stirnlöckchen. Wenn Ihr Haar glatt ist, dann lassen Sie Afro Afro sein. Es sieht immer gekünstelt aus, wenn Sie es dauerwellen. Schließlich ist die Haarstruktur verwandt mit der Struktur des Gesichts und des Hauttons. Wenn Sie von einem Extrem zum anderen wechseln, ist das Ergebnis unangenehm und unpassend.

Noch einen anderen Faktor sollten Sie in Betracht ziehen: den gegenwärtigen Zustand Ihres Haares. Wenn Sie volle Haare haben, dicht, herrlich, glänzend und gesund, dann sollten Sie den klassischen Stil wählen. Sie können nicht zwei Lehrmeinungen folgen. Sie können nicht Ihr Haar in Stücke schneiden oder es dauerwellen, um mit dem diesjährigen Trend mitzuhalten, und dann erwarten, daß es sich wie von Zauberhand verwandelt, erholt und auf eine herrliche Länge herauswächst, wenn lang im neuen Jahr »in« ist. Die beste Antwort ist natürlich, Ihr Haar in einer Länge zu belassen und es dem modischen Trend entsprechend zu frisieren. Wenn Sie wie *Farah Fawcett* aussehen möchten, dann fassen Sie ein Büschel Haare auf dem Oberkopf zusammen und stecken

Wie Sie ohne zu schneiden einen Farrah-Look erreichen können.

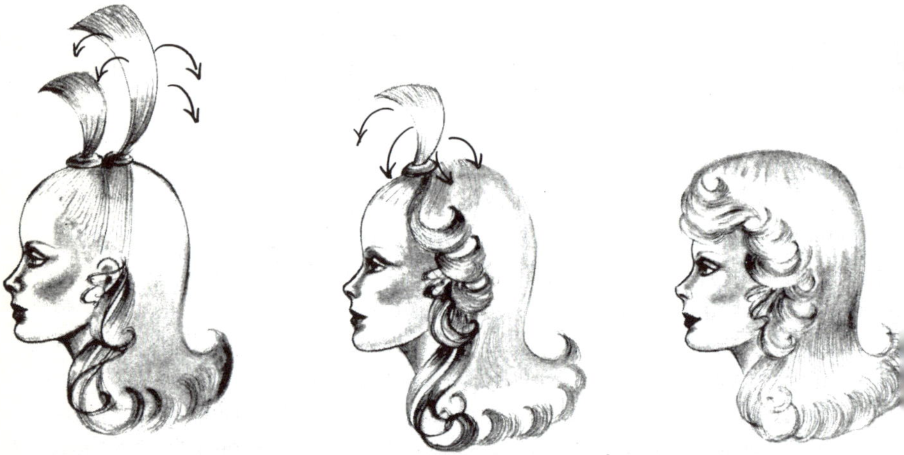

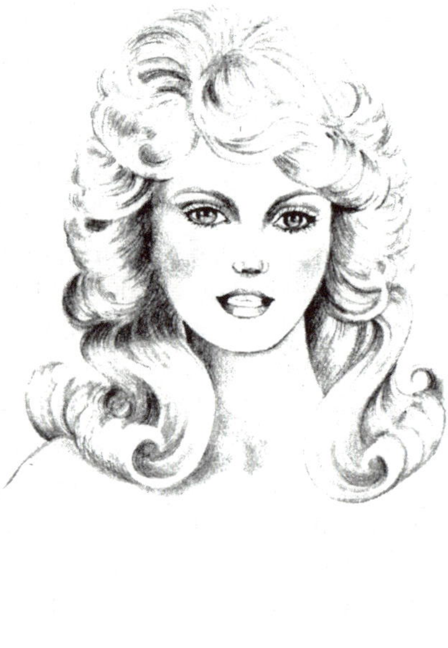

Sie es so, daß es aussieht, als ob Sie kurze Haare hätten. Tragen Sie es so für ein oder zwei Abende, und wenn Sie sich dann daran sattgesehen haben, ist Ihr Haar immer noch da.

Bedauerlicherweise ist es so, daß sich eine Frau selbst niemals so sieht, wie sie wirklich aussieht. Sie schauen in den Spiegel und sehen meist nur Ihr Gesicht und ein bißchen vom Oberkörper. Niemals bekommen sie einen Gesamteindruck von sich, nicht einmal in einem sehr großen Spiegel. Darüber hinaus ist das, was Sie im Spiegel sehen, das Kehrbild dessen, was die anderen sehen. Und es ist eindimensional, nicht dreidimensional. Um ein richtiges Bild davon zu bekommen, wie Sie tatsächlich aussehen, müßten Sie aus Ihrem eigenen Körper heraustreten, sich um die Achse drehen und dann ansehen. Das kann vielleicht im Krieg der Sterne passieren oder in anderen Science-Fiction-Filmen, aber es geschieht nicht im wirklichen Leben. Deshalb gibt es so viele offene und unausgesprochene Konflikte zwischen dem guten, hart arbeitenden, erfahrenen Friseur und seiner schönen, hart arbeitenden und unerfahrenen Kundin. Sie sagt: *»Mir gefällt dies«,* und der Friseur, der sie in toto sieht, denkt: *»Das ist absolut scheußlich.«*

Bedauerlicherweise denken manche Friseure so etwas nur, statt der Kundin das auch zu sagen. Das sind Ja-Sager, die auch denken: *»Was soll's – ich mache es genauso, wie sie es will.«* Das sind die Stylisten, die in diesem Jahr in sind und im nächsten Jahr ihren Laden dicht machen. Andere Friseure, die oft auch einen gewissen Grad an Popularität erreichen (oft durch die Gunst einer oder zweier publicity-trächtiger Kundinnen oder Mannequins), sind wahre Tyrannen. Sie machen, was sie wollen, und die Kundin ist so geschmeichelt, daß ihr Haar von einer Berühmtheit arrangiert wird, daß sie alle seine Mätzchen mitmacht, im wahrsten Sinne des Wortes sein Versuchskaninchen ist.

Glücklicherweise gibt es aber auch noch andere Friseure, und ich freue mich zu sehen, wie ihre Anzahl mit jedem Jahr zunimmt, wie meine treuen Friseure in der ganzen Welt, besonders die in den deutschsprachigen Ländern. Sie kennen sich aus mit Haar – seiner Struktur und seiner Chemie –, sie kümmern sich um das Haar und darum, wie ihre Kundinnen aussehen und freuen sich, wenn diese Jahr um Jahr wiederkommen. Wenn sie mit einer Kundin sprechen, dann werden sie manchmal die Hand heben und sagen *»Stopp – das ist nichts für Sie, das paßt nicht, das schadet Ihrem Haar, das sieht nicht gut aus«*.

Ich rede einer Kundin niemals nach dem Mund, es sei denn, sie hat recht, dann stimme ich ihr gern zu. Wenn sie nicht recht hat, dann sage ich ihr warum – nicht weil das meine Meinung ist, sondern wegen der Fakten: das Gesicht ist zu lang, die Nase wird zu sehr betont, oder das Haar ist zu dünn oder zu gerade oder zu lockig.

Das Gesicht selbst ist aber nun nicht das wichtigste Kriterium. Während der Kopf ein Siebtel der Körperlänge ausmacht, ist das Gesicht nur ein Sechstel des Kopfes oder ein zweiundvierzigstel des Körpers. Ich würde eine Frau betrügen, wenn ich das Aussehen ihres Haares einzig an ihrem Gesicht messen würde: ich muß mir die ganze Person ansehen. Und das ist genau das, was jeder gute Stylist macht, klar, wir wollen die Erscheinung ihres Gesichtes verbessern, um es so schön wie nur irgend möglich zu machen – unsere Ideen dazu beruhen aber auf der Struktur des Haares, seiner Dicke, seinem Gewicht und seiner Elastizität sowie der Form und Größe des Kopfes.

Eine Frau mit einem runden Gesicht fühlt sich möglicherweise besser, wenn sie ihr Haar kurz, kürzer, am kürzesten schneiden läßt. Sie hat aber auch einen pummeligen Körper und macht sich nicht klar, daß ein kurzer Haarschnitt sie nur noch runder und plumper aussehen läßt. Kurzes Haar macht ein rundes Gesicht oder einen üppigen Körper nicht dünner.

Auch die Farbe zählt. Wenn Sie schönes rotes Haar haben, das relativ selten auf dieser Welt ist, warum sollten sie es kurz schneiden? Sie sollten es zur Schau stellen, es ausstellen, daß sich die ganze Welt daran erfreuen kann.

Die passende Frisur für sich selbst zu finden, ist nicht immer eine leichte Aufgabe. Manche Frauen scheinen ein instinktives Gespür dafür zu haben, was ihnen am besten steht. Andere wieder müssen erst experimentieren, bevor sie das Richtige finden. Es ist keine schlechte Idee, Perücken auszuprobieren (am besten in Begleitung einer aufrichtigen Freundin, die aufrichtig beurteilt, wie Sie aussehen unter Berücksichtigung all dessen, was ich Ihnen über den Gesamteindruck gesagt habe – totales Konzept). Eine eher langfristige Methode ist es, Ihr Haar in einem wandlungsfähigen Flip zwischen Kinn- und Schulterlänge zu tragen (das sieht fast immer gut aus) und damit alle möglichen Variationen auszuprobieren; einige dieser Variationen werde ich Ihnen später in diesem Kapitel aufzeigen.

Wie Sie einen Scheitel ziehen

Da die meisten klassischen, zwanglosen Frisuren einen Scheitel verlangen, ist die Anfängerlektion, die Sie über Frisieren zu lernen haben: Wo zieht man den Scheitel?

Vielleicht haben Sie dieses Problem einfach so gelöst, daß Sie einen Scheitel mitten auf Ihrem Kopf gezogen haben. Das ist aber ein Fehler. Damit belasten Sie ausgerechnet die schwächsten Haare auf dem Kopf; wenn Sie das jahrelang immer wieder tun, kann Ihr Haar schütter werden. Mittelscheitel sind aber auch ästhetisch gesehen ein Graus. Jedes Gesicht hat zwei verschiedene Seiten – eine Engelsseite und eine Teufelsseite. (Schauen Sie sich nur Ihr Profil von beiden Seiten an, von rechts und von links, und Sie werden feststellen, daß jede Seite ein bißchen anders ist.) Bedauerlicherweise ist die weniger attraktive Seite immer diejenige, die den Mittelscheitelkampf gewinnt. Ein Mittelscheitel fordert Kritik geradezu heraus, indem er Ihre häßlichsten Züge herausstellt: eine bucklige Nase, eine schmale Oberlippe, ein fliehendes Kinn. Dieser die Aufmerksamkeit herausfordernde Scheitel sollte nur von zwei Typen von Frauen getragen werden: den sehr häßlichen (bei denen es sowieso hoffnungslos ist) oder den sehr schönen (die alles tragen können). Die 99 Prozent Frauen, die normal aussehen, sollten immer einen Seitenscheitel tragen.

Die Frage ist nur: Welche Seite – und die Antwort lautet: Die rechte Seite.

Während Sie protestieren, hören Sie sich meine wissenschaftlichen und ästhetischen Gründe an, die meiner Ansicht Nachdruck verleihen. Die meisten von uns schlafen während des längsten Teils der Nacht auf der rechten Gesichtshälfte. Rollen Sie nicht die Augen und versuchen Sie nicht, das zu ergründen, weil selbst die Wissenschaftler es nicht erklären können. Sie wissen nur nach vielen Jahren der Forschung, daß das eine Tatsache ist. (Vielleicht hat es mit der Lage des Herzen zu tun, aber niemand weiß das genau.) Jedenfalls, da wir also so viel Zeit auf der rechten Seite schlafend verbringen, neigt das Haar auf der rechten Seite des Kopfes bei jedem dazu, dünner und feiner zu sein als das Haar auf der linken Seite. (Sie finden auch weniger Haar in Ihrer rechten Augenbraue als in Ihrer linken, das ist also ein Sofortindikator dafür, daß das, was ich sage, korrekt ist.)

Die Haarfollikel wachsen um die Basis des Kopfes in einem gleichförmigen Kreis, auf dem Oberkopf dagegen von links nach rechts. Es ist in Ordnung, wenn Männer den Scheitel links tragen, eine Frau aber sollte ihr Haar auf der rechten Seite scheiteln, gegen den Strich, um eine natürliche Standfestigkeit zu erreichen. Mit einem Scheitel auf der rechten Seite zwingen Sie Ihr Haar quasi zum Liegestütz und trainieren so automatisch Ihre Kopfhaut.

Es mag Ihnen natürlich erscheinen, Ihr Haar links zu scheiteln, aber erinnern Sie sich, daß Sie, wenn Sie Ihr Haar scheiteln, in einen Spiegel schauen, der Ihnen ein Kehrbild zeigt. Es mag sein, daß Sie sich täglich nicht länger als drei Minuen damit beschäftigen, Ihr Haar zu frisieren, und das ist dann die Zeit, die Sie damit zubringen, in den Spiegel zu schauen, es sei denn, Sie seien ausgesprochen narzistisch oder ein wohlbezahltes Modell – aber der Rest der Welt sieht Sie den ganzen Tag, und nicht nur Ihren Kopf, sondern Ihre Gesamterscheinung. Ein Scheitel auf der rechten Seite verschönert diese Erscheinung deutlich und darum geht es schließlich, nicht wahr?

Jetzt sollten Sie so weit sein zu sagen *»Dieser Diktator, dieser Tyrann George Michael! Zuerst sagt er mir, daß ich keine Ponies tragen soll, mir keinen Stufenschnitt schneiden lassen soll, nun jetzt soll ich auch noch mein Haar rechts scheiteln. Ich gefalle mir einfach nicht mehr«.* Nun, zu Anfang, wenn Sie den Scheitel gerade geändert haben, mag es Ihnen komisch vorkommen, aber nach ungefähr acht Wochen können Sie sich schon gar nicht mehr vorstellen, ihr Haar irgendwie anders zu scheiteln.

Wie Sie Ihre Haare einlegen

Wenn Sie zehn Frauen fragen, wie man am besten Haare einlegt, dann werden Ihnen neun von zehn Lockenwickler empfehlen, und sie haben recht. Gleichzeitig aber wird vielleicht nur eine von zehn tatsächlich wissen, wie man Wickler richtig benutzt, oder sogar, welche Wickler man benutzen sollte.

Die Wickler, die am häufigsten angeboten werden, sind solche mit Drahtmaschen zwischen zwei Metallringen, und diese sind leider nicht die besten. Metall kann das Haar verletzten, weil es wie ein Hitzeleiter fungiert; die Haarzellen dehnen sich aus und neigen dazu, abzubrechen. Plastikwickler sind neutraler als die harten Metallwickler und deshalb freundlicher zu Ihrem Haar. Wenn Sie in Ihrer Drogerie Plastikwickler nicht finden können, dann können Sie sie im Kosmetikfachhandel erhalten, der auch Salons und Privatkunden auf diese Weise versorgt. Sie müssen Metallhaarnadeln benutzen, um die Wickler zu befestigen, aber diese sind mit einer acrylartigen Substanz überzogen, die ihren Gebrauch sicher macht, bis der saure pH-Wert, der Ihr Haar schützt, die Beschichtung innerhalb von etwa drei Wochen abnutzt. Werfen Sie Haarnadeln immer nach drei Wochen weg und benutzen Sie eine frische Packung.

Bevor Sie damit anfangen, ihr Haar wie ein Fachmann aufzuwickeln, möchte ich ein Wort zu Festigern sagen. Im allgemeinen sollten sie gemieden werden. Manche Lösungen haben eine Alkoholbasis, die das Haar austrocknet. (Um herauszufinden, ob das Produkt, das Sie verwenden, Alkohol enthält, gießen Sie ein bißchen davon in eine Untertasse und halten Sie ein brennendes Streichholz daran. Wenn sich die Flüssigkeit entzündet, dann enthält sie Alkohol und schädigt Ihr Haar ganz gewiß.) Alkoholfreie Festiger sind nun auch nicht die Lösung des Problems, weil sie die Kutikula mit einer Schicht bedecken, die das Haar stumpf macht und einen schuppigen Haarausfall zur Folge haben kann, der sich besonders deutlich auf dunkler Kleidung zeigt. Manchmal bleibt Ihnen gar nichts anderes übrig, als Festiger zu verwenden, wenn Sie zum Beispiel Mannequin sind, oder wenn Sie möchten, daß Ihr Haar für längere Zeit gut aussieht. In diesen Fällen verleiht ein

Festiger mehr Fülle. Sie sind aber auf jeden Fall besser beraten, wenn Sie ein alkoholfreies Produkt wählen. Ich habe »Instar« entwickelt, das alkoholfrei ist, als Haarbodybuilder dient und zugleich ein Haarspray ist.

Das Grundset mit Wicklern

Mit Plastikwicklern und neuen Haarnadeln bewaffnet, können Sie nun an die Arbeit gehen. So machen Sie es richtig:

1. Sie sollten immer in einem Winkel von 45° arbeiten, und den Rundungen des Kopfes entsprechend eine Hälfte nach unten, eine Häfte nach oben eindrehen.
2. Nehmen Sie nur so viel Haar, wie jeweils auf einen Wickler paßt, so daß der Wickler genau auf der Stelle der Kopfhaut zu liegen kommt, auf der die Strähne wächst – nicht mehr und nicht weniger. Wenn Sie mehr Haar nehmen, als auf den Wickler paßt, dann steht es über und sieht später nicht weich und gleichmäßig aus. Wenn Sie weniger Haar nehmen, haben sie nicht genügend Platz für alle Wickler. Das Haar muß genau auf seiner Basis sitzen, in seinem eigenen Bett, um einen perfekten Sitz zu erreichen. Wenn sie kleinere Locken wollen, dann benutzen sie kleinere Wickler; für großzügige Wellen benutzen Sie größere Wickler.

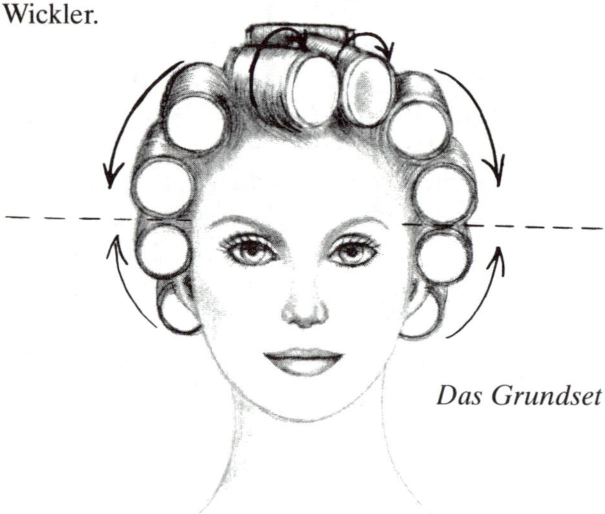

Das Grundset mit Wicklern

3. Es ist sehr wichtig, daß die Enden der Haare glatt auf den Wicklern liegen. Wenn Sie gepfuscht haben, dann rollen Sie es wieder ab und beginnen von vorn. Beim Feststecken der Wickler achten Sie bitte darauf, daß Sie die Haare nicht verdrücken, sonst haben Sie einen Wulst, wenn Sie Ihr Haar ausbürsten. Ob Ihr Haar nun lang oder kurz ist, vermeiden Sie, die Nadeln am Haaransatz entlang zu befestigen, denn das kann Ihr Haar schädigen.

Grundset mit Haarclips

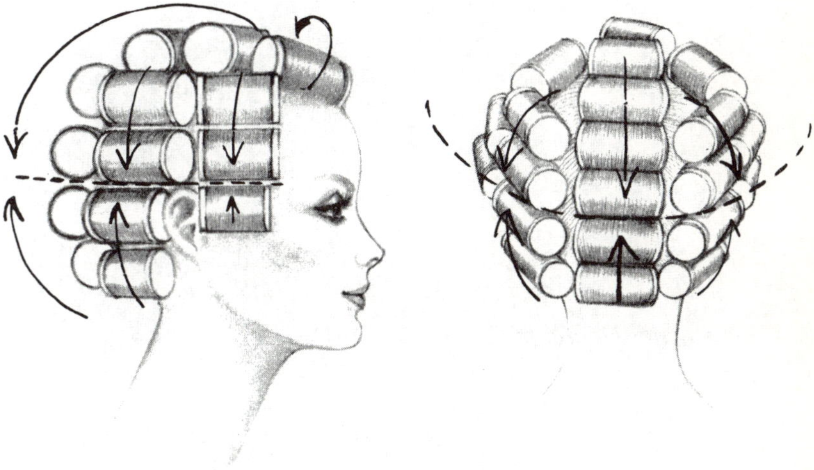

Das Grundset mit Haarclips

Wickler sind am besten, weil sie Standfestigkeit und Sprungkraft geben, aber ein Clipset ist ideal für zwischendurch oder unvorhergesehene Fälle. Man kann zum Beispiel bequemer darauf schlafen; außerdem ist es schnell fertig (es dauert nur ungefähr drei Minuten) und ein guter Helfer in Notfällen, wenn es regnet oder Ihr Haar sonst wie in Unordnung zu geraten droht. Einmal angenommen, Sie sind eine Operationsschwester in einem Krankenhaus und Ihr Haar ist wunderschön gelegt, der Flip schwingt

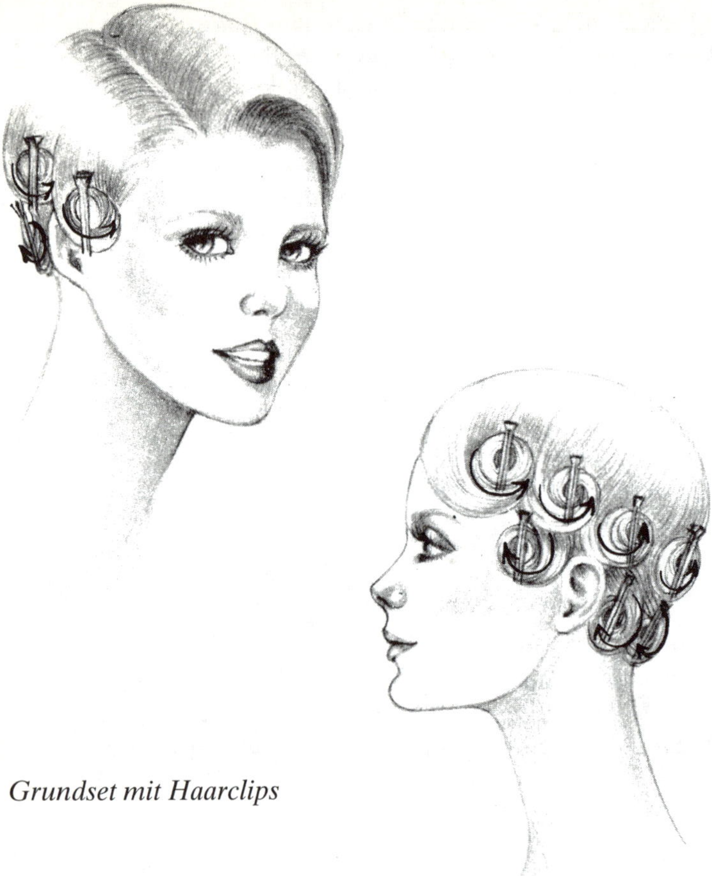

Grundset mit Haarclips

wirklich herrlich. Aber sowie Sie im Krankenhaus sind, haben Sie Ihr Haar unter einer Haube zusammenzustecken; also stecken Sie sich ein paar schnelle Locken, setzen Ihr Häubchen auf und dann, nachdem Sie den ganzen Tag gearbeitet haben, nehmen Sie die Klammern heraus, bürsten Ihr Haar, und es sieht immer noch prachtvoll aus.

Oder Sie sind eine Sekretärin, und Ihr Haar sieht im Büro den ganzen Tag gut aus. Nun ist es Zeit, Ihre Verabredung zu treffen, und es regnet. Sie drehen Ihre Schnecken, klippen sie fest, setzen einen Turban oder einen Schal auf, treffen ihren Freund, geben ihm einen Kuß, gehen für einige Minuten ins Badezimmer, bürsten Ihr Haar aus, schütteln es ein bißchen, und hier sind Sie – wieder mit schwingendem, makellos frisiertem Haar.

Hier sehen Sie nun, wie man's macht: Teilen Sie Ihr Haar von der Spitze des einen Ohres rund um den Hinterkopf bis zur Spitze des anderen Ohres. Alles was oberhalb der Ohren ist, sollte in flachen Schnecken festgesteckt werden, ohne die Haare von der Kopfhaut wegzuziehen – alle in einer Richtung. Es ist am besten, auf der rechten Seite damit anzufangen, auf der Seite, auf der Sie schlafen. Auf diese Weise wird das Haar an der linken Schläfe nach hinten gedreht, auf der rechten Schläfe nach vorn. Das Haar unterhalb der Ohren sollte in umgekehrter Richtung von links nach rechts eingedreht werden. Wenn Sie dieses Quickset auskämmen, fällt es ohne Ecken oder Wülste schön in Linie, weil es dem natürlichen Bogen des Kopfes folgt. Alles, was sie dazu brauchen, sind vierzehn Haarclips.

Variationen

Sobald Sie das Grundmuster beherrschen, können Sie experimentieren. Vielleicht sehen Sie besser aus ohne allzuviel Stand auf dem Oberkopf und wollen nur die Enden Ihrer Haare eindrehen. Legen Sie in diesem Fall die Partie auf dem Oberkopf nicht ein und benutzen Sie Wickler oder machen sie Klammer-Locken nur für die Haarspitzen, wie es *Jane Pauley,* einer der Stars von NBC's Nachrichtenmagazin, tut, und andere TV-Persönlichkeiten.

Oder vielleicht möchten Sie nur den Teil Ihres Haares, der Ihr Gesicht einrahmt, gewellt. Legen Sie in diesem Fall nur die Vorderpartie ein und lassen Sie den Hinterkopf ganz natürlich trocknen.

Wie Sie Ihre Haare trocknen

Auch wenn Sie nicht so »gemacht« aussehen sollen, ist es besser, die Haare einzudrehen oder festzuklippen, bevor Sie unter die Trockenhaube gehen. Erinnern Sie sich daran, daß die Enden Ihres Haares viel häufiger gewaschen, gelegt, getrocknet, gebürstet und Wind und Wetter ausgesetzt wurden als das junge Haar direkt an der Kopfhaut. Indem Sie das Haar aufrollen, bevor Sie unter die Trockenhaube gehen, schützen Sie das ältere Haar vor dem direkten Kontakt mit der Hitze, weil die Enden dann am weitesten von der Trockenhaube entfernt sind – bedeckt von jungem Haar. Selbst wenn wir Korrektive oder saisongemäße Pflegebehandlungen machen und das Haar auch erhitzt werden muß, um die volle Wirksamkeit der Pflegebehandlung zu erreichen, drehen wir es immer ein, um die älteren Bereiche zu schützen.

Das Haar sollte bei mäßiger Temperatur getrocknet werden, damit es nicht unter zu starker Hitze leidet. Die richtige Temperatur ist 42 °C – nicht höher als 5 °C über der Körpertemperatur. Auf diese Weise vermeiden Sie, daß sich das Haar durch den raschen Wechsel zwischen extremen Temperaturen zu sehr zusammenzieht. Leider haben die meisten Heimtrockenhauben keine präzise Temperaturanzeige, aber die mittlere Einstellung ist immer die beste. Sie können mit großer Hitze anfangen, wenn Sie das gern mögen, nach fünf Minuten sollten Sie dann aber auf eine mittlere Temperatur herunterschalten, und für die letzten fünf Minuten ist die Einstellung »warm« gerade recht.

Wenn Ihr Haar 15 cm lang ist, dauert das Trocknen zwanzig bis dreißig Minuten, ganz abhängig von der Dichte Ihres Haares; für 30 cm langes oder längeres Haar beträgt die Trockenzeit zwischen fünfundvierzig Minuten und einer Stunde. Nach zwei oder drei Sitzungen sollten Sie ziemlich genau wissen, wie lange es dauert, bis Ihr Haar trocken ist.

In meinem Salon habe ich vierundzwanzig spezielle, importierte Niedrigwatt-Trockenhauben, 350 Watt stark, die sehr sanft sind und kein Asbest enthalten. Aber Sie finden bei mir nicht einen einzigen Fön. Meiner Meinung nach sind diese Geräte, die von 750 bis 1400 Watt reichen, haarschädigend, selbst in der Hand eines gut ausgebildeten Stylisten. Es schüttelt mich, wenn ich an den Mißbrauch denke, der durch wohlmeinende, aber unausgebildete Self-made-man hervorgerufen wird, die Millionen von Föngeräten, Ondulierstäben oder aufheizbaren Kämmen gekauft haben. Wenn Sie Hitze benutzen (anstelle von Wicklern), um eine Frisur herzustellen, dann müssen Sie die

Hitze solange anwenden, bis Sie den gewünschten Effekt erreicht haben ... und das bedeutet dann häufig übertrocknen. Das wird zu einem Teufelskreis, weil Sie immer weiter den Fön oder den Stilkamm dazu benutzen, das Haar zu legen, das immer trockener und störrischer wird.

Lufttrocknen

Aus all dem schließen Sie jetzt vielleicht, daß es besser sei, das Haar natürlich trocknen zu lassen, ohne irgendein Gerät. Theoretisch ist das richtig, aber in der Praxis ist das unmöglich. Ist Ihr Haar sehr lang, kann das Trocknen an der Luft mehrere Stunden dauern. Und wenn Sie versuchen, die Sonne auszunutzen, dann schaden die ultravioletten Strahlen Ihrem Haar. Falls Sie also Ihr Haar natürlich trocknen lassen, dann tun Sie es bitte im Schatten oder setzen Sie sich ans Fenster und erfreuen Sie sich der Sonne, wie sie durch das Fenster scheint. Fensterglas hält ultraviolette Strahlen ab.

Ausbürsten und Frisieren

Ihr Haar ist behutsam eingelegt und sorgfältig getrocknet worden ... und nun der Augenblick der Wahrheit: das Ausbürsten und Frisieren, was früher das »Arrangieren des Haares« genannt wurde. Sie entfernen die Nadeln und/oder die Wickler und bürsten das Haar aus. Aber nicht grob! Sie lieben doch Ihr Haar, Sie hassen es doch nicht. Auch nicht zu zaghaft: Wenn Sie das Haar richtig eingelegt haben, dann bleibt es gewellt, das verschwindet nicht mit einem Bürstenstrich.

Dann beugen Sie sich nach vorn, werfen das Haar über Ihren Kopf nach vorn, das gibt eine wundervolle, frische Fülle und einen natürlichen Stand ganz ohne Toupieren. Als nächstes stellen Sie sich aufrecht hin und benutzen die Bürste, um so auszusehen, wie Sie es gern möchten. Hier sind vier klassische Frisuren, die Ihnen bei etwa 30 cm langem Haar (der von mir bevorzugten Fliplänge) leicht gelingen werden. Benutzen Sie speziell erzeugte GM-Bürsten (Natur).

Vier Grundfrisuren mit flip-langem Haar

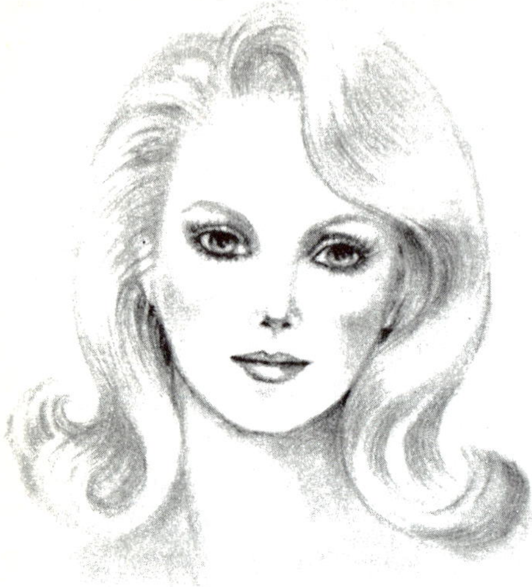

Rechtsseitiger Scheitel

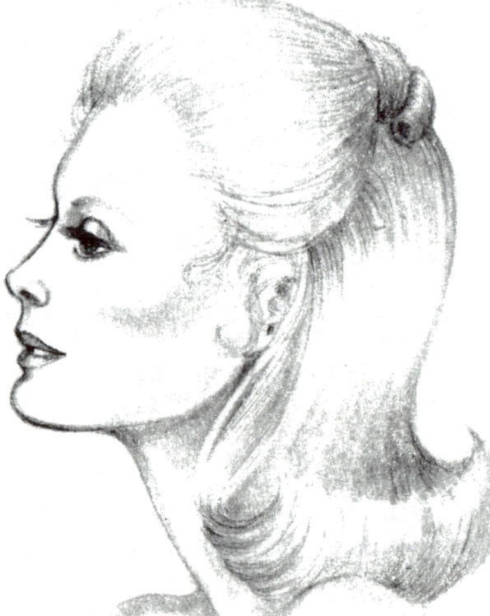

Halb-hochgesteckter Flip

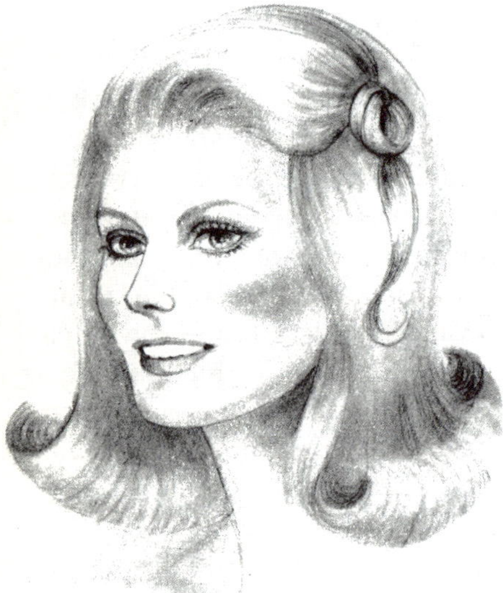

Flip mit Seitenlocke

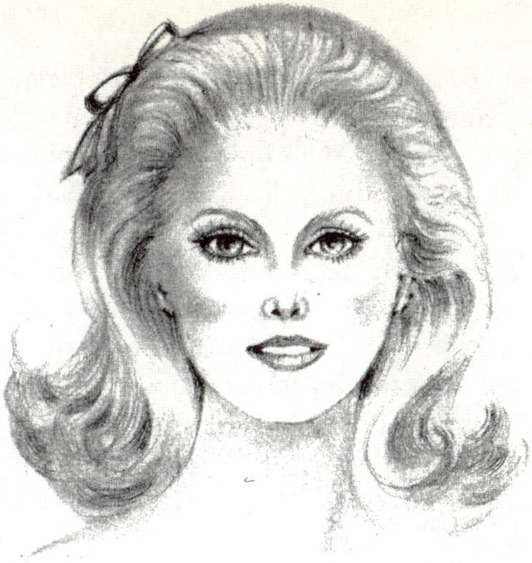

Zurückgekämmter Flip

Toupieren Sie Ihre Haare nicht!

Ihr Haar sieht großartig aus, aber es könnte vielleicht ein bißchen mehr Volumen auf dem Oberkopf oder Hinterkopf vertragen. Sie holen also Ihren Kamm, um es ein bißchen zu toupieren. Ich bin immer wieder erstaunt, wie schnell Frauen lernen, ihr Haar zu toupieren – ein wirklich unseliges Talent – wie langsam dagegen eignen sie sich Wissen über Ihre Haare an. Nehmen Sie jetzt einmal einen Kamm und toupieren Sie eine kleine Haarsträhne. Merken Sie, wie steif sich das anfühlt? Wenn Sie genügend gegen den Strich kämmen, dann steht diese eine Haarsträhne wirklich höher als der Rest Ihres Haares. Sie fühlt sich so steif an, weil die armen mißhandelten Ziegel der Kutikula gegen den Strich gerieben wurden; sie wehren sich im wahrsten Sinne des Wortes gegen das verkehrte Kämmen.

Stellen Sie sich Fischschuppen vor oder die Schuppen einer Ananas, dann können Sie sich die Wirkung sicher ausmalen.

Wenn Sie Ihr Haar genügend gegen den Strich kämmen, dann wird es spröde, bekommt gespaltene Enden und verliert die schönheitverleihende Kutikula. Das beste Mittel, um einen natürlichen Stand zu erzielen ist, den Kopf nach vorn zu neigen und die Haare kopfüber zu bürsten. Noch mehr Volumen können Sie mittels einer Technik erzielen, die »Französische Spitzen« heißt; sie ist die einzige Toupiertechnik, die in meinem Salon angewandt wird. Halten Sie dazu eine kleine Haarsträhne steil nach oben und stricheln Sie mit einer weichen Bürste aus Naturborsten an der Unterseite ganz leicht von der Kopfhaut bis an die Spitzen. Dann nehmen Sie eine andere kleine Strähne, immer nur einige wenige Haare auf einmal, und fahren Sie auf diese Weise fort. Das gibt mehr lockeres Volumen und schadet dem Haar nicht. Aber erinnern Sie sich daran, wenn sie danach Ihr Haar auskämmen wollen, immer an den Spitzen zu beginnen, nicht an den Wurzeln, um Schäden zu vermeiden.

Halt für die Frisur

Nun wollen Sie auch noch sicher sein, daß Ihr Haar immer schön arrangiert bleibt, während Sie Ihrer täglichen Arbeit oder ihrer Verabredung nachgehen oder was auch immer. Die beste Versicherung scheint Haarspray zu sein. Bevor Sie aber diese natürlich schwingende Frisur mit Lack verkleistern, bedenken Sie: Wenn Sie einen guten Schnitt haben, sollte Ihr Haar seine Form behalten, und wenn Sie es ordentlich eingelegt haben, dann fällt es schön, selbst nach einem kleinen Sturm. Aber ich bin Realist und weiß, daß es mehr als nur einige wenige Gelegenheiten gibt, wo Sie sich nicht um Ihr Haar sorgen und für einige Stunden perfekt aussehen wollen, ohne viel Aufhebens darum machen zu müssen.

Benutzen Sie in diesen Fällen GM-Instar. In den Tagen von *Jean Harlow* war es notwendig, daß man den Haarsprays Lanolin beifügte, um den Glanz wiederzuerlangen, der durch das übermäßige Bleichen verloren gegangen war. Sie aber haben glänzendes Haar, weil Sie es nicht mißhandelt haben, und deshalb brauchen Sie auch nicht die Hilfe dieses erstickenden Überzugs. Außer daß er die Haare steif macht, ist Haarspray eigentlich nur wirklich schädlich für die Lungen und die Augen. Wenn Sie also unbedingt Spray verwenden wollen, nehmen Sie Instar-Pumpzerstäuber.

Instar ist DDL-, alkohol- und aerosolfrei (Rotköpfe sollten überhaupt kein Haarspray verwenden, weil er aus einem bislang unbekannten Grund diesen seltenen Haartyp mehr angreift als brünettes oder blondes Haar).

Wie steckt man eine makellose Hochfrisur?

Eines der Probleme einer Frau mit langem Haar besteht darin, daß die meisten Friseure sie nicht gern sehen. Vor einigen Jahren arbeiteten Haarstylisten an langem Haar mit Vergnügen und Verständnis, weil es modisch und elegant war, schön arrangiertes langes Haar zu tragen – das Haar einer Frau war wirklich ihre Krone.

Diese Situation hat sich aber aus mehreren Gründen geändert, nicht zuletzt aus finanziellen. Seit die Frauen mehr Übung darin entwickeln, selbst für Ihre Haare zu sorgen, da nun feste wöchentliche Termine immer seltener und seltener werden, können viele Salons nur noch mit Schneiden richtiges Geld verdienen – ganz bestimmt nicht damit, Haare wachsen zu lassen. Kurzes Haar muß ungefähr alle sechs Wochen geschnitten und gestylt werden, um es in gutem Zustand zu erhalten, wohingegen langes Haar nur alle zwei Monate leicht nachgeschnitten werden muß. Und das ist wirklich nur Nachschneiden und kann nicht Styling genannt werden, was viel teurer wäre.

Als Folge davon haben die Frauen mit langen Haaren im Laufe der Jahre ihre eigenen Methoden entwickelt, ihr Haar hochzustecken. Durch Erfahrung, durch Versuche und Irrtümer haben viele Frauen, die immer langes Haar getragen haben, gelernt, wie sie damit flink und schön umgehen. Und von diesen Frauen habe ich einen Gutteil meines Wissens erworben, das ich nun weitergeben kann. Ich gebe es gern an meine Kundinnen weiter, die schönes, langes Haar haben oder es wachsen lassen möchten und wissen wollen, wie sie es frisieren und stylen können. Manche Frauen machen zwar Fehler; man kann aber auch aus negativer Erfahrung lernen.

Ein Beispiel dafür ist die Frau, die darauf besteht, ihr Haar auf der Mitte des Oberkopfes zu scheiteln und streng nach hinten zu ziehen. Dieser unaufhörliche Zug läßt das Haar schütter werden.

Ist Ihnen schon aufgefallen, daß Ballerinas, die diese starren, glatten Knoten mit dem Mittelscheitel bevorzugen, häufig Mittelscheitel haben, die bis zu zwei Zentimeter breit sind? Einen ähnlichen Fehler begehen Frauen, die ihr Haar einfach gerade und glatt aus der Stirn ziehen. Die Strafe dafür ist ein zurückweichender Haaransatz, eine sehr häufige Erscheinung bei Frauen, die auf den Phillippinen oder in anderen Ländern Südostasiens leben. Obwohl sie wesentlich besseres Haar haben, wegen der Kost, die sie zu sich nehmen (nicht gar gekochtes Gemüse und Obst, nur kleine Mengen an Fleisch), ist ihr Haar dünn, und sie bekommen richtige Geheimratsecken. Wenn ich Präsident der Welt wäre, würde ich strikt verbieten, daß sich irgend jemand die Haare gerade aus dem Gesicht zieht. Eine einfache Methode, das Haar aus dem Gesicht zu halten (und das ist wichtig in tropischen Gegenden), besteht darin, das Haar zur Seite zu kämmen und es dann in einer Schnecke zusammenzufassen.

Als ich mein Geschäft vor über 35 Jahren anfing, verbreitete sich schon bald die Kunde, daß ich ein Mann sei, der langes Haar liebte und nicht darauf bestünde, es abzuschneiden. Meine allerersten Kundinnen antworteten auf diese Vorliebe, indem sie meine Lehrmeister wurden. Von ihnen hörte ich, daß eine gute Hochsteckfrisur drei Vorbedingungen erfüllen muß:

1. Sie muß sicher sein. Ganz egal, wie hübsch eine Frisur auch immer sein mag, wenn eine Frau damit aus dem Salon kommt, zu einem Taxi rennt und ihre Frisur sich dann aufgelöst hat, kann sie nicht sehr zufrieden sein. Wenn sie in ihrem Zorn zurückrennt in den Salon, kann man die Frisur nicht einfach an ihrem Kopf festnageln. Sie muß ordentlich befestigt und trotzdem angenehm zu tragen sein. Wenn Sie Kopfschmerzen von Ihrer Hochfrisur bekommen, egal ob Sie sie selbst aufstecken oder ob es jemand anderer für Sie tut – zeigen Sie uns bitte die Technik, und dann werden wir diese Lösung bei all unseren Feinden anwenden.
2. Sie muß gut aussehen. Das schönste Haar der Welt wird Ihnen nicht gefallen, wenn es nicht schön arrangiert ist und Sie noch hübscher macht. Selbst wenn Sie ein schönes, klassisches Gesicht haben, sieht eine Frisur, die zu starr ist, unvorteilhaft aus – genau der entgegengesetzte Effekt von dem, wonach Sie und ich streben.

3. Sie muß einfach nachzumachen sein. Einmal abgesehen von einigen sehr speziellen Gelegenheiten, wie zum Beispiel eine Hochzeit oder ein Ball, ist eine Hochsteckfrisur nutzlos (und jede andere Frisur ebenso), wenn Sie nicht selbst damit fertig werden. Deshalb lasse ich während meiner Vorträge immer meine Directrice *Maria Matarazzo* eine große Anzahl verschiedener Frisuren vorführen, während ich rede. Das gibt meinem Auditorium den greifbaren Beweis, daß Sie diese Frisuren auch selbst schaffen können. Und Sie können in meinem Salon auch einen Termin für Frisierunterricht absprechen, um noch mehr dieser Frisuren zu lernen.

George Michaels siebenteiliges Arrangement

Ich habe meine Kundinnen beobachtet und begann ein Experiment. Mir war aufgefallen, daß Frauen ihr Haar oft im Nacken in einem Knoten geschlungen trugen, weil sie nicht wirklich verstanden hatten, wie sie ihn weiter oben – und damit attraktiver – sicher befestigen sollten. Haar, das nach oben gesteckt ist, schmeichelt immer mehr als Haar, das einfach herunterhängt, und ein tiefsitzender Knoten sieht ungepflegt und altjüngferlich aus.

Eine meiner ersten Entdeckungen war, daß es schwierig ist, all das Haar auf einmal zu packen und hübsch zu befestigen; meistens ragen die Enden heraus, besonders dann, wenn das Haar nur schulterlang ist. So teile ich das Haar dann in drei Bereiche, zuerst scheitele ich das Haar vom Haaransatz bis nach ganz hinten auf den Kopf. Dann teile ich den Rest des Haares in zwei Hälften.

Ich lege die rechte Seite in eine französische Rolle und schlage dann die linke Seite über die erste französische Rolle, indem ich den Rest des Haares wie ein Kissen darunterstecke. Das Haar auf dem Oberkopf arrangiere ich asymmetrisch, weil ich das Haar nicht einfach gerade nach hinten kämmen will, damit die fertige Frisur flotter aussieht.

Meine Kundinnen waren hellauf begeistert: Das war neu, dieser Look war anders, sah gut aus, ließ sich leicht selbst machen und

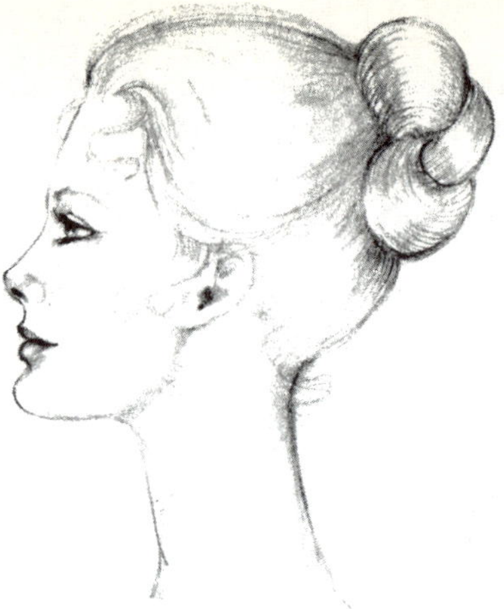

Haar zu einer Schnecke geschlungen

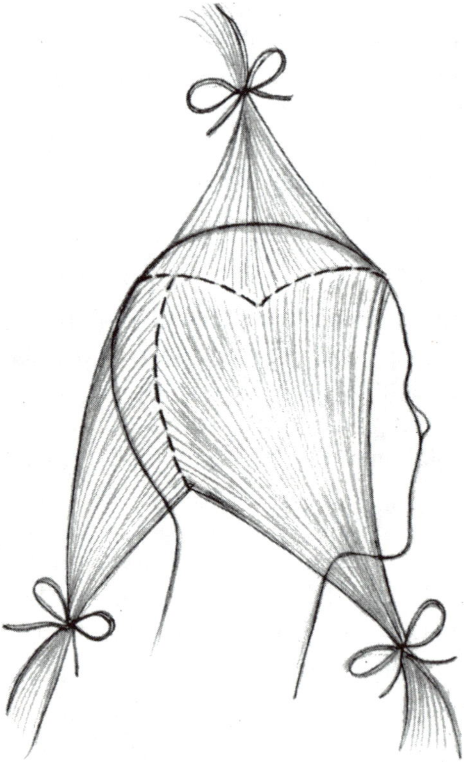

Haar zu einer Schnecke geschlungen

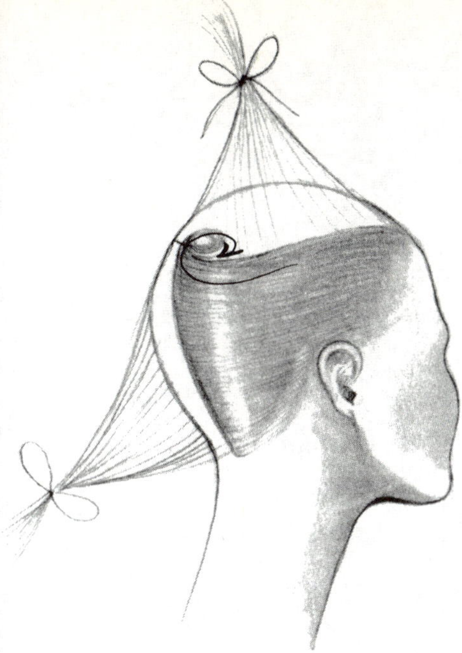

Ursprüngliche Einteilung in drei Bereiche

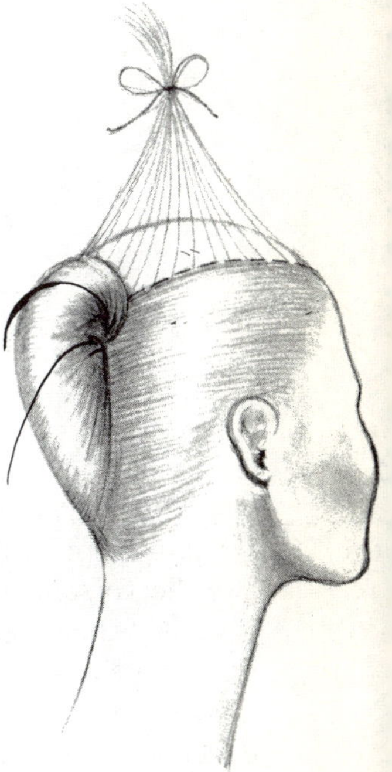

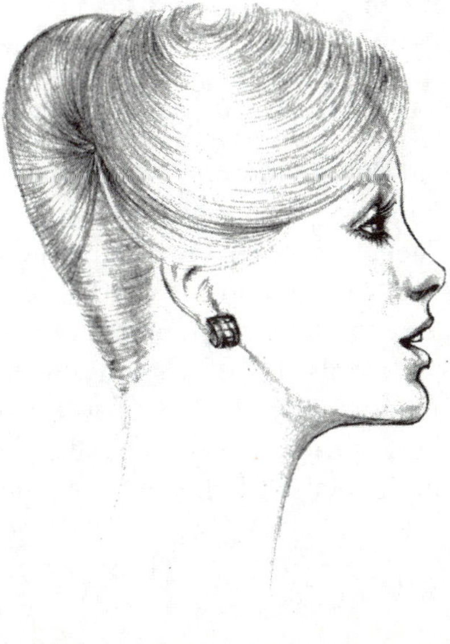

war sicher – somit erfüllte er alle drei Bedingungen. Aber nach einigen Monaten der Begeisterung über diesen Look und nachdem Sie ihre Köpfe eingehend studiert hatten, entdeckten sie, daß sie zwei hervorstehende Ohren hatten. Ohren sind sowieso nicht die charmantesten Teile unserer Anatomie, besonders dann nicht, wenn sie so aussehen wie bei dem verstorbenen *Clark Gable* oder *Bing Crosby,* beides wunderbare Männer, aber nicht gerade mit besonders graziösen Ohren bedacht. So fügte ich noch zwei Sektionen auf jeder Seite des Kopfes hinzu, um die Ohren abzudecken.

Die Zeit verging, und die Kundinnen beklagten sich darüber, daß die Hinteransicht ihrer Köpfe zu flach sei. Nun, jeder Hinterkopf hat einen leicht flachen Bereich. (Berühren Sie Ihren Kopf, überzeugen Sie sich selbst davon, und Sie werden feststellen, daß auch Sie zu dem Allerweltsclub der Leute mit einem flachen Hinterkopf gehören.) Deshalb habe ich eine sechste Sektion geschaffen, die diese flache Stelle verdecken soll. Diese Sektion wird zwischen dem Oberkopf und der darunterliegenden Schicht abgezweigt, und sie läßt die platte Ebene verschwinden.

Doch die Frisur war immer noch nicht perfekt. Eine Kundin war außerordentlich begeistert, stolz darauf, wie ein Model auszusehen, wunderbar weiblich in Kleidern mit tiefem Dekolleté und langen bezaubernden Ohrringen, aber sie beklagte sich, daß ihr Haar vorn nicht gerade großartig aussähe. Sollte sie sich Ponies schneiden? Die letzte Entwicklung meines siebenteiligen Arrangements bestand also darin, den Stirnbereich zu halbieren (die ursprünglich ein Teil der dreigeteilten Frisur war), in zwei Sektionen von Wange zu Wange, parallel zum Haarwachstum. Dadurch ist ein Teil der einen Gesichtshälfte, der andere Teil der anderen Gesichtshälfte zugewandt. Sie können selbst Ponies simulieren, ohne die Haare abzuschneiden, indem sie einige Haarenden vorn herausziehen, was ich häufig tue.

Als ich das erreicht hatte, wurde mir klar, daß ich eine perfekte Methode für hochgestecktes Haar erfunden hatte, die von jeder Frau befolgt werden kann. Selbst mit einem Flip oder einem Pagenkopf kann man diese Frisur noch machen, da durch den Scheitel zwischen den Ohren das Haar nicht so lang sein muß wie für eine Schnecke oder einen Knoten. Ich habe diese Technik gelernt wie das Lesen. Man fängt mit dem ABC an, liest zuerst Kinderbücher und schließlich, wenn man erwachsen ist, *Goethe* oder *Schiller* ebenso wie *Struwwelpeter* oder *Mickey Mouse*. Sie können aber nicht zu lesen anfangen, wenn Sie zuerst ein Exemplar von *William Faulkner* oder *Thomas Mann* zur Hand nehmen.

Es ist interessant, daß einige Kundinnen, die anfangs mit dem dreiteiligen Stil zufrieden waren, wissen wollen, warum sie einige Frisuren nicht fertigbringen, die Kundinnen mit der siebengeteilten Variante erzielen. Ich sage ihnen immer wieder, daß sie das nur durch Erfahrung schaffen werden – dann sind die Möglichkeiten unglaublich. Alle Meisterfriseure in meinem Salon befolgen diese Technik, weil sie wissen, daß sie mit den sieben Teilen buchstäblich jede nur erdenkliche hochgesteckte Frisur arrangieren können, wie man mit Kenntnis von nur sieben Noten eine Symphonie schreiben kann.

Kapitel 11

Frisuren für besondere Leute, Berufe und Gelegenheiten

Frauen im Show-Business

Meine 36 000 Kundinnen kommen aus der ganzen Welt und aus allen sozialen Schichten – eine treue Stammkundschaft habe ich aber besonders unter Frauen des öffentlichen Lebens: Schauspielerinnen, Mannequins, Sängerinnen, Tänzerinnen, Frauen, die auf dem einen oder anderen Gebiet der Unterhaltungsindustrie arbeiten. Sie haben alle gelernt, was ich die »Macht der Haare« nenne. Sie haben entdeckt, daß ihre Haare ein beeindruckender Teil ihrer Gesamterscheinung sind, und sie machen davon ausgiebig Gebrauch.

Darüber hinaus haben sie gelernt, ihr Haar zu pflegen, es zu lieben und zu schützen, um ihre großartigen Mähnen zu bewahren – trotz der Anforderungen, die ihr Beruf an das Haar stellt, trotz der heißen Lampen und des häufigen Frisierens und trotz allem anderen Mißbrauch.

Eine dieser Frauen ist *Cher.* Sie ist oft im Fernsehen und weiß genau, wie sie die Macht ihres Haares einsetzt. Wenn Sie an *Cher* denken, dann denken Sie an ihre phantastischen Kostüme und ihr phantastisches Haar – selten denken Sie an Ihre Stimme, die eher interessant als aufsehenerregend ist. Als *Cher* ihre wöchentliche TV-Show laufen hatte, eröffnete sie jede Show, indem sie mit offenem Haar erschien, das sie frei bis an ihre Taille hinabfallen ließ. Und wie dieses Haar glänzte – es sah wirklich wunderbar aus. Für viele Jahre trug *Cher* ihr Haar sehr lang, alles in einer Länge, aber sie kreierte zahllose Frisuren, indem sie eine Vielfalt von Perücken benutzte –

wuschellockig für diese Szene, mit Pagenkopf für die nächste, heftig toupiert für ihre komische Version der Shirley-Temple-Locken für eine Satire auf ein Wiegenlied, ägyptische Ponies und einen Pagenschnitt für eine Persiflage auf *Kleopatra.* In Perücken sah *Cher* wunderbar aus, und sie bewies einen sehr guten Geschmack bei der Auswahl ... nach der Show nahm sie dann die Perücke ab und erfreute sich ihres eigenen entzückenden Haars. Es war traurig mitanzusehen, wie *Cher,* sobald ihre Show bei der Bewertung nach hinten fiel und ihr persönliches Leben komplizierter wurde, diese prächtige Mähne abschnitt, gleichsam einem mystischen Gesetz folgend: wenn man unglücklich ist, kommt das Haar herunter. Aber *Cher,* die große Persönlichkeit, war die erste, die zugestand, daß es ein großer Fehler war, ihr prächtiges Haar unter die Guillotine zu stecken.

Manchmal muß ich leider sogar für Perücken plädieren, um zu verhindern, daß das Haar einfach abgeschnitten wird. Ich kann es mir nicht erlauben, einer Berufsschauspielerin oder einer Frau aus dem Showbusiness wegen einer plötzlichen Laune die Haare zu schneiden, wo doch sie und ich mehrere Jahre lang so hart gearbeitet haben, um diese Pracht wachsen zu lassen. Meine Freundin *Liv Ullmann war* für ihre Rolle im »Schlangenei« mit dem Schreckgespenst Schere konfrontiert. *Ingmar Bergman,* ein Realitätsfanatiker, hatte verfügt, daß *Livs* Haar für diesen Part zu einem Bubikopf wie in den zwanziger Jahren zurechtgestutzt werden sollte. Als ich davon hörte, schrieb ich ihm drei Briefe: einen in sein Landhaus in Norwegen, einen anderen nach Stockholm und schließlich noch einen nach München, wo er gerade drehte. In diesen Briefen bezog ich den klaren Standpunkt, daß das Image eines Stars wie *Liv Ullmann,* deren Gesicht und Löwenmähne so wohlbekannt waren, nicht um eines Filmparts willen zerstört werden dürfte – es würde sie Jahre kosten, dieses Haar wieder wachsen zu lassen. Ich wies darauf hin, daß eine Perücke für diese Rolle wie geschaffen sei, weil der Stil der zwanziger Jahre ohnehin sehr streng und perückenartig wäre. Zu meiner und *Livs* Erleichterung hörte er auf mich und ließ ihr Haar nicht abschneiden, und sie trug während dieses Films Perücken.

Polly Holliday ist eine andere meiner Kundinnen, die eine lange Bühnenerfahrung hat und weltweit bekannt geworden ist als *Flo,* zuerst als die glänzende Bedienung in *»Alice«,* und dann in ihrer eigenen Show. *Polly* trägt eine Perücke, die ihr Haar übermäßig toupiert aussehen läßt. Ihr eigenes Haar würde von dieser Frisur und dem täglichen Toupieren zerstört werden. Nach ihrem Abgang läßt *Polly* ihr Haar herunter, es ist prächtig, seidig, eine schöne, natürliche Mischung aus 35 Prozent Silber und 65 Prozent Pfeffer, was zusammen einen entzückenden Schimmer ergibt. *Polly* trägt ihr Haar in einem glänzenden Flip mit einem Scheitel auf der rechten Seite. Ihr Salz und Pfeffer läßt sie nicht älter aussehen, weil das Bild so silbrig ist. Sie sieht sagenhaft aus. Und unter dem Rampenlicht sieht ihr Haar beinahe platinblond aus.

Polly weiß immer, ihr Haar zu ihrem Vorteil einzusetzen, und genauso macht es *Elizabeth Hubbard,* die als *Althea Davis* in der Fernsehserie »The Doctors« 15 Jahre lang auf der Bühne stand. *Elizabeths* kühle, nüchterne Art von Schönheit wird weicher durch einen aufgesteckten Flip, den sie während der meisten ihrer Fernsehrollen und auch im wirklichen Leben trägt. Während *Elizabeth* ihr Haar im klassischen Stil trägt, können es viele Mannequins oder Schauspielerinnen kaum erwarten, den letzten Schrei auszuprobieren, sehr zu ihrem Verdruß einige Monate später, wenn dieser letzte Schrei passé ist.

Es gibt da dennoch einige bemerkenswerte Ausnahmen: die Mannequins, die für den Stil von heute Perücken benutzen und ihr eigenes Haar behalten, um sich morgen daran zu erfreuen. Eine der ungewöhnlichsten ist *Samantha Jones,* die auf der Vogue-Titelseite häufiger zu sehen war als jedes andere Mannequin mit der Ausnahme der »Krabbe« *Jean Shrimpton. Samanthas* Haar reicht bis zur Hälfte ihres Rückens, und sie hält es in dieser Länge Jahr für Jahr. Wenn die Mode oder ein Produkt eine kürzere Frisur verlangen, dann greift *Samantha* in ihren Make-up-Koffer und holt eine handgearbeitete Perücke aus ihrer phantastischen Sammlung heraus. Dasselbe traf auf *Veroushka* zu, *Gräfin von Lehndorff,* die viele Jahre als die »Königin der Mannequins« bekannt war. *Veroushka* ist eine intelligente, großartige, wandlungsfähige und schöpferische Frau, eine anerkannte Künstlerin und eine bezaubernde Gastgeberin, die niemals das Werk von Jahren opfern würde für das Vergnügen eines Augenblicks mit einem modischen Haarschnitt.

Sie hat immer um die Macht des Haares gewußt. Auch jüngere Frauen haben dieses Wissen und benutzen ihr Haar dazu, eine Stimmung oder ein bestimmtes Alter auf der Bühne oder im Film zu vermitteln. Ich denke an *Pamela Payton-Wright,* die vor einigen Spielzeiten die *Julia* auf dem Broadway darstellte. Ihr langes Haar spiegelte das Bild einer sehr jungen *Julia* wieder, obwohl *Pamela* Ende zwanzig war. Ich beriet die Gruppe auch dramaturgisch. Als sie *Pamela/Julia* aus dem Grab trugen, wollte ich gern, daß das Haar hin und her schwinge, das gäbe einen guten Eindruck von *Julias* Zerbrechlichkeit und Jugend. Ich achtete auch darauf, daß in der Todesszene im Grab das Haar nicht einfach nur unter ihrem Kopf lag, sondern ganz um sie herum ausgebreitet war, mit einem Gefühl von etwas Verschüttetem, Ausgestreutem, Verlorenem, Befreitem.

Viele berühmte Diven und Primadonnen sind auch Expertinnen im richtigen Einsatz der Macht ihrer Haare, womit sie ihrer Darstellung zusätzliche Wirkung geben. Diese Möglichkeiten von Haar habe ich kennengelernt, als ich ein kleiner Junge war. Meine Mutter war eine vielbeachtete Primadonna in Rußland. Ihr Haar reichte bis über die Taille, und sie arrangierte es in großartigen Frisuren – entsprechend der Rolle, die sie spielte. (Die Weiblichkeit meiner Mutter war in vielen Bereichen ihres Lebens offensichtlich: Sie trug zum Beispiel immer Schuhe mit hohen Absätzen, und es gab nur wenige Gelegenheiten, bei denen ich sie barfuß gehen sah; sie tat das immer auf Zehenspitzen, als ob sie Absätze trüge. Sie war die einzige Frau, die ich jemals kannte, die in hochhackigen Schuhen Tennis spielen konnte.) Früher jedoch wurden die Primadonnen eher nach ihren guten Stimmen eingeschätzt als nach ihrer guten Erscheinung.

Das änderte sich ein wenig nach dem Zweiten Weltkrieg, wie eine meiner alten Freundinnen, eine Opernagentin, behauptet. Sie erzählte mir, daß sie, wenn sie sich ein Singtalent ansieht, nicht nur deren Stimme hört, sondern sie möchte auch ein auffallendes Aussehen und eine gute Figur, ein attraktives, dramatisches Image. Wenn Sie an *Joan Sutherland* denken, dann erinnern Sie sich nicht nur an ihre magische Stimme, sondern auch an ihre ganze Erscheinung, gekrönt von ihrem reichen, dichten roten Haar. Und *Maria Callas* spiegelte als *Medea* ein Bild dramatischer Strenge – nicht nur durch ihre Stimme, sondern auch durch ihr prächtiges, beinahe schwarzes Haar und ihr exotisches, ausgeprägtes Gesicht.

Denken Sie an *Crystel Gayle* mit ihrer Haarpracht bis zum Boden. Ganz gewiß verlassen sich die Opernstars heutzutage auf Perücken und Haarteile, aber die Sängerin, die ihr eigenes üppiges Haar hat, kann es für eine aufreizende *Carmen* lang und offen tragen oder für die *Aida* in einer königlichen Frisur hochstecken – Haar ist immer wichtig für den Gesamteindruck, den wir von ihrer Rolle haben.

Feminine Feministinnen

Wir sollten hier auch jenen Frauen etwas Zeit widmen, deren Zahl immer weiter zunimmt und die sich sehr für ihre Sache engagieren. Ich rede von den Feministinnen. Als die Bewegung vor ungefähr drei Jahrzehnten anfing, da versuchten ihre Führerinnen, einschließlich *Betty Friedan* und *Gloria Steinem,* die Frauen von ihren althergebrachten und einschränkenden Rollen als Objekte, die dem Mann zu dienen haben, als Puppen, die geliebt und begrabscht werden, als Kinder, die nicht von Geld, Beruf oder Gleichheitsrechten zu wissen brauchten. Grundsätzlich stimme ich mit vielen ihrer Zielsetzungen überein, aber in den ersten Jahren war ich nicht gerade einer ihrer stärksten Unterstützer.

Es trifft auf jede revolutionäre Bewegung zu, daß anfangs drastische, ja sogar zerstörerische Methoden angewandt werden müssen, um die Aufmerksamkeit auf die Bewegung zu lenken. Es gab damals Streiks für die Macht der Frau, Büstenhalter-Verbrennungen und alle möglichen anderen lautstarken Rebellionen gegen das Bild von der hübschen Puppe. Eine Weise, sich selbst sofort und dramatisch zu befreien, schien das Abschneiden der Haare zu sein. Langes Haar verkörperte Unterjochung: nicht nur, daß es kein Erkennungszeichen zum Unterschied zwischen den Geschlechtern war (obwohl Männer jetzt ihr eigenes Haar zu Längen wachsen lassen, die diejenigen ihrer Frauen entsprechen oder sie sogar übertrumpfen) – sondern all dieses Waschen, Kämmen, Bürsten, Einlegen bedeutete eine zusätzliche Unterdrückung der Frauen. Schneide es ab und sei frei! Ich kann mich sogar noch an den Beginn der Bewegung erinnern, als sie planten, ihre Haarlocken auf Demonstrationen loszuwerden.

Die Radikalsten versammelten ein Auditorium, stellten ein Mädchen mit langem, schönem Haar aufs Podium, dann kam eine Armee von Frauen, die aussahen, als ob sie nicht lange fackeln würden, und eine nach der anderen schnitt eine Haarsträhne ab, so nah wie möglich an der Kopfhaut. Wenn die Schur dann vorbei war, war das Mädchen in der Tat von seinem Haar befreit (es lag nun über den ganzen Boden verstreut). So geschoren sah sie wie der Teufel aus.

Glücklicherweise gehören diese extremen Demonstrationen der Vergangenheit an. Aber die ganze Zeit über ist mir aufgefallen, daß eine der Hauptsprecherinnen der Bewegung, *Gloria Steinem,* niemals ihr langes attraktives Haar abschneiden ließ. In der Tat war sie sich dieses Haares sehr bewußt, sie berührte es unaufhörlich, wenn sie im Fernsehen auftrat oder in einem anderen öffentlichen Forum. Sie ist eindeutig eine gefühlvolle Frau, die sich an ihrem Haar erfreut und dem speziellen Gefühl und Aussehen, das es ihr verleiht. In den vergangenen Jahren ließ sie sich Strähnchen färben, was ihr sehr gut steht, ihr Haar auffüllt und ihre einfache Frisur auffallender macht.

Ich wünschte, viele Feministinnen würden sich von *Gloria Steinem* eine Scheibe abschneiden. Es ist besser, für die Rechte der Frauen zu kämpfen, wenn man wie eine Frau aussieht, als das Haar abzuscheren und wie ein Mann auszusehen, besonders, wenn Frauen die sogenannte Unisex-Mode tragen. Gleiche Rechte, das ist eine Sache, und ich bin wirklich dafür, aber Gott hat zwei Geschlechter geschaffen, das männliche und das weibliche, und wenn die Identitäten zwischen ihnen verschwimmen, wenn sie einen Mann nicht mehr von einer Frau unterscheiden können und umgekehrt, dann ist in unserer Gesellschaft etwas krank. Ich bin auch der Meinung, daß die maskulin aussehenden Feministinnen ihrer Sache eher Schaden zufügen. Sie sind abschreckende Symbole für die meisten Frauen, die politische und gesellschaftliche Freiheit nicht auf Kosten ihrer sexuellen Identität haben wollen.

Nun also, Ihr Frauenrechtlerinnen, kämpft um Eure Rechte (da bin ich auf Eurer Seite), aber könnt Ihr nicht Euren Kampf mit einer attraktiven Frisur, ein bißchen Lippenstift in einer Kleidung führen, die verkünden *»Ich freue mich, eine Frau zu sein«?*

Karrierefrauen

In meinem Salon bin ich häufig mit einer Version dieser schnörkelfreien, heruntergespielten Weiblichkeit konfrontiert, deren Gesetz lautet: *»Eine berufstätige Frau sollte schlicht, nüchtern und nicht zu aufreizend aussehen«*. Eines der Hauptangriffsziele dieser Vorschrift ist das Haar der Frau. Neulich las ich einen Artikel in einer Bostoner Zeitschrift über Frauen in der Wirtschaft. Der Autor sagte, daß eine Frau in leitender Position Röcke tragen sollte, keine Hosen, und maßgeschneiderte Kostüme mit einer gutgeschnittenen Bluse unterstreichen sollte (keinen Pullover) und möglicherweise einer Weste, ihr Haar sollte sie aber immer kurz oder mindestens hochgesteckt tragen. Warum? Wer sind diese Leute, die solche Entscheidungen treffen? Ist ein Börsenmakler, ein Arzt, ein Physiker oder ein Pilot besser oder gescheiter an seinem Arbeitsplatz, weil sein Haar kürzer ist? (Ich kann verstehen, warum *Amelia Earhart* vor gut fünfzig Jahren einen Männerhaarschnitt trug, da die Fliegerei eine reine Männersache war, aber schließlich ist das schon ziemlich lange her.)

Glücklicherweise ist diese Einstellung bezüglich kurzem Haar für Frauen in der freien Wirtschaft und anderen Führungspositionen zwar vorherrschend, aber nicht universal. Ich habe ein erstaunliches Beispiel davon auf einem Flug in die Karibik erlebt, als der preisgekrönte Film »Network« gezeigt wurde. An meinem Sitz funktionierte der Kopfhörer nicht. So konnte ich während des ganzen Filmes lediglich den Bewegungen und dem Agieren von *Faye Dunaway* folgen. Wahrscheinlich war das ein glücklicher Zufall, sonst hätte ich sie nicht so genau beobachtet.

Für ihre Rolle als Frau in leitender Position bei einer Fernsehanstalt trug sie hübsche Röcke, Blusen oder Kostüme; die Farbe der Bluse war immer ein bißchen heller als ihr Haar, und alle Kleidungsstücke waren ausgewählt worden, um ihrem Haar zu schmeicheln, das sie weder kurz noch hochgesteckt trug. Es war länger, als für Führungspositionen empfohlen – dicht und geschmeidig, aber sehr elastisch an den Enden und immer, wenn sie sich bewegte, bewegte es sich auch. Der Kameramann fing sie schön aus allen Richtungen ein, so daß man die ganze Pracht dieses wundervollen spiegelgleichen Haares bewundern konnte. (Ich bin sehr stolz, weil ich meinen Einfluß hier durchblitzen sah. Vor einigen Jahren, als *Faye* als Mannequin in New York arbeitete, lernte sie meine ganze Philosophie und meine Methoden kennen und ist ihnen treu geblieben – das Ergebnis ist nie sichtbarer gewesen als in »Network«.)

Einmal angenommen, Sie hätten eine vergleichbare Stellung bei einer Fernsehgesellschaft. Können Sie sich vorstellen, daß Sie von Ihren männlichen Kollegen in leitenden Positionen weniger respektiert würden, wenn Ihr Haar prachtvoll und schulterlang und aufreizend wäre. Auf *Pia Lindstrom* jedenfalls, die Tochter *Ingrid Bergmanns,* die das gesunde hellbraune Haar ihrer Mutter geerbt hat, scheint das zumindest nicht zuzutreffen. Auch nicht auf die höchstbezahlte Nachrichtensprecherin in USA, *Barbara Walters,* die der israelische Premierminister *Begin »den hübschesten Reporter der Welt«* genannt hatte. Sie mag die Hübscheste sein, sie ist aber auch eine der besten, und sie hat nie ihr Haar abgeschnitten, um wie ein Mann auszusehen und dieselben Ergebnisse liefern zu können wie ihre männlichen Kollegen.

Niemals sollte Ihr Beruf Sie so beherrschen und Ihnen vorschreiben, was für eine Frisur Sie tragen, solange Sie nicht mit der Ausübung ihres Berufs in Konflikt gerät. Sie sind Doktor der Medizin? Dann ist es psychologisch falsch, einen Männerhaarschnitt zu tragen – Sie werden Ihre Patienten verschrecken. Und wenn Sie einen Kopf voller Wuschellocken tragen, halten Sie die Patienten vielleicht für *Harpo Marx* anstatt für *Dr. Maxwell.* Warum sollten Sie nicht weiblich aussehen, zuerst wie eine Frau und dann wie eine Ärztin? Ich kenne viele praktizierende Ärztinnen mit Haaren bis zur Taille, die so ihre Visiten machen und ihre Patienten versorgen. Da das die Pflege der Patienten nicht stört, warum nicht? (Haben Sie mehr Achtung vor einem männlichen Arzt, wenn er eine Glatze hat? Oder wenn er einen Schnurrbart trägt oder keinen Schnurrbart trägt?)

Natürlich wird bei Operationen Haar jeder Länge bei beiden Geschlechtern sowieso unter eine OP-Haube gesteckt: nach der Operation besteht kein Grund, warum Sie dieses Haar nicht lösen, es ausschütteln sollten, so daß es in Form fällt, und dankbar dafür sein, daß sie so weiblich, so hübsch aussehen.

Wenn Sie eine Zahnärztin sind, kann es sein, daß Sie auch Ihr Haar zurückbinden müssen, damit Ihr Flip nicht in die Augen des Patienten oder in seinen Mund fällt, während Sie arbeiten, aber wer sagt, daß Sie zwischen zwei Patienten oder nach Dienstschluß kurzes Haar haben müssen?

Vor einiger Zeit kam eine Kundin zu mir, die Chirurgin in Indien ist. Sie hatte wundervolles, phantastisches schwarzes Haar, das sie in einem Zopf trug, der über ihre Taille hinabreichte – sehr dick, sehr glänzend. Nun begann ihr Haar sie aber zu stören, weil sie es die meiste Zeit vor den Operationen aufbinden mußte. Da es schon auf diese Weise kurz aussähe, warum sollte sie es also nicht kurz schneiden lassen, lautete ihre Argumentation. (Es war auch heiß während der Operation unter der Haube mit all dem hochgesteckten Haar darunter.) So versuchte ich sie dazu zu überreden, daß sie ihr Haar in einem Flip tragen sollte. Er trägt unter der Haube auch weniger auf, kann ihr aber immer noch ein Gefühl von lebendigem, schwingendem Haar geben, wenn sie nicht operiert. Warum sollte sie nicht außerhalb ihrer Arbeit bezaubernd aussehen?

Sie kam mit einer Freundin zu einer meiner Vorlesungen, einer indischen Frauenärztin, die ihr Haar ebenfalls bis zur Taille trug. Während der nächsten sechs Monate sah ich dann aber weder sie noch ihre Freundin. Ich nahm an, daß sie es entweder woanders hatte schneiden lassen oder sich doch dazu entschieden hatte, es taillenlang zu lassen. Dann tauchte sie plötzlich eines Tages auf und sagte mir nicht, wo ich es schneiden sollte, sie fragte mich, wo ich dächte, daß es geschnitten werden sollte. Dann vermaß ich sie mit geometrischer Perfektion und machte den hübschesten aller Schnitte, zwischen Kinn und Schulter. Den schönen Pferdeschwanz bewahrte ich für sie auf, so daß sie ihn als Haarteil benutzen konnte. Ich brachte dieser netten Ärztin bei, wie sie ihr Haar zwischen den Operationen und während der Operationen handhaben sollte, und jetzt freut sie sich über das pflegeleichteste, das schwingendste Haar, das sie sich jemals vorstellen konnte.

Frauen in Uniform

Es ist traurig aber wahr, daß Frauen in Uniform häufig geradezu einer Gehirnwäsche unterzogen wurden, damit sie ihr Haar kurz halten. Von weiblichen Soldaten, Matrosen und Mitgliedern der Luftwaffe wird immer noch verlangt, daß ihr Haar oberhalb des Kragen endet. Andere Frauen in Uniform aber scheinen das Gefühl zu haben, daß sie aus Tradition oder wegen der Bestimmungen kurzes Haar tragen sollten. Vor einigen Jahren wurde eine New Yorker Polizistin Kundin bei mir. *Helen Jemola* hatte sehr langes Haar, weil sie aber viele tarnende Perücken tragen mußte, schnitt sie sich Ponies, um ihren Perücken einen natürlicheren Look zu verleihen. Nachdem sie die Ponies geschnitten hatte, bemerkte sie, daß ihr übriges Haar langsam dünner wurde. So wandte sie sich hilfesuchend an verschiedene Friseure. Die Friseure aber begannen, ihre hingebungsvolle Liebe zu ihrem schönen langen Haar zu ruinieren. Ein anderer Polizist, *Helens* Freund *Peter Duggan,* der es verstand, schnell und sachgerecht zu handeln, hatte mich ausfindig gemacht und brachte *Helen* in unseren Salon. Wir ließen ihr Haar langsam herauswachsen, Schritt für Schritt, und sie ist sehr glücklich und empfiehlt mich ihren Freundinnen weiter. Und wenn *Helen* für ihren Dienst als Polizistin wieder Perücken tragen muß, nimmt sie sie in regelmäßigen Abständen ab, so daß ihre Kopfhaut atmen kann. *Helens* Geschichte ist ein Beweis dafür, daß man nicht jungenhaft oder wie ein Mann aussehen muß, um bei der Polizei zu arbeiten.

Eine andere Gruppe von Frauen in Uniform, die es schwer mit ihrem Haar haben, sind die Stewardessen. Vor nicht allzu langer Zeit noch wurden Stewardessen angewiesen, ihr Haar so zu tragen, daß es nicht die Schultern berührte. Aufgrund meiner Zusammenarbeit mit *Clairol, Wella* und anderen führenden Herstellern von Haarpflegemitteln rief mich *Pan American* als Berater, um zu erfahren, wie die Stewardessen ihr Haar am besten tragen sollten. Für eine Frau mit schulterlangem Haar wäre es unpraktisch, es offen zu tragen, weil es dann den Fluggast im Gesicht kitzelt, während sie ihm einen Martini serviert. Ich sah aber keinen Grund, warum Stewardessen ihr Haar nicht lang behalten und es in einem attraktiven Chignon oder anderen Steckfrisur tragen sollten. Sie könnten damit genauso effektiv arbeiten, lebhaft und tüchtig sein. Oder sie tragen einen schulterlangen Flip. Ich wies darauf hin, daß es auch ein Vergnügen ist, hübsches Haar anzuschauen; es sieht angenehm und weiblich aus. Viele Leute reisen nicht gern mit dem Flugzeug; warum soll man es ihnen noch schwerer machen, indem man gleichmäßig kurzgeschorene, steife Automaten auf sie losläßt, die die Reise eher zu einem Gewaltmarsch als zu einen angenehmen Flug machen?

Meine Ansicht setzte sich durch, und es freut mich zu sehen, daß die Stewardessen heute Frisuren in verschiedenen Längen tragen, die ihnen stehen. Auch die schmucklosen Blazer und strengen Röcke haben ansprechenderen, weiblicheren Uniformen Platz gemacht, die die Stewardessen selbst gern mögen. Und wenn jemand bei der Arbeit glücklich ist und das Gefühl hat, gut auszusehen, dann macht er auch die Arbeit besser.

Sportliche Frauen

Die Frauen, die die größten Schwierigkeiten haben, ihre Frisur mit ihrem Beruf unter einen Hut zu bringen, sind die, die sich sportlich betätigen. Das Schwimmen bereitet die größten Probleme – Filmschauspielerinnen wie die nicht mehr aktive *Esther Williams* und Wassernixen, die in den Vereinigten Staaten Unterwassershows aufführen, die hart trainierenden Olympiaschwimmerinnen und die geplagten Frauen, die den Kindern geduldig das Schwimmen beibringen, können ein Lied davon singen.

Viele Schwimmerinnen lösen ihre Haarprobleme damit, daß sie ihr Haar sehr kurz schneiden lassen – das neuere Haar kann dann der Mißhandlung durch die Chemikalien im Schwimmbecken besser widerstehen, es trocknet schnell und einfach und fällt einem nicht in die Augen, was eine Plage für alle Schwimmer ist.

Es gibt aber andere, die sich weigern, sich von ihrem Haar zu trennen. *Esther Williams* ist das berühmteste Beispiel für diese unverwüstliche Treue. Es ist ganz klar, daß Sie, wenn Sie Schwimmerin und folglich jeden Tag mehrere Stunden lang im Wasser sind, kein knielanges Haar tragen können. Es würde niemals trocknen, außerdem würde die ununterbrochene Mißhandlung kaum gesundes Haar bis zu dieser Länge wachsen zu lassen. *Esther Williams* entschied sich dennoch dazu, ihr Haar in einer gemäßigten Länge zu tragen, gerade lang genug, um bei den Unterwasseraufnahmen nett auszusehen und mit Reifen, Krönchen und anderem Haarschmuck verziert zu werden. Das verlieh ihren Rollen einen gewissen Zauber. Weil es vor etwa dreißig Jahren, als *Esther Williams* auf dem Höhepunkt ihrer Karriere war, noch nicht die hochentwickelten Haarprodukte gab, die heute auf dem Markt sind, verließ sie sich auf einige Hausmittelchen und auf ihren gesunden Menschenverstand, um ihr Haar in gutem Zustand zu erhalten, so daß es sowohl im Wasser als auch außerhalb des Wassers entzückend aussah. Sie spülte ihr Haar immer mit Leitungswasser durch, wenn sie aus dem Becken kam, und trug zur Pflege häufig heiße Ölpackungen auf. Sooft es möglich war, trocknete sie ihr Haar an der Luft, oder sie nahm sich wenigstens das bißchen mehr Zeit, um es bei einer sehr gemäßigten Einstellung unter der Haube zu trocknen.

Natürlich gibt es für unsere Vollzeit- oder Teilzeitwassernixen von heute fertig zubereitete Pflegepackungen und Spülungen, um das Haar zu schützen, wovon ich Ihnen schon in Kapitel 5 erzählt habe.

Bei anderen Sportarten kann kurzes Haar besser sein, und ich bin ganz für einen kurzen Haarschnitt, wenn er so aussieht wie bei *Dorothy Hamill.* Beim Eislaufen schwitzt sie dauernd, und langes Haar wäre auf jeden Fall hinderlich, außerdem braucht sie, da sie ständig in Bewegung ist, eine Frisur, die sich mit ihr bewegt und sofort in die richtige Form zurückfällt, wenn sie stehenbleibt. Ihr Haar ist zwar kurz, aber es schwingt, es hat Leben, das seinerseits ihren herrlichen Eislauf betont. Nostalgisch wie ich bin, vermisse ich aber die schönen Stars der vierziger, fünfziger und sechziger Jahre mit ihren langen Haaren, wie zum Beispiel *Sonja Henie* und *Peggy Fleming.*

Sie, meine Leserin, laufen als Amateursportlerin nur ein paarmal in der Woche Schlittschuh oder spielen Tennis oder schwimmen. Ist dann also ein Kurzhaarschnitt die einzige Möglichkeit für Sie?

Nein. Es gibt verschiedene Methoden, wie Sie Ihr Haar hochstecken können, so daß es Ihnen nicht in die Augen fällt, wenn Sie laufen, schwimmen, Tennis spielen oder Schlittschuh laufen. Benutzen Sie dazu keine flachen Haarklammern; lernen Sie lieber, wie Sie mit einem Schnürsenkel ihr Haar so aufbinden, daß es nicht herumflattert. Wenn Ihr Pferdeschwanz länger als 15 cm ist, dann flechten Sie ihn und stecken Sie die Enden des Zopfes nach oben oder besorgen Sie sich einen richtig langen Schnürsenkel, der nicht so glatt ist wie ein Seidenband, flechten Sie ihn in den Zopf, binden Sie ihn hinauf und wickeln Sie ihn einmal herum. Das ist dann ein geflochtener Chignon. Wenn Sie dann aufhören, Tennis zu spielen, nehmen Sie einfach das Schuhband heraus, bürsten das Haar aus, und Sie werden aus dem Umkleideraum ebenso aufreizend wie sportlich herauskommen.

Wenn Sie sehr langes Haar haben und eine begeisterte Skiläuferin sind, dann lassen Sie niemals Ihr Haar offen herunterhängen, wenn Sie nach dem Lift greifen – das ist geradezu gefährlich. Die Stange kann sich in Ihrem Haar verfangen und es herunterziehen, mit der Kopfhaut und allem Drum und Dran. Stecken Sie Ihr Haar in Ihren Anorak, um es warm und sicher zu halten, oder noch besser: Setzen Sie eine farbenfrohe und ansprechende Skimütze auf, die Ihr ganzes Haar attraktiv verbirgt. Sobald Sie dann wieder auf der Hütte sind oder sonstwo, wo es schön warm ist, nehmen Sie die Mütze ab, lassen Sie Ihr Haar offen fallen und schütteln Sie es einmal gut durch. Lassen Sie die Männer ihre Freude an diesem schön fallenden Haar haben ... und machen Sie die anderen Frauen eifersüchtig.

Die schöne Braut

Alle meine Erfahrungen mit Frauen im persönlichen und im beruflichen Bereich haben mich nicht zynisch gemacht; es ist eher so, daß ich wohl einer der gefühlvollsten Männer bin, und zu meinen bevorzugten Kundinnen gehören Tausende von Bräuten, die über die Jahre hinweg in meinen Salon gekommen sind, um hier ihre Hochzeitsfrisuren arrangieren zu lassen. Meine Meisterfriseusen und ich arrangieren pro Jahr im Durchschnitt 680 Hochzeitsfrisuren (auf unsere dreißigjährige Betriebsgeschichte bezogen), wovon die meisten in den Juni fallen.

Ganz egal wie ruhig, kühl und gefaßt eine Frau vor ihrer Hochzeit erscheint, zu dieser schicksalsreichen Zeit ist sie nervös, und das merkt man am Verhalten des Haares. Ich habe so viele Fälle erlebt, bei denen die Braut eine alte Kundin war und wir vor der Hochzeit mehr als genug Zeit hatten, die perfekte Frisur zu üben, und sie sah immer schön aus. An dem entscheidenden Tag ist die Braut unter Streß. Sie ist mit vielen Problemen konfrontiert, großen und kleinen: Wird die Hochzeitstorte rechtzeitig geliefert werden, wer holt *Onkel Luigi* vom Flughafen ab, wird der Trauzeuge die Ringe vergessen? *Davids* Tante *Sarah* besteht darauf, ihr alle Rezepte seiner Lieblingsgerichte mit Pilzen für den Empfang in der Kirche zu geben; von ihrer Mutter bekommt sie allerletzte warnende Ratschläge – das Leben als verheiratete Frau im allgemeinen und mit *David* im speziellen betreffend – mit auf den Weg; und ihr Vater schließlich läuft unruhig umher und murmelt vor sich hin, was ihn das alles kostet.

Die Braut schwitzt mehr als gewöhnlich, ihr Haar, das sich sonst gut verhält, hängt schlaff herunter, und die Friseuse muß sich besonders anstrengen, um diesem Haar eine Form zu geben, die dann auch hält. Außerdem liegt der Termin für diese besondere Frisur üblicherweise an einem Freitag oder Samstag, den geschäftigsten Tagen der Woche, und der Salon summt nur so von den Wünschen zahlreicher Frauen, alle natürlich eine Stunde hinter ihrem Zeitplan.

Dieser Termin sollte nicht der einzige Termin sein, den Sie bei dem Friseur haben, der Ihre Hochzeitsfrisur arrangieren wird. Es ist wichtig, daß Sie vorher mindestens drei- oder viermal beim gleichen Friseur waren, so daß er Sie kennen und Ihr Haar verstehen lernt. Sie sollten mit ihm Ihre Hochzeitsfrisur planen; zeigen Sie ihm eine Fotografie oder eine Skizze von Ihrem Kleid und Ihrem Schleier, so daß er mit Ihnen aufgrund seines Erfahrungsschatzes die ideale Frisur finden kann. Behalten Sie aber im Auge, daß die Generalprobe besser ausfallen kann als die Premiere – wegen Ihrer eigenen Nervosität.

Eine wirksame Frisur für die Hochzeit betont nicht nur die guten Seiten Ihres Gesichts und Ihres Kleides, sondern sie sieht auch auf den Fotos gut aus; deshalb rate ich Ihnen dringend, jegliches ernste oder strenge Aussehen zu vermeiden. Meine zwanglosen Nachforschungen haben ergeben, daß 70 Prozent aller Bräute eine Frisur mit einem Mittelscheitel wollen ... und das scheint besonders auf Bräute zuzutreffen, die nicht gerade mit einer perfekten Nase gesegnet sind oder andere mehr oder minder offensichtliche Schönheitsfehler aufweisen. Ich habe Ihnen das schon an anderer Stelle gesagt, aber ich will es hier noch einmal herausstreichen: Der Mittelscheitel weist genau auf diese Unvollkommenheiten hin. Vielleicht fällt es der Braut selbst nicht auf, weil sie schließlich an ihr Gesicht gewöhnt ist, ebenso wie ihre Familie oder ihr Verlobter. Die Kamera des Fotografen ist aber unbestechlich – sie sagt immer die Wahrheit –, sie holt die häßlichsten Züge in den Vordergrund, und der Mittelscheitel weist die Richtung dazu. Wenn unsere Braut, die jetzt errötet, in vierzig Jahren ihrem ersten Enkelkind ihr Hochzeitsalbum zeigt, wird sie sich dieser Fotografien schämen.

Natürlich ist es nicht einfach, mit einer Braut zu streiten, aber ich versuche ihr zu zeigen, daß es andere, hübschere Alternativen zu diesen strikten Mittelscheitelfrisuren gibt. Es sollte immer Weichheit vorhanden sein; straff nach hinten gezerrtes Haar ist ebenso falsch wie ein zu intellektuelles Aussehen. Und das Haar ist immer ein bißchen aufreizender, wenn es auf der Seite oder wenigstens etwas von der Mitte abweichend gescheitelt ist.

Sie sollten Ihre Hochzeitsfrisur auch so planen, daß sie nicht nur unter dem Brautschleier gut aussieht, sondern auch für die Flitterwochen taugt. Da ich St. Thomas und die anderen Inseln in der Karibik häufig besuche, habe ich Hunderte, vielleicht Tausende von frischgebackenen Bräuten auf ihrer Hochzeitsreise gesehen, unmittelbar nachdem sie aus dem Flugzeug gestiegen sind. Man konnte sie immer leicht erkennen, weil ihr Haar immer noch zu einer unglaublich häßlichen Frisur hochgetürmt ist, die für das »normale« Leben überhaupt nicht taugt. Selbst wenn eine Braut das Haarspray und das Toupierte auskämmt – was kann sie jetzt damit anfangen? Gar nichts, wenn sie nicht ihr Haar wäscht und es neu einlegt. Das sollte an Ihrem ersten und zweiten Tag als verheiratete Frau nun wirklich keine Priorität haben.

Meine drei Punkte, an die sich alle Bräute erinnern sollten:

1. Arbeiten Sie mit Ihrem Friseur mindestens drei- bis viermal vor dem Tag der Hochzeit.
2. Planen Sie eine Frisur, die das allerbeste, allerhübscheste Bild von Ihnen widerspiegelt.
3. Vergewissern Sie sich, daß sie sich gut an die ersten Tage Ihrer Hochzeitsreise anpaßt … oder wenigstens solange, bis Sie Ihr Haar zum erstenmal wieder waschen.

Frisuren für Bräute, die sich gut für die Hochzeitsreise umwandeln lassen

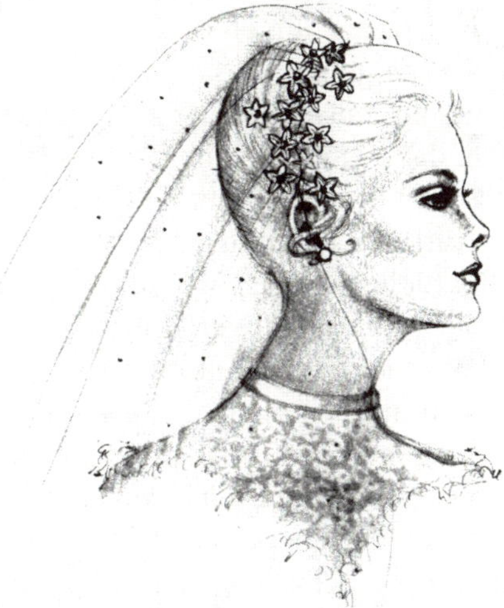

Die französische Rolle

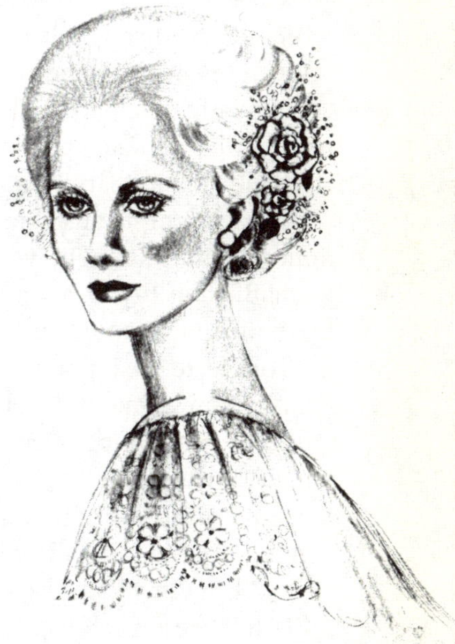

Der Upsweep

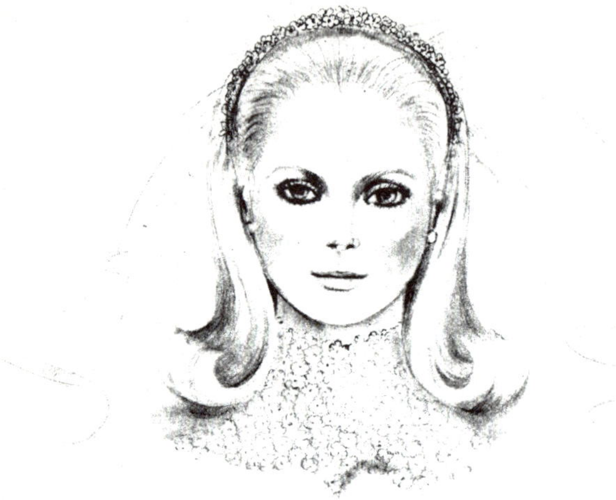

Der Grund-Flip

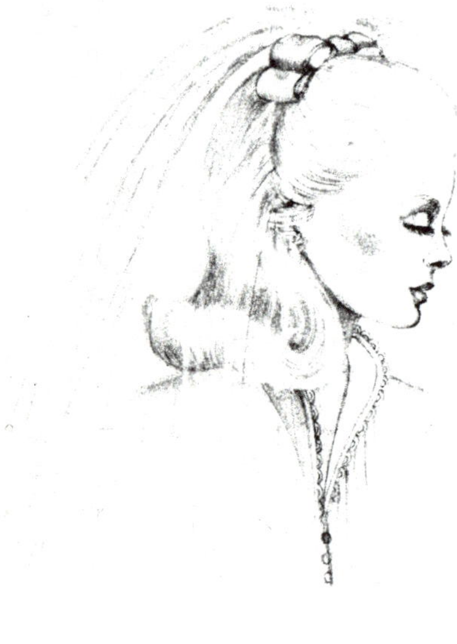

Der halbaufgesteckte Flip

Bitte lächeln!

Es gibt viele Gelegenheiten im Leben, wo eine Frau so gut wie nur irgend möglich vor dem Auge der Kamera aussehen möchte. Vielleicht haben Sie gerade den Friedensnobelpreis gewonnen … oder Sie haben einen Bestseller geschrieben … oder Sie sind zur Geschäftsführerin in Ihrer Bank befördert worden … oder Ihre Tochter hat gerade das Abitur gemacht … In zu vielen Fällen haben Frauen gleich welchen Alters, sofern sie nicht daran gewöhnt sind, fotografiert zu werden, eine ziemlich starre Frisur, die laut verkündet: *»Dies ist eine besondere Gelegenheit«*.

Probieren Sie niemals, niemals, eine neue Frisur für eine Portraitaufnahme aus. Ich kann diese Regel nicht oft genug betonen. Es ist entscheidend, daß Sie so natürlich wie nur irgend möglich aussehen, nicht »herausgeputzt«. Die Frisur kann vielleicht ein bißchen aufwendiger sein, ein bißchen würdiger und zurückhaltender als sonst, ganz abhängig von dem Anlaß, aus welchem Sie die Aufnahme machen lassen. Es ist aber ganz außerordentlich wichtig, daß Sie nichts drastisch Neues ausprobieren. Wenn Sie in der letzten Schulklasse sind und auf ein neues, aufregendes Leben an der Universität gespannt sind, dann beginnen Sie Ihre Laufbahn nicht damit, sich sofort mit einer wilden, auffallenden *Julie Christie*-Frisur, einem Durcheinander von Ringellöckchen, auszustaffieren. Sparen Sie sich diese Art von Experimenten für einen Augenblick auf, der nicht für ewig auf einem offiziellen Portrait festgehalten wird.

Seitdem das Fernsehen mehr und mehr Teil unseres Lebens geworden ist, ist es für eine Frau nichts Außergewöhnliches mehr, im Fernsehen aufzutreten: Sie kann an einer Quizsendung teilnehmen, sie kann zur »Lehrerin des Jahres« gewählt worden sein, sie kann in den Abendnachrichten für ihren Feldzug gegen pornographische Zeitschriften auftreten oder weil sie bei einem Wettbewerb anläßlich des Gemeindefestes ihrer Kirche den besten Käsekuchen gebacken hat. Für die Fernsehkamera treffen viele derselben Überlegungen zu wie für die Sitzungen beim Fotografieren: versuchen Sie so natürlich wie nur möglich auszusehen. Wenn Sie vor der TV-Show Ihr Haar machen lassen, dann lassen

Sie sich von Ihrem Friseur nicht zu irgendeiner aufwendigen Frisur beschwatzen. Und kleistern Sie niemals Ihr Haar mit Spray in Form. Wenn es sich vor der Kamera nicht bewegt, sieht es aus, als ob Sie eine billige Perücke auf dem Kopf hätten, statt ihres eigenen Haars. Glücklicherweise stellt das Fernsehen kleine Nuancen nicht heraus, nur die generelle Linie wird sichtbar; also seien sie unbesorgt, wenn da zwei oder drei kleine Schwänzchen herausstehen.

Seien Sie auch vorsichtig mit dem Gebrauch von Haarteilen oder Perücken, weil natürliches Haar und synthetisches Haar sehr verschieden aussehen, wenn sie gefilmt werden. Solche Tricks werden unter dem erbarmungslosen Auge der Kamera offenbar.

Bankette, Preisverleihungen, besondere Auftritte

Jedes größere gesellschaftliche oder berufliche Ereignis, bei dem Sie auf der Bühne stehen, müssen Sie wie eine Braut sorgfältig vorausplanen. (Alle Brautmütter, aufgepaßt!) Sie müssen mit einem Friseur über ihr Kleid sprechen, so daß Sie Ihre Gesamterscheinung abstimmen können. Wenn Sie zum Beispiel ein dramatisches Chiffonkleid mit einer bezaubernden Rüschenkrause am Rückendekolleté tragen, dann sollte Ihr Haar vom Nacken weg nach oben gesteckt sein, so daß es nicht mit dem Kleid wetteifert. Ist das Kleid dagegen sehr einfach, schulterfrei oder nur eine Schulter bedeckt, dann mag es besser aussehen, wenn Sie Ihr Haar in einem Flip herunterlassen. Wenn Sie für eine sehr komplizierte Hochfrisur berühmt sind, dann sollte Ihr Kleid eine einfache, strenge Linie haben, um mit ihrem Haar mitzuhalten. Wenn Sie vorhaben, Ihr Haar hochzustecken, ist ein Rollkragen nicht die richtige Wahl – es läßt Sie wie eine Schildkröte in der Schale aussehen. Und Sie sollten niemals ihre Hinteransicht vergessen. Ein Kleid mit einem tief ausgeschnittenen Rückendekolleté ist der perfekte Rahmen für eine französische Rolle, die sich wie ein etruskisches Denkmal, wie ein schöner ägyptischer Obelisk erhebt.

Sie sollten versuchen, eine perfekte Übereinstimmung zwischen Ihrem Kleid, Ihrem Haar und Ihrer Persönlichkeit zu erreichen. Einige der schlimmsten Katastrophen, bei denen Kleid, Haar und Persönlichkeit in offenem Krieg zueinander standen, sind bei den

Shows anläßlich der Preisverleihungen von »Oskars« und »Emmys« zu bewundern. Vor Jahren, als berühmte Schauspielerinnen mit Studiodesignern zusammenarbeiteten, die wiederum Hand in Hand mit Make-up- und Haarstylisten arbeiteten, war das Ergebnis, wenn ein Star in eigener Person auf der Bühne erschien, ein wahrer Zauber. (Ab und zu können Sie sich immer noch an diesem Augenschmaus erfreuen – bei altgedienten Stars, die es eben verstanden, sich selbst darzustellen.)

Aber einige der jüngeren Schauspielerinnen entpuppen sich als verrückte Kinder, die nicht den leisesten Schimmer haben, was zusammen geht und was nicht ... oder noch schlechter, was einer Frau schmeichelt und was nicht. *Liza Minelli* sieht zwar immer modisch und wohlkoordiniert aus, was ihrem kecken Gesicht und ihren großen Augen schmeichelt, und doch wünschte ich mir, sie würde ein bißchen mehr mit verschiedenen Frisuren experimentieren. *Elizabeth Taylor* dagegen, die auch viele Kreationen von *Lizas* Lieblingscouturier *Halston* trägt, wäre ein bißchen mehr Koordination zwischen Haar und Kleidern zu wünschen. *Lauren Bacall* mit ihrem untrüglichen Gespür für Chic schafft es immer wieder, solche Mode auszuwählen, die mit ihrem klassischen Pagenschnitt gut aussieht. *Raquel Welch* auf der anderen Seite ist eine prächtige Dame, bei der aber oft so viel gleichzeitig los ist, daß wir jedes Gefühl für sie verlieren – zu viel flatterndes Haar, ein zu offenherziges Kleid mit zu viel Glitzer und Tand, viel zu viel Make-up. Wie famos könnte sie aussehen mit einer weichen Frisur und einem einfachen, ihrer Figur schmeichelndem Gewand.

Sie kennen sicher die alte Redensart *»Weniger ist immer mehr«.* Und das trifft besonders dann zu, wenn der Brennpunkt der Aufmerksamkeit bei einem wichtigen Ereignis auf Sie gerichtet ist. Ihr Gesicht wird vor lauter Aufregung einen ganz besonderen Glanz haben – betonen Sie diesen Glanz, indem Sie Ihr Haar herunterspielen, und entscheiden Sie sich für ein Kleid oder ein Gewand, das Ihre Gesamterscheinung hervorhebt und Sie nicht um ihren Siegesmoment betrügt. Sie sind es, die wir sehen wollen – nicht Ihr Haar oder Ihr Gewand.

Perücken und Toupets

Solange die Geschichte der Menschheit zurückreicht, haben sich Männer wie Frauen auf Haarteile und Perücken verlassen. Neben den Ägyptern, Griechen und Römern und anderen Kulturvölkern, die so manche Sitte und Bequemlichkeit, an denen wir uns heute noch erfreuen, erfunden haben, benutzten Edelmänner und Edelfrauen auch während des sogenannten finsteren Mittelalters Perücken, um ihre Erscheinung zu verbessern. *Königin Elizabeth I.,* die einen allbekannten zurückweichenden Haaransatz hatte, war sich nicht zu fein, ihr Haar mit Hilfe eines künstlichen Teils zu verschönern. Und wie ich Ihnen schon in den vorangegangenen Kapiteln erzählt habe, ließen Frauen auf dem Lande mit üppigem Haarreichtum oft meterweise davon abschneiden, um es für eine Mitgift einzutauschen. Die Käufer waren die Reichen – Männer und Frauen –, die sich daraus Perücken machen ließen, um das zu vermehren, womit sie die Natur in mehr oder minder ausreichender Menge ausgestattet hatte.

Die Franzosen waren bestimmt die größten Hersteller von Perücken und Haarteilen. Die Geschichte erzählt, daß *Ludwig XIV.,* der »Sonnenkönig«, so von der Bedeutung von Perücken in seinem Leben und dem seines Hofstaates eingenommen war, daß er es war, der die Toilette erfunden hat. Bis zu diesem Zeitpunkt gingen die Mitglieder seines Hofstaates, wenn sie das Bedürfnis verspürten, ihre Notdurft zu verrichten, einfach nach draußen. Während dieser Ausflüge puderten sie auch ihre Perücken. Aber da es oft windig war, war es unbequem, den Puder unter solchen Umständen aufzubringen. Deshalb erteilte *Ludwig XIV.* den Auftrag, drinnen »Puderzimmer« einzurichten, und bald zog diese Idee ihre Kreise. Warum sollte man drinnen nur seine Perücken pudern, wenn man vielleicht nebenbei auch andere Dinge verrichten konnte? Voilà: die Toilette.

Von demselben Nützlichkeitsprinzip geleitet wie *Ludwig* mit seinem Puderzimmer, bin ich ganz auf der Seite von Frauen und Männern, die Perücken oder Haarteile benutzen, wenn es notwendig ist. Wenn der Mangel an Haar Ihnen als ein persönliches Manko erscheint, warum sollten Sie nicht Ihr eigenes Haar mit ein bißchen künstlicher Unterstützung ergänzen? Und wie *Cher* und *Faye* und *Liv* möchten Sie vielleicht manchmal einfach anders aussehen, ohne gleich Ihr Haar zu opfern.

Tun Sie's also. Erinnern Sie sich aber daran, daß alle Perücken und Haarteile Bakterienfänger sind, gleichgültig ob sie aus künstlichem Haar oder Echthaar angefertigt sind. Haarteile sollten häufig gereinigt und/oder gewaschen werden, wie von den Herstellern angegeben. Synthetische Teile sind nicht nur leichter, sie sind auch einfacher zu pflegen als Teile aus Echthaar (diese verlangen genausoviel Waschen, Legen und Instandhaltung wie richtiges Haar). Synthetische Teile können einfach gewaschen und getrocknet werden und fallen immer wieder von selbst in die ihnen ursprünglich vorgegebene Frisur.

Haarteile und Perücken sind ganz gewiß ein gutes Accessoire, wenn Sie Ihr eigenes Haar erst langsam aufbauen oder wenn Sie mal ein bißchen anders aussehen wollen. Wird diese Laune aber zur Gewohnheit, leidet das Haar. Alles, was dem Haar über einen längeren Zeitraum die Luft raubt, schädigt es. Ich habe Nonnen gesehen, die sich nach mehreren Jahrzehnten in einem religiösen Orden, wo sie ihre Schleier fast ununterbrochen den ganzen Tag lang trugen, schließlich dazu entschieden hatten, sich wieder der Welt zuzuwenden. Ihr Haar war sehr schwach und spärlich, weil es zu lange Zeit erstickt worden ist.

Seien Sie also vorsichtig, wenn Sie mit Ihrem Haar experimentieren und von Zeit zu Zeit ein bißchen anders aussehen wollen. Eine Perücke sollten Sie immer ungefähr achtmal täglich für wenigstens ein paar Minuten abnehmen – geben Sie Ihrem Haar und Ihrer Kopfhaut eine Gelegenheit zu atmen. Und halten Sie dieses Haarteil sauber, denn wenn Sie es sechs Monate, acht Monate, ein ganzes Jahr lang nicht waschen, dann sammeln sich darin eine Unmenge Bakterien an, die mit Vergnügen von diesem falschen Haar auf Ihr eigenes Haar hinüberhüpfen werden.

Was die Farbe betrifft, gelten für falsches Haar dieselben Regeln wie für richtiges: Je älter Sie sind, um so heller sollte das Haar sein, damit es gut zu Ihrem Teint paßt. Viele Leute im mittleren Alter ziehen los und kaufen sich ein dunkles Haarteil, weil Sie der Meinung sind, daß sie damit jünger aussehen. In Wirklichkeit läßt es sie aber älter aussehen, weil der Kontrast zwischen Haut und Haar zu groß ist.

Ein gutes Haarteil oder eine gute Perücke sollte niemals zu bemerken sein ... es sollte zu Ihrer Farbwahl passen, zu Ihren Kleidern und zu Ihrer Umgebung. Und wenn die Leute sagen, *»Ich mag Ihr Haar, so wie Sie es tragen«,* dann wissen Sie, daß Sie die richtige Perücke für sich ausgewählt haben.

Kapitel 12

In der Blüte des Lebens

Haargeheimnisse für die reife Frau

Unsere Gesellschaft ist als »jugend-versessen« kritisiert worden, und in nicht wenigen Fällen ist diese Kritik auch angebracht. Ich denke zum Beispiel nicht, daß meine Ohren durch die Töne der *Rolling Stones* in Megalautstärke, an einem öffentlichen Strand gespielt, geplagt werden sollten. Das ist weniger eine Frage des guten Geschmacks als guter Manieren. Ich würde nicht im Traum daran denken, *Mussorgskis* Bilder einer Ausstellung am selben Ort in derselben Lautstärke herauszuposaunen. Aber wir leiden schweigend, wenn die Teenager in unseren Hörraum eindringen.

Obwohl ich der Meinung bin, daß Teenager und junge Leute ihre eigenen Launen und Moden haben sollten und ihre unabhängige Geisteshaltung befürworte, denke ich, daß es etwas Entmutigendes und Negatives ist, wenn ältere Männer und Frauen versuchen, diesem Stil und Geschmack nachzueifern. Bitte mißverstehen Sie mich nicht: mein Geschäft, mein Lebenswerk ist der Schönheit der Frauen gewidmet, ganz unabhängig vom Alter. Ich bin aber der erste, der sich ängstlich duckt, wenn er eine fünfzigjährige Großmutter sieht, die knallenge Jeans und keinen Büstenhalter trägt, einen Wuschelkopf voller Locken hat, die durch übermäßiges Dauerwellen und Bleichen verschandelt sind, und schließlich in einer Disko Boogie-Woogie tanzt.

Unglücklicherweise haben reife Frauen, die mehr als ein halbes Jahrhundert ihr Leben genossen haben, wenig Anleitung, wie sie sich kleiden und ihr Haar tragen können, sofern sie nicht selbst in Gebieten wie Mode oder Schönheit oder Theater berufstätig sind und Besitzerinnen und Verlegerinnen von Cosmopolitan-Magazinen. *Helen Gurley Brown,* diese wunderbare Journalistin, die eine Stimme für die alleinstehende Frau erhoben hat, sieht immer elegant und modisch aus, sie ist immer auf Draht – gerade richtig.

Können Sie sich *Loretta Young* mit einer Kinderfrisur oder Kinderkleidung vorstellen? *Arlene Dahl* war immer der Inbegriff von Grazie und Chic. Und wenn wir von *Grace Kelly* sprechen, so konnte sie leicht mit ihrer Tochter wetteifern, nicht indem sie Prinzessin *Carolines* Kleidung trug, sondern indem sie ihren eigenen Stil beibehielt.

Dennoch ist das Problem nicht ganz so einfach für die Durchschnittsfrau im »gewissen Alter«, wie die Franzosen sagen. Sie sind zwischen zwei Möglichkeiten hin- und hergerissen. Eine Wahl ist es, das Alter zu bekämpfen, indem sie versuchen, die Jugend zu imitieren – jugendliche Kleider zu tragen, das Haar zu färben oder zu bleichen, die neuesten Tänze zu lernen und die verrücktesten Schlager und Filme zu »genießen«. Die andere Möglichkeit ist, sich ruhig aufs Altenteil zurückzuziehen, das Haar in einem strengen Knoten hochzustecken und Kleider in gedämpften Farben zu tragen; kein schreiendes Rosa, keine dramatischen Muster mehr. Wenn ich *Scrooge* wäre, dann würde ich sagen *»Bah, Humbug«* – und zwar zu beiden Extremen. Doch stattdessen schlage ich einen Mittelweg vor, der sowohl vernünftig als auch passend ist, einen Weg, der der Frau in der Blüte ihres Lebens einen eigenen Look gibt und ihre eigene Nische, die es ihr und der Welt um sie herum erlaubt, sich an dieser eigentümlichen Schönheit, die mit der Reife kommt, zu erfreuen.

Voranstellen möchte ich, daß ich da auf einsamem Posten kämpfe. Sehr selten erheben irgendwelche der bedeutenderen Zeitschriften oder andere in Mode und Schönheit einflußreichen Quellen ein Loblied auf unsere älteren Mitbürgerinnen, einen Ausdruck, den ich persönlich nicht allzu gern mag. Die Betonung liegt immer auf jung, jünger, am jüngsten. Zur selben Zeit gibt es einen schleichenden, negativen Einfluß, der langsam aber sicher die Oberhand gewinnt, und das ist besonders offensichtlich bei Frisuren: Wenn Sie über fünfundvierzig sind, dürfen Sie Ihr Haar nicht mehr lang und offen tragen; kurz und dauergewellt lautet die Devise für Großmütter – oder, wenn Sie langes Haar haben, dann müssen Sie es hochstecken. Ich weiß nicht, wer oder welche Autorität diese Regeln aufgestellt hat, aber mein ganzes Leben lang habe ich gehört, daß reife Frauen kein schwingend fallendes Haar haben sollten. Und unglücklicherweise befolgen immer noch zu viele Frauen diese Regeln. Es gibt so viele Gelegenheiten, wo Frauen mit langem Haar es zusammenbinden und es in einem strengen Knoten festzurren. Am späten Abend vielleicht, wenn sie mit ihren Ehemännern oder mit sich allein sind, bürsten sie es aus und erfreuen sich an diesem Besitz. Die Öffentlichkeit hat nie Gelegenheit, sich daran zu erfreuen. Dieses Haar ist letztlich verschwendet. Aus einigen symbolischen oder sentimentalen Gründen ist es zwar vorhanden, aber unsichtbar. Die begabte Schauspielerin und Sängerin *Geraldine Fitzgerald* verschwendet es nicht. Sie erfreut sich daran und trägt es frei schwingend, so daß es die ganze Welt in seiner grauen Pracht sehen kann.

In meinem Leben bin ich eine ganze Menge gereist. Ich bin in der Welt herumgekommen und auch zu ziemlich abseits gelegenen Zipfeln unseres Planeten, und ich bin allen möglichen Typen von Leuten begegnet. In meiner Funktion als Mitglied der Gilde der Kosmetiker und weil ich einige gute Beziehungen zur Medizin habe, war ich auf vielen medizinischen Tagungen, wo reife Männer und Frauen das Feld beherrschen. Das sind Leute, die zwanzig oder dreißig Jahre ihres Lebens dem Dienst am Menschen gewidmet haben … aber sie sehen traurig aus: Sie kleiden sich unattraktiv, ihr Haar ist schlecht gepflegt, oft sind sie regelrecht ungekämmt. Sie kümmern sich nicht darum, wie sie aussehen. Die wenigen, die sich vom Berufsleben genügend absetzen können, um ein eigenes gefälliges Image zu kreieren, sind die Ausnahmen, und sie glänzen in der Menge wie Goldstücke.

Am liebsten würde ich allen diesen reifen, engagierten, aber schlampig aussehenden Leuten sagen: *»Du hast für die Welt zwei oder drei Jahrzehnte lang etwas getan. Arbeite nur weiter – ich bin nicht der Meinung, daß Menschen jemals in den Ruhestand versetzt werden sollten, und ich persönlich werde mich bestimmt nicht zur Ruhe setzen – aber halte doch für einen Moment inne und sorge dafür, daß Du besser aussiehst. Das wird den anderen um Dich herum und Dir selbst mehr Freude und Glück bringen.«*

Als ich ein Junge war und zur Militär-Akademie ging, befand sich ein Schild am Ausgang unseres Schlafsaales:

Sieh Deinen Kopf an
Sieh Dein Hemd an
Sieh Deinen Kragen an
Sieh Deine Jacke an
Sieh Deine Hosen an
Sieh Deine Schuhe an
Jetzt kannst Du hinausgehen.

Das war ein ausgezeichnetes Training für mich als junger Mensch, und auch heute halte ich mich noch an dieselben Regeln und überprüfe mich selbst, bevor ich mich unter Leute begebe. Man sagt mir, daß ich mich gut kleide. Das bedeutet aber im Grunde nur, daß ich mich genügend um mich selbst kümmere und meine Kleidungsstücke aufeinander abstimme. Ich trage keine grüne Krawatte zu einem blauen Hemd und ziehe keine braunen Socken an, wenn ich eine dunkelblaue Hose anhabe. Geld ist dabei nicht das Wichtigste; was zählt ist, daß es Ihnen nicht gleichgültig ist, wie Sie sich in der Öffentlichkeit darstellen.

Meine Bitte in diesem Buch ist, daß die reife Frau (oder die jüngeren Frauen, die durch eine Scheidung oder Tod verletzt worden sind) sich genug um sich selbst kümmert, um so gut wie möglich auszusehen. Wir sind nicht nur in diese Welt gestellt, um einen Beruf auszufüllen. Es ist gewiß wunderbar, wenn Sie Ihren Beruf mit Hingabe ausüben, Ihrer Familie liebend verbunden und Ihrem Vaterland treu ergeben sind – jeder von uns sollte aber auch versuchen, Vergnügen an seinem Aussehen zu haben, solange wir leben.

Ein positives und vorzügliches Beispiel dieser optimischen Haltung gab eine Freundin und Kundin ihr ganzes Leben lang: *Frau Nimtz,* Weltmeisterin im Eislaufen aus Finnland, die leider vor einigen Jahren verstarb. *Frau Nimtz* war Ende siebzig, Anfang achtzig und hatte die schönste geschmeidige weibliche Figur. Ihr Körper war so jung, daß sie mindestens zwanzig Jahre jünger aussah. Niemals trug sie Hosen, immer Kleider oder Kostüme, und sie liebte feine Stöckelschuhe. Ihr Gesicht hatte nur relativ wenige Falten, und ihr blondes Haar, das bis auf die Mitte Ihres Rückens hinabreichte, war silbrig gesprenkelt – bis zum letzten Tag ihres

Lebens erfreute sie sich an diesem langen Haar, *Frau Nimtz* wurde immer wieder zu besonderen Bällen und Gala-Veranstaltungen verschiedener Länder eingeladen – der Vereinigten Staaten, Rußland, der skandinavischen Länder, Frankreichs, Deutschlands und anderer europäischer Nationen. Bevor sie auf einen Ball ging, kam sie zu uns, um ihr Haar in einer prächtigen Hochfrisur arrangieren zu lassen. Sie wurde immer mit Komplimenten bedacht, wie schön sie tanzte und wie phantastisch ihr Haar aussähe.

Eines Abends ging sie zu einem Ball, wunderbar gekleidet, das Haar majestätisch arrangiert, und sie tanzte und tanzte und tanzte den ganzen Abend lang. Schließlich setzte sie sich an einen Tisch und sagte zu ihrer Begleitung: *»Entschuldigen Sie mich eine Minute, ich fühle mich so gut, so sagenhaft, beinahe könnte ich in Ohnmacht fallen, ich habe so viel Freude und Vergnügen.«* Und sie wurde ohnmächtig und starb. *Frau Nimtz* sah bis zum letzten Augenblick ihres Lebens wunderschön aus.

Reife Frauen sollten die Konkurrenz jüngerer Frauen nicht fürchten. Es gibt zwar einige Gebiete, auf denen die Jüngeren immer besser sein werden. Sie können nicht eine Meile rennen, nur um einen Bus zu erwischen, und Sie können nicht den ganzen Nachmittag lang in einem Pool auf einem Sprungbrett herumtollen. Sie haben aber ohnehin Besseres zu tun; warum sollten Sie also versuchen, die Jüngeren zu übertrumpfen? Weil Sie reifer sind, haben Sie mehr Erfahrung, Sie sind gesetzter. Denken Sie nur an all die Fehler, die eine Einundzwanzigjährige macht, für die Sie viel zu klug sind.

Ich hoffe auch, daß sie klug genug sind, den Fehler, all Ihr Haar abzuschneiden, nicht zu machen. Es stimmt, daß Ihre Haut langsam Falten bekommt, und manche Linien haben ihren Weg in ihr Gesicht gefunden. Ich persönlich finde diese Fältchen bezaubernd und ein Maß für das Leben und die Erfahrungen einer Frau. Wenn Sie sich das Gehirn eines Babys ansehen, das nicht sehr viel gebraucht worden ist, hat es fast gar keine Falten. Ein älteres Gehirn hat Millionen kleiner Furchen, die sich über die Jahre hinweg gebildet haben. Dasselbe trifft auch auf das Gesicht zu, das eine Art Atlas ihres Lebens darstellt, der zeigt, wo Sie gewesen sind, und vielleicht auch, wohin Sie gehen werden.

Auch wenn Sie mit diesem Atlas nicht allzu glücklich sind – kurzes Haar dient nur als Vergrößerungsglas. Kurze Haare machen Sie älter, besonders rund um die Augenpartie, die Stirn und den Mund, weil die Haarspitzen die Aufmerksamkeit auf die ungewünschten Falten lenken wie Wegweiser, statt dem Gesicht zu schmeicheln. Wenn Sie zu den reiferen Frauen gehören, sehen Sie doch einmal in den Spiegel und überzeugen Sie sich selbst davon, wie diese kurzen Löckchen Ihre Falten betonen.

Ich sehe das analog zu einem schönen Gemälde oder einer Fotografie: Wenn eine Frau jung ist, dann braucht sie keinen Rahmen für ihr Gesicht – dieses Gesicht ist schon an sich schön. Wenn die Fotografie aber ein bißchen ausfranst, wenn das Ölgemälde seinen Glanz verliert, dann braucht es einen Rahmen – ebenso wie das Gesicht einer Frau. Sie können natürlich stets wundervolle, prächtige Hüte tragen, der schönste natürliche Rahmen für Ihr Gesicht ist jedoch Ihr Haar. Ironischerweise braucht man das Haar desto mehr, je älter man wird, aber das Haar wird aus verschiedenen Gründen immer weniger: weil Sie es maltraitiert haben, weil es dem Wetter ausgesetzt war oder weil sich der Hormonhaushalt verändert hat. Kurz geschnittene Haare lassen die Kopfhaut durchschimmern und sehen so noch schütterer aus. Auch das dickere Haar, das Sie auf dem Hinterkopf haben, wird von einem Kurzhaarschnitt nicht besser, wenn Sie es aber lang tragen und sektionsweise mit dem dünneren Haar verbinden, erscheint Ihr Haar dichter.

Bei dem Versuch, die Haare üppiger aussehen zu lassen, machen Frauen einige Fehler. Nachdem die Kinder erwachsen und aus dem Haus sind, die Hypothek abbezahlt ist, können Sie sich etwas leisten. So gehen sie dann regelmäßig einmal wöchentlich zum Friseur. Egal wie lang es ist, wird das Haar steif toupiert und mit Lack versiegelt, und die Frau traut sich eine ganze Woche lang nicht, das Haar auszukämmen – aus Angst, dieser kunstvolle Aufbau fiele möglicherweise auseinander. (Ihr armer Ehemann muß eine allabendliche Routine von rosafarbenen Haarnetzen aus Tüll über sich ergehen lassen, der Preis, den sie für diese künstlich aussehende Frisur bezahlt.) Ihr Haar gehört gar nicht mehr ihr. Es ist das Haar des Friseurs, und sie stattet ihm pflichtbewußt einmal wöchentlich einen Besuch ab.

Schmeichelnde Frisuren für reife Frauen

Die französische Rolle
Die lange Schnecke
Brontoe

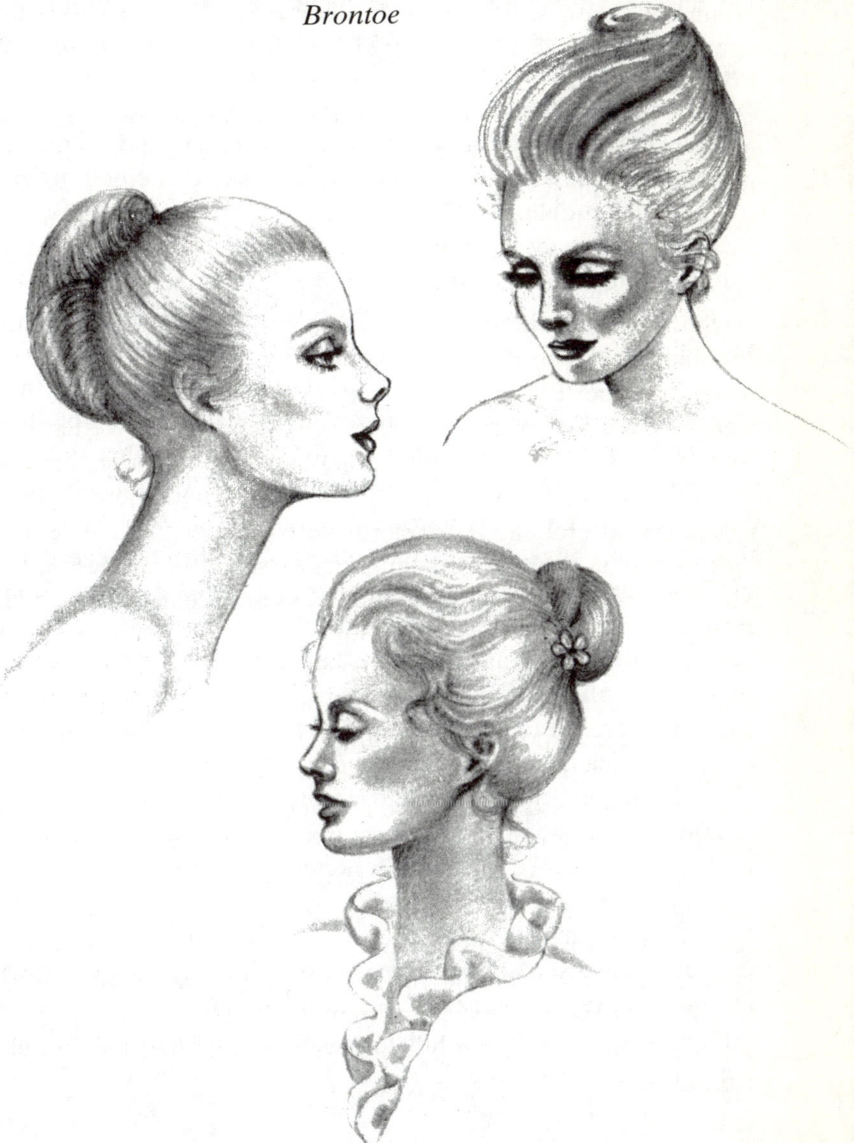

Was für ein Fehler! Langes Haar kann bei einer reifen Frau so majestätisch aussehen und kann einen guten Teil dazu beitragen, Falten zu überspielen, besonders, wenn die Linien wie in einem Flip oder in einer eleganten Hochfrisur nach oben weisen – beide Frisuren lassen eine Frau sofort jünger aussehen. Und das ist es, was ich im Auge habe. Ich sage nicht, daß eine Großmutter ihr Haar bis zur Taille offen tragen soll. Sie würde lächerlich aussehen, ebenso lächerlich wie in einer Levis-Jeans und schweren Stiefeln. Aber kinnlanges oder etwas längeres Haar kann an einer Sechzigjährigen sehr schön sein, und sie wird sich jedesmal, wenn sie ihren Kopf dreht, befreit von der gleichsam gemeißelten Frisur, an einem lebendigen Gefühl erfreuen.

Ein anderer weit verbreiteter Fehler, besonders bei Frauen mit dunklem Haar, ist es, mit dem Färben in dem Augenblick zu beginnen, wo sie mehr als fünf weiße Haare zählen kann. Auch wenn sie mit ihrem beinahe rabenschwarzen Haar hinreißend ausgesehen haben mögen, als sie zwanzig oder dreißig waren, ist der Versuch, diese Haarfarbe wiederherzustellen, wenn sie fünfzig oder sechzig sind, kosmetischer Unfug. Ihr Hautton hat sich geändert, und diese dramatische Farbe von einst paßt nicht nur zu ihrem Teint, sondern sie betont auch die ungeliebten Falten. Die Natur gab uns aus gutem Grund silbriges Haar (ich weigere mich, das Wort »grau« zu benutzen – Haar, das gut gepflegt ist, ist schimmernd und silbrig und nicht einfach grau). Im Herbst unseres Lebens sollten die Haare nur sehr zurückhaltend gefärbt werden, um wirksam zu sein. Denken Sie nur an den Winter – gibt es irgend etwas Heiteres, Friedlicheres und Schöneres als eine mit frisch gefallenem Schnee bedeckte Landschaft?

Viele Großmütter und Urgroßmütter, die ich kannte, haben sich ihr ganzes Leben lang um ihren Teint gekümmert, und nun, da ihr Haar silbrig ist, ist es eine schöne Ergänzung zu ihrer hellen weichen Haut und ihren natürlich roten Wangen – selbst wenn diese Frauen dazu neigen, ihr Haar in kleinen Zwiebeln tief im Nacken zusammenzubinden. Wenn sie dieses Haar färben würden, würden sie wie Vogelscheuchen aussehen.

Dennoch gibt es Frauen, die mit gefärbtem Haar besser aussehen. In jenen Fällen wähle ich einen Farbton, der einige Stufen heller ist als die urspüngliche Haarfarbe. Die Wirkung, die wir anstreben, ist ein weiches, zurückhaltendes Äußeres, nichts zu Grelles.

Manche Frauen altern sehr anmutig, und es scheint so, als ob die Natur ihnen eine lebenslange Freundin geblieben ist. Aber in anderen Fällen kann die Natur eine helfende Hand gebrauchen. Die Schauspielerin *Kate Hepburn* hat einen legendären Ruf, alles natürlich zu erhalten, sich nicht übermäßig um ihr Haar zu kümmern, das sie immer lang getragen hat, noch um ihr Make-up, noch um ihre Kleider. Nun, als sie beinahe siebzig wurde, entschied sie sich dennoch, ihre Augen von einem plastischen Chirurgen liften zu lassen. Sie entschied sich nicht für ein totales Lifting, wohlgemerkt, aber sie hatte das Bedürfnis, die Tränensäcke unter ihren Augen entfernen zu lassen. Und ich spreche ihr dafür großes Lob aus.

Ich bin ganz auf der Seite der plastischen Chirurgie – für Frauen wie für Männer –, und ich bin der Meinung, daß Sie sie in Anspruch nehmen sollten, wenn Sie es brauchen und wenn Sie es wollen, nicht nach Plan oder Vorschrift. *Kate Hepburn* hatte das Bedürfnis nicht vor ihrem sechsten Lebensjahrzehnt, andere Frauen vielleicht schon mit vierzig. Das Entfernen von Tränensäcken und Krähenfüßen rund um die Augen ist heutzutage so einfach, daß es kaum noch eine größere medizinische Entscheidung darstellt. Einige Ärzte haben sogar erkannt, daß die Krankenhauskosten für eine solche Operation so astronomische Summen erreicht haben, daß sie Hotels mieten, wo sie die Operation ambulant durchführen. Sie gehen dorthin, bleiben eine Nacht und gehen am nächsten Tag wieder nach Hause. Das trifft auch auf das Gesichtsliften zu, das trotz größeren Auf wands keine intensive Krankenhauspflege erfordert. Ich habe zwei sehr gute Freunde, beide geschickte plastische Chirurgen, die unterschiedliche Standpunkte vertreten. *Dr. Jacob Aronoff* hat immer auf Operationen mit stationärer Aufnahme gesetzt, ganz unabhängig davon, wie einfach die Prozedur war, und *Dr. Peter Fries* zieht es vor, in seiner eigenen wohlausgestatteten Praxis zu arbeiten. Beide haben vergleichbar sensationelle Ergebnisse.

Einige Männer und Frauen erreichen den Herbst ihres Lebens und finden plötzlich, daß sie die Nase, mit der sie all die Jahre gelebt haben, nicht mehr ausstehen können. Mir erscheint das nicht im geringsten überraschend. Während unserer Frühlings- und Sommer-Jahrzehnte haben wir oft häufig andere Attribute, die die Aufmerksamkeit von der Nase ablenken. Aber auf einmal, mit fünfzig, wenn die Runzeln ihre Linien graben und das Haar alles andere als prächtig ist, dann haben sie das Gefühl, daß die Nase hervorsteht, und leiden an diesem wunden Punkt. Dann lassen Sie es in Ordnung bringen! Wir sollten immer damit zufrieden sein, wie wir aussehen, und dieses Selbstbewußtsein verbessert dann letztendlich auch das tatsächliche Aussehen.

Ein Hinweis zur Vorsicht dennoch, wenn sie plastische Chirurgie in Betracht ziehen: Erkundigen Sie sich vorher ganz genau nach einem kompetenten Chirurgen. Mundpropaganda ist eine gute Informationsquelle, wenn Sie jemanden kennen, der eine erfolgreiche Operation hinter sich hat; eine andere Möglichkeit ist es, sich an die Gesellschaft für plastische Chirurgie zu wenden, die Ihnen Namen von Chirurgen gibt, die spezielle Prüfungen in plastischer Chirurgie bestanden haben. Behalten Sie im Auge, daß Sie nicht auf der Suche nach einem besonders günstigen Angebot sein sollten, wenn Sie einen plastischen Chirurgen suchen. Erfahrung und Ausbildung sollten immer wichtiger sein als die Kosten.

Kapitel 13

Lehren Sie Ihre Kinder, ihr Haar zu lieben

Bislang habe ich noch keine Mutter einer Tochter getroffen, die nicht fast zwanghaft dazu neigte, dieselben Fehler zu begehen, die ihre Mutter mit ihr gemacht hat.

Das betrifft alle Bereiche des Lebens vom Aufräumen des Zimmers oder Kochenlernens bis zu den ersten Liebesabenteuern oder der richtigen Garderobe. Natürlich beruht auch die Weise, in der das kleine Mädchen sein Haar trägt, auf einer festgesetzten Meinung, selbst wenn Mamas kleines Mädchen schon achtundzwanzig ist!

Eine Mutter hat über das Haar ihrer Tochter immer ganz bestimmte Vorstellungen, und zwar aus folgenden Gründen:

1. Mutter hat langes, volles Haar und möchte selbstverständlich, daß ihre Tochter eine Kopie von ihr ist.
2. Mutter hat kurzes, unmögliches Haar und verspürt nun eine heftige Berufung angesichts des dichten, dicken Haares ihrer Tochter.
3. Mutter mochte es nie, viel Aufhebens und Theater um ihr Haar zu machen, und deshalb entwickelt sie eine Laissez-faire-Haltung in bezug auf das Haar ihrer Tochter, bis zu dem Punkt, wo sie darauf besteht, daß sie es kurz und einfach trägt.

Alle diese Begründungen entbehren des wichtigsten Elements – der Tochter. Und selbst die kleinsten Kinder haben ganz bestimmte Ansichten darüber, wie sie ihr Haar haben möchten.

Eines der größten Probleme ist, daß Mütter heute überbesorgt sind. Sie wollen, daß ihre Kinder ungefähr zur selben Zeit schwimmen lernen wie sie zu laufen anfangen; sie wollen, daß sie *Chopin* spielen können, wenn ihre kleinen Hände höchstens groß genug sind, um *»Alle meine Entchen«* zu spielen. Nun, ich bin kein Kinderpsychologe, aber ich kenne mich mit Haar aus, und ich sage Ihnen gerade ins Gesicht, daß es keinen Sinn hat, ein kleines Mädchen in die eine oder andere Richtung zu drängen, ehe sie reif genug ist, Ihre Ansichten zu verstehen, und ehe ihr Haar reif genug ist, daß das, was sie damit anstellen, wirklich eine Rolle spielt. Zähne reifen zum Beispiel im Alter von sieben Jahren, Haar im Alter von zehn. Ein Mädchen ist aber vor 22 nicht richtig erwachsen. Zwischen zehn und zweiundzwanzig ist eine Menge Erwachsenwerden zu erledigen, und das ist die Zeit, wo es darauf ankommt, wie sie ihr Haar behandelt.

Wenn Sie wollen, daß Ihre Tochter einmal schönes, volles Haar hat, sollten Sie anfangs zweierlei tun: Erstens, lassen Sie sie ihr Haar so tragen, wie sie es gern möchte, so daß sie es von Anfang an liebt, nicht haßt, und zweitens, beginnen Sie ein behutsames oder positives »Trainings-Programm«, so daß sie, wenn sie zehn und alt genug ist, selbst für ihr Haar zu sorgen, schon die richtigen Grundlagen und Einstellung dazu hat.

Diese beiden Regeln sind leichter aufgestellt als befolgt: Einige Mütter bestehen darauf, daß *Klein-Patricia* ihr Haar lang und wallend trägt wie *»Alice im Wunderland«*. Das sieht bei einem kleinen Mädchen sehr hübsch aus, besonders wenn sie ein Festkleid aus Samt und flache Lackschuhe trägt. Bei *Patricia* aber, die noch eine Range ist und sich in Overalls und Turnschuhen am wohlsten fühlt, kommt es einer Katastrophe gleich, darauf zu bestehen. *Patsy* schmiert sich Teer ins Haar, wenn sie vom Skateboard fällt; die Jungens ziehen sie daran, wenn sie Fußball auf Tuchfühlung spielt; es fällt ihr in die Augen, wenn sie Mittelstürmer ist. Und es ist einfach lästig. *Patsy* hat viele Jahre unter diesem Haar gelitten. Und weil sie ein Lausejunge ist, ist ihr Haar immer zerzaust, und Haarewaschen und Bürsten wurden für sie zur Qual – eine buchstäbliche Folter.

Das erste, was *Patsy* tun wird, wenn sie von zu Hause fortkommt – ob sie nun zum erstenmal in einem Ferienlager ist oder alt genug ist, um allein zum Friseur zu gehen – ist, ihr Haar abzuschneiden, so kurz und jungenhaft wie nur möglich, um sich von dem zu befreien, was für sie zu einem ständigen Ärgernis geworden ist. Und als ein Geschenk für Sie wird sie ihre abgehauenen Zöpfe in einer Schachtel mitbringen. Ich bezweifle sehr, daß *Patricia* ihre Haare jemals wieder lang wachsen lassen wird.

Mary-Ellen andererseits ist mit der Seele einer »femme fatale« auf die Welt gekommen; das wird offensichtlich im Alter von zwei Jahren, wenn sie lernt, mit den Wimpern zu klimpern. Sie möchte Haar, das ihren Rücken hinunterfällt, sie möchte Haar, das sie schwingen und werfen kann, um alle Jungs der Kindergartengruppe zu betören. Aber ihr Vater wollte einen Jungen, also dringt er darauf, daß *Mary-Ellens* Haar kurz gehalten wird. Oder die Mutter haßte ihr langes Haar, als sie selbst Kind war, und möchte nun nicht mit dem Bürsten, Entknoten, Frisieren usw., das langes Haar nun einmal verlangt, belästigt werden. *Mary-Ellen* muß sich darauf einstellen, von langem Haar zu träumen, und wächst damit auf, sich über ihre Mutter und ihren Vater zu ärgern. Als Teenager beginnt sie schließlich verspätet, ihr Haar lang wachsen zu lassen. Danach werden sie *Mary-Ellen* nie wieder in der Nähe eines Schönheitssalons sehen, weil allein schon die Erwähnung des Wortes »schneiden« bei ihr eine traumatische Reaktion in Gang setzt.

Was man mit Kindern nicht tun soll

Zu viele Mütter machen zu viele Dinge falsch mit den Haaren ihrer Töchter. Das hat lebenslange Probleme zur Folge, die einfach zu vermeiden sind.

Die Strafe mit dem Pferdeschwanz

Kleine Kinder haben ihre Haare nicht gern in ihren Augen ... und sie sehen auch anbetungswürdig aus, wenn ihr Haar mit Bändern oder hübschen Spangen zu einem Pferdeschwanz zusammengebunden ist. Aber wenn die Haargummis entfernt werden, dann tut das sehr weh. Nur Mütter, die sie selbst noch tragen und sich mit der Natur des Haares auskennen, gehen behutsam damit um. (Nicht nur, daß es schwierig ist, die Gummis zu entfernen, sie schädigen auch das Haar.) Es ist besser, das Haar eines Kindes dadurch zu verschönern, daß man es flicht und die Enden mit

Schuhbändern oder Wollfäden zusammenbindet, die das Haar nicht brechen und leichter zu entfernen sind. Flechten Sie ein langes Band oder ein Schuhband direkt in den Zopf und binden Sie am Ende eine Schleife.

Zusätzlich zu dem Schmerz kann ein strammer Pferdeschwanz Kahlheit im Alter von nur zehn oder elf Jahren hervorrufen, wenn das Haar für fünf oder sechs Jahre auf dieselbe Weise getragen wurde. Haar sollte niemals, in keinem Alter, straff zurückgebunden werden. Denken Sie nur an die Frauen, die aus Tradition ihr Haar streng zurückkämmen: die Tibeter, die Mongolen, die Indianer, die Japaner, die Chinesen, die Burmesen. Die meisten von ihnen haben einen zurückweichenden Haaransatz, der durch traumatische Zugbeanspruchung verursacht ist.

Der Irrtum mit dem Schneiden

Ein altes Ammenmärchen, das überhaupt nicht verschwinden will, ist die Vorstellung, daß Haar, wenn man es richtig kurz schneidet, stärker nachwächst. Das ist Unsinn. Während der ersten zehn Jahre ist es absolut unwichtig, ob sie das Haar des Kindes schneiden oder nicht – das Wachstum oder die Gesundheit ändert sich auf keine Weise.

Viel wichtiger ist es, eine Haarlänge zu wählen, die das Kind mag und die zu seiner Haarstruktur, dem Gesicht und dem Lebensstil paßt … dieselben Regeln, die zu jeder Zeit während des Lebens einer Frau zutreffen.

Manchmal wollen Mütter das Haar eines Kindes schneiden, weil es ihnen peinlich ist oder sie sogar darüber beunruhigt sind, daß ihre noch nicht erwachsenen Töchter sehr dünnes oder dürftiges Haar haben und halten an diesem alten Hut vom Schneiden fest, das das Wachstum anregen soll. Zwischen der Geburt und dem dritten Lebensjahr verlieren alle Kinder ihre Haare. Je glatzköpfiger aber ihre Kinder von der Geburt bis zum dritten Lebensjahr sind, um so glücklicher können sie sich schätzen, denn desto besser ist ihr Haar, wenn sie achtzehn sind. Je dicker das Haar bei jungen Kindern ist, um so mehr Probleme haben sie, wenn sie erwachsen sind.

Kinder nehmen auch gern die Schere, um selbst Friseur zu spielen. Außer der Gefahr, daß sie sich dabei verletzen können, verändern ihre laienhaften Bemühungen an den Ponyfransen oder den Koteletten nur vorübergehend das Haar. Hoffen Sie nur, daß sie es im Alter von zehn bleiben lassen und nicht erst mit achtzehn. Denn falls sie Haare haben, die bis an die Taille reichen, und dann diese miserablen Fransen und Ponies schneiden, werden sie ihre schönen Haare zerstören. Aber mit acht oder zehn ist es ganz wichtig, an den Haaren herumzuschnippeln. Auch ich kann mich erinnern, daß ich im Alter von sieben oder acht gern wissen wollte, wie es sei, wenn man sein Haar selbst schneidet. Ich nahm ein Stück von der Vorderfront, dann gefiel mir das aber nicht, was ich sah, und so schnitt ich etwas mehr ab – das konnte man bestenfalls eine schlechte Reparatur nennen. Meine Mutter, die selbst großartiges langes Haar hatte, sah darin allerdings keinen Vorboten meiner späteren Berufung und schüttelte nur traurig ihren Kopf während der drei oder vier Monate, die es dauerte, bis diese scheußliche Ecke wieder herausgewachsen war.

Kinder sind Kinder und machen daher Unfug. Die Haare werden mit Farbe begossen, mit Teer bekleckst oder mit Kaugummi verklebt, aber man muß sie nicht abschneiden, um den Fremdkörper zu entfernen. Benutzen Sie Terpentin, Lack-, Farbentferner oder Meister Proper, dann waschen Sie das Haar einfach gründlich durch. Seien Sie nicht so schnell mit der Schere!

Das Kreuz mit dem Waschen

Die meisten Mütter werden mir darin recht geben, daß Haarewaschen zu den Alpträumen gehört, schlimmer als verschmutzte Windeln zu wechseln oder einen Nachtunfall aufzuputzen. Es gibt Geschrei, vehementen Protest und Kampf in der Badewanne. Ich habe das selbst hautnah erlebt bei einer jungen Dame, die mir sehr ans Herz gewachsen ist. Ich lernte *Laura Martin* kennen, als sie noch ein kleines Mädchen war, und selbst damals war sie schon fast wie ein Fisch, sie schwamm unter Wasser wesentlich besser als über dem Wasser. Ich sah *Laura* zuerst auf dem Boden eines Schwimmbeckens in Jamaica, und ihr Haar floß um sie herum. Chlor reizte ihre Augen niemals.

Aber als es Zeit war, *Lauras* Haar zu waschen, klang es in dem Haus so, als ob der Dritte Weltkrieg ausgebrochen wäre. An einem Abend, als ich Zeuge dieser Horrorvorstellung war, beschloß ich, meine Grenzen als Gast zu überschreiten und als Haarexperte zu agieren – außerdem konnte ich dieses Geschrei nicht länger ertragen.

Obwohl *Lauras* Mama ein mildes Shampoo verwendete, befürchtete *Laura,* das Shampoo in die Augen zu bekommen (was dann auch geschah, weil sie viel zu sehr herumtobte, ein Teufelskreis). Zum anderen war *Lauras* Mutter von der alten Schule (obwohl sie eine ziemlich junge Frau war) und massierte kräftig, was *Lauras* junger Kopfhaut weh tat. Und je mehr sie sich wand und schrie, desto schmerzlicher wurde die Haarwäsche.

Was ich *Lauras* Mama zeigte, empfehle ich Ihnen auch mit Ihren Kindern zu tun, Jungen und Mädchen, bis sie alt genug sind, ihr Haar selbst zu waschen: Verlegen Sie die Haarwäsche nicht in die Badewanne, wo das Kind herumrutscht und sich unsicher fühlt, sobald es seine Augen schließt (obwohl es vielleicht diese Wanne liebt, wenn es mit Booten oder Gummi-Entchen spielt). Versuchen Sie stattdessen, die Salonmethode zu kopieren, bei der sich das Kind in einer entspannten Haltung nach hinten über das Waschbecken lehnt und seine Augen öffnen kann, ohne Angst zu haben, daß das Shampoo in den Augen brennt.

Sie können das über einem Wasch- oder Spülbecken machen, wenn Sie einen hohen Hocker zur Hand haben, auf dem das Kind sitzen kann, wenn nicht, benutzen Sie die Badewanne, dann lassen sie aber Ihr Kind sich auf dem Rücken ausstrecken und seinen Kopf auf einer kleineren Schüssel oder einem Topf ruhen (legen Sie einen Waschlappen oder ein Handtuch über den Rand, so daß der Nacken bequem liegt), oder lassen Sie es hinknien.

Dann gießen sie behutsam etwas lauwarmes Wasser über das Haar, nur so kann das Kind überzeugt werden, daß nichts in die Augen kommt. Als nächstes tragen Sie ein bißchen Shampoo auf – und bitte, behandeln Sie dieses Haar wie Seidenzeug, das es tatsächlich ist, nicht wie ein Paar Jeans des Juniors. Wenn Sie die Technik von Anfang an richtig im Griff haben, dann wird Ihr

Kind sein Haar häufig genug waschen lassen, so daß kein heftiges Schrubben erforderlich ist. (Wenn Ihr Kind vertrauter damit wird, lassen Sie es das Shampoo aufschäumen, so daß es das Gefühl bekommt, es selbst zu tun.)

Wenn Sie ausspülen, halten Sie Ihre Hand über der Stirn des Kindes, so daß kein Wasser in seine Augen gerät. Nach zwei oder drei Sitzungen wird das Haarewaschen problemlos erscheinen für beide. Und wenn das Kind dann sieben oder acht ist, sollte es in der Lage sein, sein Haar selbst zu waschen. Aus irgendeinem unerfindlichen Grund scheinen Kinder immer sich selbst eher als ihren eigenen Eltern zu trauen. *Laura* wäscht nun ihr Haar unter der Dusche, mit großem Aufwand und hervorragendem Ergebnis, was nicht überraschend ist, da sie nun eine erwachsene junge Dame von fünfunzwanzig ist, die in London lebt, eine sehr glückliche Ehe führt und immer noch wie ein Fisch im Wasser schwimmt.

Es ist wichtig, hier einige Worte über das Entwirren von Haar einzufügen. Wenn das Haar behutsam gewaschen wird, wie wir es Ihnen in Kapitel 4 zeigten, gibt es ein Minimum an Knoten. Es scheint aber doch so, als ob Kinder und Knoten füreinander geschaffen seien. Sie können ein glattes und »Aua«-freies Auskämmen garantieren, wenn sie ein bißchen Pflegepackung oder eines der speziellen Produkte für Kinder direkt nach dem Shamponieren verwenden.

Lernen ist alles

Aus meiner Lektion über das Waschen von Kinderhaaren können Sie sehen, daß ich viel von einer positiven Einstellung zur Haarpflege erwarte. Von früh an sollten Sie bei Ihren Kindern, besonders bei ihren Töchtern, Wertschätzung und Achtung für das Haar pflegen und nicht Abscheu und Mißachtung gegen das Haar aufbauen. Haar ist etwas Kostbares, und alle sollten es als solches ansehen … sobald wir alt genug sind, das zu verstehen.

Und schließlich sollten Sie ein Beispiel mit ihrem eigenen Haar geben und wie Sie dafür sorgen. Sie wissen, daß Kinder Nachahmer sind – Imitatoren. Wenn Ihre Tochter sieht, wie Sie

Ihr Haar mit Liebe bürsten, es behutsam kämmen, es wie einen wertvollen Besitz behandeln, dann wird sie dem nacheifern. Ich erinnere mich an eine Familien-Schwimmparty, wo ich einige Mütter und ihre Töchter beobachtete, als sie aus dem Pool herauskamen. Eine Mutter mit sehr kurzem Haar hatte ein Tochter mit schulterlangem Haar. Als sie sich abtrockneten, zerrte die Mutter einen Kamm durch das Haar, als ob es etwas sei, das sie haßte, und die Tochter, gerade zehn Jahre alt, hatte dieselben Regungen gegenüber ihrem langen Haar – eine verheerende Angewohnheit, weil das Haar dadurch bricht, besonders wenn es naß ist. Dagegen aber ein anderes Mutter-Tochter-Paar, beide mit langem Haar: Sie kämmten ihr Haar behutsam (ja, ich kann es nicht anders als gefühlvoll nennen), weil die Mutter wußte, wie sie für ihr Haar zu sorgen hatte, und die Tochter hatte es ihr abgeschaut.

So viel kann durch gutes Beispiel gelehrt (und gelernt) werden (obwohl es manchmal schwer ist, eine Tochter in die richtige Richtung zu leiten – besonders einen Teenager). Teenager-Mächen möchten genauso sein wie andere Teenager-Mädchen. Ich kann niemals herausfinden, wer den Trend zuerst anfängt, aber es gibt da eine mysteriöse Kraft, einen sagenhaften Einfluß, der allen Mädchen sagt: Du mußt das tragen, du mußt diese Adidas-Schuhe haben, dieses Freundschaftsarmband, und vor allem mußt du in diesem Jahr dein Haar wie *Bo Derek* tragen. Im letzten Jahr war es *Farrah Fawcett,* und nächstes Jahr ist es möglicherweise *Debbie Harry,* oder, Gott behüte, ein anderer Rockstar, der glaubt, sein Haar sollte wie das der *Medusa* aussehen. Aber alle dreizehnjährigen Mädchen wollen ihr Haar auf dieselbe Weise tragen, in ihren Überlegungen dazu lassen sie die Natur ihres Haares völlig außer acht.

Während ich dieses Buch schreibe, bettelte *Raes* eigene Tochter um eine Frisur, wie sie alle anderen Mädchen in ihrer Klasse trugen. *Maria* hat entzückendes, dickes und natürlich gelocktes Haar. Es ist unmöglich, dieses Haar in die *Farrah-Fawcett*-Linien fallen zu lassen, auch nicht nach stundenlanger fachmännischer Bearbeitung. Schließlich kam *Maria* in meinen Salon, und als sie all diese schönen, ebenmäßig geschnittenen Köpfe sah und eine meiner jungen Assistentinnen, selbst nicht viel älter als ein Teenager, ihr gut zuredete und ihr zeigte, wie sie ihr Haar unterschiedlich arrangieren könnte, ließ sich *Maria* überzeugen und die Vorstellung von der *Farrah-Fawcett-Frisur* fallen (weder ich noch ihre Mutter konnten sie überreden) – aber so ist das eben mit den Teenagern, sie glauben nur ihresgleichen.

Frisuren für Teenager

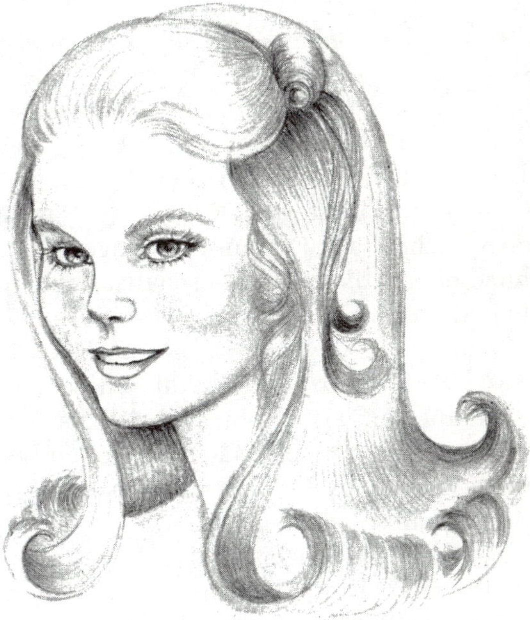

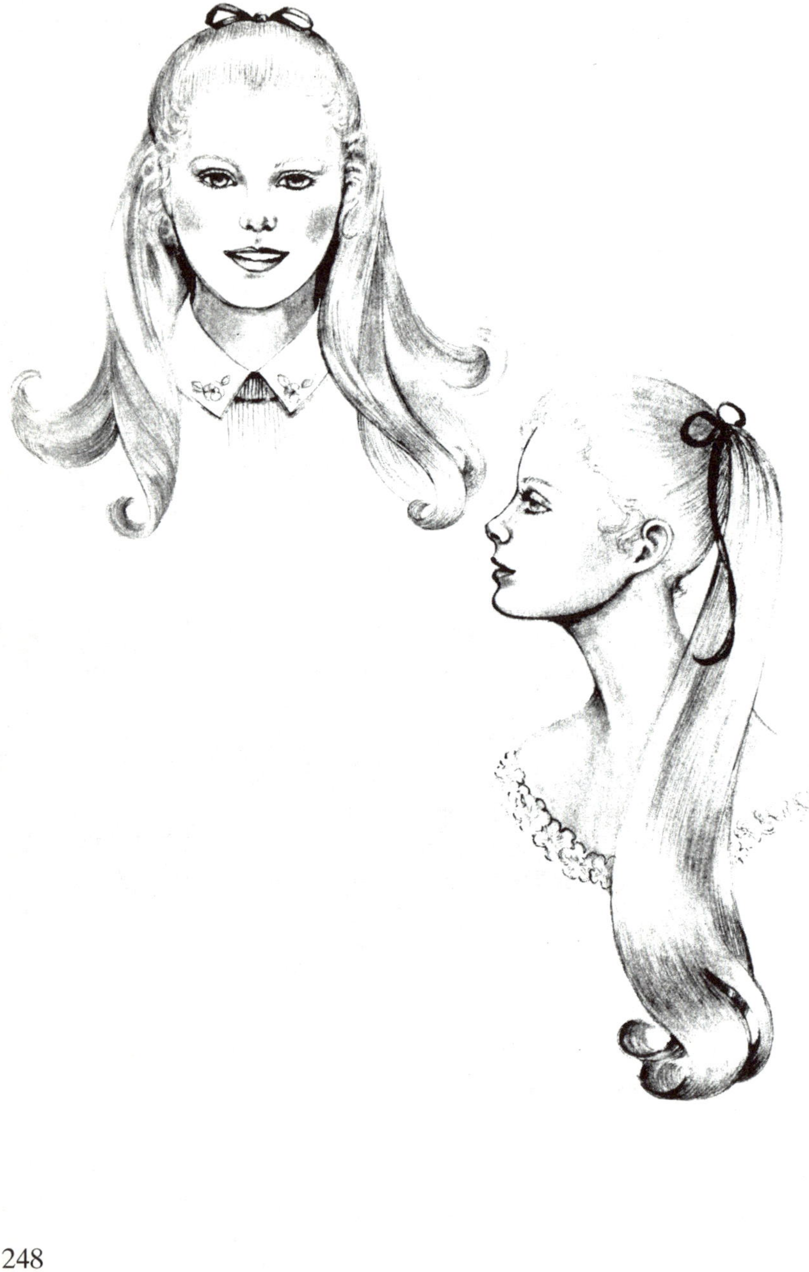

Maria marschierte aus meinem Salon mit vier Paar wunderschönen Kämmen in verschiedenen Farben, wundervoll gepflegtem Haar, in eine Länge geschnitten und schwingend ... und ehe sie sich versah, war sie zu einer dieser nur schwer faßbaren Trendsetter geworden, und es wurde »trendy«, Kämme zu tragen. Dennoch blieben viele ihrer Freundinnen bei dieser unmöglichen Flügelfrisur, die fast immer schrecklich aussieht, selbst wenn man das Haar dazu hat, weil kein Teenager über die Zeit oder die Fertigkeit verfügt, diese organisiert desorganisierte Frisur perfekt zu arrangieren.

Eine andere Binsenwahrheit über Kinder ist, daß sie ihr Haar meistens überhaupt nicht mögen (oft trifft das auch auf Erwachsene zu). Ist es lockig, möchten sie es glatt; ist es glatt, hätten sie es lieber gelockt; wenn es schwarz ist, sollte es lieber blond sein und umgekehrt. Während Erwachsene eher so vernünftig sind, das zu akzeptieren, was uns die Natur gegeben hat, sind Kinder ungeduldig. Rothaarige Kinder zum Beispiel hassen ihr Haar. Einiges davon scheint gerechtfertigt, weil rothaarige Kinder oft nicht besonders attraktiv sind. Sie haben zu viele Sommersprossen, ihre Haut ist meistens besonders blaß, und ihr Haar ist häufig sehr grob. Zusätzlich sind sie zu oft Opfer von Spott über ihr Haar und der sprichwörtlichen Reizbarkeit. Ihre Aufgabe als Mutter besteht dann darin, dieses Kind sehen zu lassen, wie selten dieses Haar ist und daß es etwas Besonderes ist – wenn sie erwachsen ist, werden alle Männer sich danach umdrehen. Diese Versicherung wird Ihre Tochter stärken und sie auch davon abbringen, ihr Haar kurz abschneiden zu lassen, um es so unauffällig wie nur möglich zu machen. Wenn sie Ihren Vorhersagen für die Zukunft nicht glaubt, dann zeigen Sie ihr Bilder von großartigen Rotköpfen wie *Ann Sheridan, Maureen O'Hara, Rhonda Fleming, Arlene Dahl, Jane Pauley* von den NBC-Nachrichten oder anderen rothaarigen Schönheiten.

Ich weiß, daß das, was ich sage, nicht leicht ist. Mütter haben ihren Töchtern so viel beizubringen ... aber eines der wichtigsten Dinge ist, sie sich schön denken und fühlen zu lassen. Unglücklicherweise scheint es heute Mode zu sein, die guten Dinge herunterzuspielen, die schönen Dinge des Lebens. Reiche tragen verschossene Baumwollsachen, vorzugsweise mit Flicken. Als ich aufwuchs, war das das Schlimmste, was man tun konnte – geflickte Hosen waren eine Schande. Und ich mag diese Jeans immer noch nicht, außer wenn ich das Boot zu streichen oder den Rasen zu mähen habe. Ich mag es ganz besonders nicht, diese Jeans in Theater- und Konzertsälen oder Restaurants zu sehen, wo ich Männer und Frauen erwarte, die wie Damen und Herren handeln und aussehen. Ich weiß, daß das starrsinnig erscheinen mag und altmodisch, aber jeder Teenager wird einmal erwachsen und stellt fest, daß Kleider den Mann – oder die Frau – machen. Die jungen Leute von heute scheinen nicht einmal zu wissen, was Spitzen oder feine Seidenkleider sind; sie haben noch nie elegante Lederhandschuhe getragen. Und doch werden sie eines Tages aufwachen, wenn der Stil sich verändert hat, und dann wollen sie Damen sein. Wie sollen sie das anfangen, wenn sie ihr ganzes Leben lang nur in Jeans und T-Shirts herumgelaufen sind?

Sie können Ihrer Tochter den Weg ebnen, indem Sie sie über ihr Haar unterrichten, weil entzückendes Haar immer elegant ist und auf guten Geschmack deutet. Sie können ihr sagen: *»Sieh, deine Zähne fallen einmal aus, wenn du klein bist. Jetzt hast du neue und mußt dich darum kümmern, weil du nicht noch mal einen Satz wachsen lassen kannst. Und du mußt dich auch um dein Haar kümmern, weil es das beste ist, was du jemals haben wirst.«* Sagen Sie Ihren Töchtern – und demonstrieren Sie es ihnen anhand Ihres eigenen Haares – in der Ihnen eigenen freundlichen, höflichen Weise, daß Haar das feinste, seidigste und wertvollste Gut ist, das man nur haben kann … und nach einigen Jahren werden sie diese Erfahrung an ihre eigenen Töchter weitergeben.

Kapitel 14

Lösung spezieller Haarprobleme

Jedes Jahr bekomme ich hunderte Briefe von Frauen aus aller Welt, die Hilfe für ihr Haar suchen. Die Fragen reichen von Haarausfall und anderen medizinischen Problemen bis zum Einlegen, zu richtiger Pflege, Bürsten und Kämmen. Ich versuche immer, persönlich Antworten zu liefern, weil ich trauriges Haar nicht mag. Ich möchte, daß jede Frau glückliches Haar hat. Hier ist eine Aufstellung der Fragen, die mir am häufigsten gestellt werden:

Frage: *Ich bin Stewardeß und habe schulterlanges Haar. Wenn ich meinen zweiwöchigen Urlaub so vier- bis fünfmal im Jahr nehme, habe ich den Eindruck, daß mein Haar in wirklich gutem Zustand ist. Aber wenn ich ununterbrochen arbeite, wird es sehr trocken und spröde. Denken Sie, daß dieser Zustand von dem* ***Streß in meinem Beruf*** *abhängt?*

Antwort: Ihr energischen freundlichen Frauen, die Ihr hoch im Himmel arbeitet, habt gute Gründe gestreßt zu sein ... aber das ist es nicht, was die Trockenheit verursacht. Während Sie arbeiten, sind Sie ununterbrochen heißer, trockener Luft ausgesetzt, die gleichsam aller Feuchtigkeit beraubt ist. Ihr Haar sagt Ihnen: *»Hilfe, ich brauche Feuchtigkeit!«* Geben Sie es ihm! Unsere speziell entwickelten Langhaar-Pflegeprodukte, welche besonders geeignet sind die natürliche Haarfeuchtigkeit zu bewahren, und wenn sie fehlt, extra zuzufügen. Diese Produkte sind nur bei GM-Friseuren in deutschsprachigen Ländern zu erhalten.

Frage: *Ich habe so viel von* ***Kräutershampoos,*** *Kräuterspülungen und Kräuterpackungen gehört. Helfen sie wirklich dem Haar oder sind sie nur eine andere Art Kundenfängerei?*

Antwort.: Die Kräuterprodukte, die heute auf dem Markt sind, sind gute Kosmetika für Ihr Haar, aber nicht wirklich notwendig.

Kräuter sind seit vielen Jahrhunderten als Heilmittel für Haar und Kopfhaut benutzt worden. Huflattich war dafür bekannt, die Poren der Kopfhaut zu öffnen, was eine erhöhte Reinigungskraft bewirkte. Schafgarbe wurde als Adstringens bei Hautausschlag und Entzündungen der Kopfhaut verwendet. Auch Birke, Ehrenpreis, Kleeblüte und Schachtelhalm halfen Reizungen und Entzündungen der Haut zu heilen. Rosmarin regt die Funktion der Kopfhaut an und beugt der Schuppenbildung vor; Brennessel ist dafür bekannt, das Wachstum zu verbessern und Glanz und Weichheit des Haares zu bewirken; und Kamille findet immer noch Verwendung als Antiallergikum.

Dies sind aber alles Heilmittel, die vor vielen Jahren aus der Kräuterküche hervorgegangen sind. Heute gibt es Dutzende von Produkten gegen Probleme von Haar und Kopfhaut, die in spezialisierten Laboratorien entwickelt wurden. Es ist besser, bei ernsthaften Haarproblemen diese medizinisch getesteten Produkte zu verwenden. Wenn Sie ganz einfach den Geruch und das psychologische Gefühl mögen, die die Verwendung eines Kräutershampoos oder einer Kräuterpackung mit sich bringen, dann gebrauchen und genießen Sie das ... Aber Sie haben dann eben keine wirkungsvollen Haar- oder Kopfhautverbesserer.

Frage: *Solange ich mich entsinnen kann, bin ich abgestoßen von dem, was aus meiner schönen Frisur wird, wenn ich* ***eine Nacht geschlafen habe.*** *Ich bin nicht gerade sehr geschickt mit meinem Haar, so muß ich also bis zum nächsten Termin in einer Woche warten, bis es wieder gut aussieht. Gibt es irgendeine Art Spezialhaarnetz oder Nachtkappe, die Sie empfehlen, um meine Frisur eine ganze Woche lang zu erhalten?*

Antwort: Sie haben offenbar zwei Probleme. Das erste ist, daß Ihr Haarschnitt wahrscheinlich nicht perfekt ist; wäre er es, dann würden Ihre Haare jeden Morgen in ihre Form fallen, es sei dann, sie gingen am Abend davor schwimmen. Vielleicht hängt ihre Frisur zu sehr von den Toupier- und Einlegekünsten Ihres Friseurs ab, statt von der Fähigkeit ihres Haares, sich selbst in Form zu halten. Mag sein, daß Sie sich also um einen weniger »gelegten« Stil bemühen sollten und um einen besseren Haarschnitt. Bei einem guten Schnitt brauchen Sie nicht unbedingt geschickt mit Ihrem

Haar zu sein. Sie müssen nur wissen, wie man Lockenwickler aufdreht oder Schnecken mit einfachen Haarklammern feststeckt, wie es in Kapitel 10 erklärt worden ist, und Sie werden eine ganze Woche lang eine perfekte Frisur haben.

Das zweite Problem betrifft die Kopfbedeckung. Nein – ich empfehle keinerlei Haarnetz oder Tuch oder Nachtmütze, nicht einmal für kurze Zeit. Diese Accessoires ersticken die Kopfhaut. Erinnern Sie sich daran, daß Haut (und die Kopfhaut ist Haut) ein Organ ist und atmen muß, speziell bei Nacht. Immer wenn ich vor Frauengruppen Vorträge halte und all diese Frauen mit ihren Hüten auf dem Kopf sehe, dann bin ich versucht, in das Auditorium zu gehen und jeden einzelnen Hut eigenhändig abzunehmen. Hüte, Perücken, Tücher sollten nur für ungefähr eine Stunde getragen werden; nehmen Sie sie dann für fünf bis zehn Minuten ab und lassen Sie Ihre Kopfhaut ein bißchen Sauerstoff tanken. Wenn Sie dagegen Kopfbedeckungen lange tragen, tagein und tagaus, dann schädigen Sie Ihr Haar.

***Frage:** Letzte Woche habe ich mir beim Anzünden einer Kerze meinen **Pony versengt**. Das war einfach zu korrigieren: Ich habe einfach den verbrannten Teil abgeschnitten, und ich weiß, daß mein Pony in einigen Wochen wieder voll nachgewachsen sein wird. Glücklicherweise hatte ich den Rest meines Haares in einem Knoten zusammengebunden. Aber ich habe mir überlegt, was wohl passiert wäre, wenn ich mein Haar offen getragen hätte? Hätte ich wohl alles abschneiden müssen? Haben Sie Erfahrung mit Unfällen dieser Art?*

Antwort.: Ja, das ist keine außergewöhnliche Erfahrung, aber sie ist jedesmal von neuem furchteinflößend. Stellen Sie sich eine Gastgeberin vor, die Ihren Liebhaber oder irgendwelche anderen Gäste zum Abendessen eingeladen hat, wie sie sich freundlich über den Tisch beugt, um Wein nachzuschenken oder die Suppe zu servieren. Es geschieht im Umdrehen, daß ihr Haar eine Kerze streift und Feuer fängt. Natürlich ist das Feuer mit einer Serviette im Handumdrehen gelöscht, die Frau aber bleibt in Tränen und mit verkohltem Haar zurück.

Das erste, was zu tun ist, ist diesen scheußlichen Gestank versengten Haares loszuwerden. Das erreicht man am besten, indem man das Haar mit einem Handtuch abreibt, um den Geruch zu tilgen. Dann sollte Sie den verbrannten Bereich sofort mit 12-Minuten-Conditioner bis zur Sättigung einreiben, um weiteres Ausdörren zu vermeiden und das flambierte Haar geschmeidig zu machen. Das hat denselben Effekt wie *Solarcaine®* nach einem Sonnenbrand. Es trägt dazu bei, den Oxidationsprozeß zu verlangsamen und hilft dabei, die beschädigte Kutikula des Haares vor der Luft zu schützen. Sie können auch irgendein anderes pflanzliches Öl (Oliven-, Mais-, Distel-, Sonnenblumen-, Kern- oder Rizinusöl) verwenden, um Ihr Haar damit zu tränken.

Am nächsten Tag schauen Sie in den Spiegel, nachdem Sie Ihr Haar gewaschen haben, und dann schneiden Sie die versengten Enden ab, sehr vorsichtig, am besten mit einer Nagelschere. Sie brauchen nicht all Ihr Haar abschneiden, um die Länge auszugleichen. Wenn Sie es vorziehen, daß ein Fachmann sich dieser Reparaturarbeit annimmt, dann ist das in Ordnung. Lassen Sie zuerst unsere Ein-Stunden-Kur auftragen. Vielleicht werden noch am selben Tag einige der verbrannten Enden abgeschnitten, ein paar Wochen oder Monate später dann nochmal einige. Auf diese Weise werden Sie nicht mit einem schockierenden Aussehen konfrontiert.

Frage: *Warum stehen einem die* ***Haare zu Berge,*** *wenn man erschrickt?*

Antwort: Jeder Haarfollikel hat einen speziellen Muskel, den »arrector pili«, der sich zusammenzieht oder anspannt, wenn Sie sich verspannen. Das sind dieselben Muskeln, die für die Gänsehaut verantwortlich sind, wenn Ihnen angst und bange ist. In Wirklichkeit ist es nicht die Haut, die die Gänsehaut hat, sondern die arrector pili an den unsichtbaren, flaumigen Haaren stehen vor Schreck senkrecht in die Höhe.

Frage: *Ich wollte einige* ***Glanzlichter*** *in meinem Haar haben, aber ich weiß nicht mal den Unterschied zwischen »streaking«, »frosting« und »tipping«. Bitte erklären Sie mir das.*

Antwort: Beim »frosting« werden kleine Strähnen überall auf dem Kopf aufgehellt, »tipping« bedeutet, daß nur die Spitzen willkürlich ausgewählter Strähnen aufgehellt werden und beim »streaken« schließlich werden Haarsträhnen herausgegriffen, in

Folie gewickelt und aufgehellt. Alle drei setzen Glanzlichter. Um ein zufriedenstellendes Ergebnis zu erzielen, empfehle ich Ihnen, diese Prozedur einem Fachmann zu überlassen, wie ich es in Kapitel 8 erklärt habe.

Frage: *Fünfzehn Jahre lang war ich blond und möchte gern wieder* ***zu meiner natürlich mittelbraunen Haarfarbe zurückkehren.*** *Ich habe das schon einmal früher versucht, doch war das Ergebnis viel zu dunkel. Plötzlich war ich eine Brünette! Was soll ich meinem Friseur am besten sagen?*

Antwort: Es ist immer problematisch zu versuchen, genau die Farbe des nachwachsenden Haares zu treffen. Das nachwachsende Haar erscheint nämlich viel dunkler als das blondierte, und häufig verwenden Coloristen eine Farbe, die zu dunkel ist. Bitten Sie Ihren Friseur, eine Farbe zu wählen, die mindestens zwei Stufen heller ist als das Haar an den Wurzeln. Und weil Ihr Haar eine lange Zeit gebleicht wurde, empfehle ich Ihnen auch, vor der Colorierung einen »Füller« auf die Haarspitzen auftragen zu lassen. Es ist viel einfacher, dunkles Haar, das zuvor gebleicht wurde, herauswachsen zu lassen als graues Haar, das gefärbt wurde. Aber Haar- und Hautton muß übereinstimmen.

Frage: *Im vergangenen Jahr ließ ich mein Haar in einem Salon färben. Bis zu diesem Zeitpunkt hatte ich noch niemals irgendwelche* ***Färbemittel*** *benutzt, aber ich wollte die grauen Haare überspielen. Als der Friseur die Farbe auf mein Haar auftrug, fühlte sich mein Kopf sehr heiß an, und es stank ganz fürchterlich. Er ließ die Farbe für ungefähr zwanzig Minuten einwirken, und ich war mit dem Ergebnis ziemlich zufrieden. Doch einige Tage später begannen meine Haare abzubrechen. Sie waren so spröde und fühlten sich so steif an wie Stahlwolle. Mein Mann sagte, daß ich den Salon haftbar machen sollte, aber ich kenne den Inhaber seit vielen Jahren, und er bemühte sich anschließend redlich mit allen möglichen Produkten, um mein Haar wieder gesunden zu lassen. Doch würde ich gern wissen, was da passiert ist, und ob ich es noch einmal wagen kann, mein Haar färben zu lassen, oder ob ich davon besser Abstand nehmen soll?*

Antwort: Das Problem, mit dem Sie konfrontiert wurden, war eine chemische Reaktion zwischen einer Farbe aus der Gruppe der Anilinabkömmlinge, Wasserstoffperoxid und Metallsalzen. Diese Reaktion tritt manchmal auf, wenn europäische Farben verwendet werden. Vielleicht enthält Ihr Haar zuviel Kupfer, das könnte der Grund dafür sein, daß Ihr Haar heiß wurde, unangenehm zu riechen begann und schließlich abbrach.

Sie können Ihr Haar risikofrei färben lassen, sie sollten aber immer zu einem Spitzencoloristen gehen, einem, der wirklich etwas von seinem Fach versteht. Er wird dann auch eine Probefärbung vornehmen, um zu testen, ob das Produkt für Sie sowohl sicher als auch wirksam ist.

Frage: *Seit meinem 27. Lebensjahr habe ich* ***graue Haare,*** *und seit über zehn Jahren versuche ich, das Grau zu überdecken und gleichzeitig meine braune Naturfarbe beizubehalten. Mit den Ergebnissen bin ich aber nie richtig zufrieden gewesen. Entweder sieht mein Haar zu hell oder zu dunkel aus. Was ist der Ausweg aus diesem Dilemma?*

Antwort: Es ist beinahe unmöglich, die natürliche Farbe genau zu treffen, nichtsdestotrotz gibt es aber einige grundlegende Regeln, die Ihr Friseur befolgen sollte:

1. Um die natürliche Farbe zu treffen und das Grau zu überdecken, wählen Sie eine Farbe, die der natürlichen am nächsten kommt. Die besten Resultate in Hinblick auf Glanz und Schimmer erzielen Sie mit einer Farbe, die einen Ton heller ist als die natürliche Farbe.
2. In den seltenen Fällen, wo ein dunklerer Ton mehr schmeichelt, achten Sie darauf, keinesfalls mehr als eine Nuance dunkler zu wählen.

   Es ist wichtig, innerhalb der Schlüsselfarbe der Kundin zu bleiben und nicht mehr als eine Nuance von der natürlichen Farbe abzuweichen, ganz besonders dann, wenn die Kundin älter ist, weil sie dann Gefahr läuft, noch älter auszusehen, wenn der Kontrast zwischen dem dunklen Haar und der hellen Gesichtshaut zu kraß ist.

Frage: *Es gibt soviel Information über Haarpflege, meistens wird aber sehr wenig über die* ***Geräte*** *gesagt, die man dazu benutzen soll. Könnten Sie mir einiges über die richtigen Kämme und Bürsten sagen und wie man diese am besten in Ordnung hält?*

Antwort: Gern beantworte ich diese Frage, weil ich das Gefühl habe, daß zu viele Frauen sich nur darum sorgen, wie ihr Haar aussieht, und sich weniger um die Werkzeuge kümmern, die zu diesem Ergebnis beitragen.

Kämme: Schildpattkämme und andere Haaraccessoires aus Schildpatt empfehle ich, weil dieses Material dem Haar in der chemischen Struktur ziemlich nahe kommt. Je weniger fremd das Material, um so weniger Ärger und Schaden bereitet dieses Gerät Ihrem Haar. Die besten Kämme sind aus Büffelhorn, sie splittern jedoch leicht und verwandeln sich dann zu den reinsten Rasiermessern. Dann haben sie dieselbe Wirkung wie diese schrecklichen Ausdünnungsscheren und bringen Ihrem Kopf voll wunderschönem Haar nur noch Scherereien.

Schildpattkämme enthalten häufig Plastik oder Zellulose, sie sind bruchsicher und splittern nicht. Zu Ihrer Grundausrüstung sollte ein großer Schildpattkamm mit weiten Zähnen und abgerundeten Spitzen gehören. Ich empfehle den George-Michael-Kamm von Kent of London®, der in Drogerien und auch einigen Warenhäusern erhältlich ist, und, natürlich bei GM-Friseuren.

Wenn Sie Ihr Haar kämmen, nachdem Sie es gewaschen haben, dann teilen Sie das Haar unbedingt in kleine Sektionen ein, beginnen Sie an den Enden und arbeiten Sie sich langsam von unten hoch. Erst wenn dieser Teil glatt gekämmt ist, gehen Sie 20 cm weiter nach oben; kämmen Sie immer nur kleine Strähnen; gehen Sie schrittweise immer weiter nach oben, bis sie schließlich von der Kopfhaut bis zu den Spitzen glatt durchkommen.

Bürsten: Wie lang oder kurz Ihr Haar auch immer sein mag, die beste Bürste ist aus Naturborsten, ganz einfach weil Haar Haar ist und Naturborsten auch Haar ist. So haben Sie keine Reibung zwischen verschiedenen Materialien. Die ideale Form einer Bürste für langes Haar ist rechteckig. Halbrunde Bürsten sind für Frauen mit maximal 15 cm langem Haar gedacht.

Obwohl ich für gewöhnlich keine teuren Produkte empfehle, sollten Sie sich unbedingt eine gute Haarbürste kaufen. »Kent of London« hat eine ausgezeichnete Serie für alle Haartypen. Wenn Ihr Haar mittellang ist, dann wählen Sie am besten die Nr. 12–20®, nehmen Sie für langes Haar die George-Michael

L. H. S. Nr. 5®. Bürsten von Kent kosten ungefähr 150 Dollar, aber sie sind ihren Preis wirklich wert. Eine gute Bürste hält ungefähr zehn bis zwanzig Jahre. Auf diese Zeit bezogen, stellt der Preis eine verhältnismäßig geringe Summe dar, die Sie für die Pflege von schönem Haar investieren sollten.

Erinnern Sie sich immer daran, daß Sie Ihr Haar niemals bürsten sollten, solange es noch feucht ist, weil dabei das Haar gedehnt wird und reißt. Nach dem Waschen sollten Sie ihr Haar immer sorgfältig auskämmen, wie es oben beschrieben ist.

Reinigung von Kämmen, Bürsten und anderen Geräten, die zur Haarpflege verwendet werden: So wie Sie Ihr Haar sauber halten, so sollten Sie auch Ihre Gerätschaften pflegen. Füllen Sie mindestens einmal im Monat eine Schüssel oder das Spülbecken mit einer milden Seifenlauge; Sie können auch Haarwaschmittel nehmen, wenn Sie möchten. Werfen Sie Ihre Lockenwickler, Kämme und die Bürste hinein. Lassen Sie die Bürste aber nicht einweichen, auch nicht für kurze Zeit, sondern schwenken Sie lediglich die Borsten in der Seifenlauge. Spülen Sie die Bürste anschließend mit kaltem Wasser sorgfältig aus, schütteln Sie sie und legen Sie sie für eine halbe Stunde auf die Seite. Schließlich lassen Sie die Bürste mit den Borsten nach oben trocknen. Nehmen Sie eine Zahnbürste zu Hilfe, um Ihren Kamm besser zwischen den Zähnen zu reinigen. Spülen Sie Ihre Plastikwickler gut ab und lassen Sie sie bei Raumtemperatur auf einem Frotteehandtuch ausgebreitet trocknen. Wie ich schon früher erwähnt habe, sollten Nadeln und Klammern alle paar Wochen weggeworfen und ausgetauscht werden, denn sobald die Lackschicht abgenutzt ist, kann das blanke Metall Ihr Haar beschädigen.

Frage: *Ich habe immer gehört, daß man* ***durch Schneiden das Haarwachstum stärken*** *kann. Ich habe mein sehr feines, lockiges Haar mein ganzes Leben lang kurz getragen… aber es ist alles andere als kräftig. Muß ich mich damit für immer abfinden … oder gibt es etwas anderes, das mein Haar dicker, kräftiger machen kann?*

Antwort: In meinem Beruf bin ich immer wieder auf Mißverständnisse und Ammenmärchen gestoßen und der Mythos über kurzes, kräftiges Haar ist besonders zählebig. In Wahrheit ist es aber so, daß die Wurzeln um so kleiner sind, je kürzer das Haar ist. Wenn Sie einmal durch ein Vergrößerungsglas auf die Kopfhaut einer Freundin schauen, dann werden Sie sehen, daß einige Haarstämme richtig schön dick sind, andere dagegen sehr dünn. Wenn Sie nun dem Haar mit dem dünnen Stamm folgen, dann werden Sie sehen, daß es nicht allzu lang ist. Folgen Sie einem Haar mit einem dicken Stamm, werden Sie sehen, daß es viel, viel länger ist. Klar, das gilt nicht uneingeschränkt, denn es gibt Variationen in der Dicke von Haar in Abhängigkeit von der Haarfarbe.

Ein blondes skandinavisches Mädchen mit 140000 Wurzeln kann einen Pferdeschwanz mit nur 3,5 cm Durchmesser haben, ein chinesisches Mädchen mit schwarzem Haar, das nur ungefähr 60000 Wurzeln hat, dagegen einen Pferdeschwanz mit 8 cm Durchmesser. So variiert das Haar also im Durchmesser entsprechend der natürlichen Haarfarbe – das ist soweit klar. In vielen Fällen aber ist es so, daß die Wurzel um so stärker ist, je länger das Haar ist, die Wurzel des langen Haares einen breiteren Durchmesser hat, mehr Zug aushalten und weniger Probleme macht. Außerdem verursachen Stufen- oder Rasiermesserschnitte einen unnötigen Schwund des Haares in dem Angleichungsprozeß, über den wir im Kapitel 8 gesprochen haben; man sieht das an den ausgefransten Haaren, ganz gleich welcher Länge.

Frage: *Wie häufig soll ich mein* ***Haar abschneiden*** *lassen?*

Antwort: Wenn Sie auf gleichlange Haare hinarbeiten, dann braucht das Haar nicht häufiger als alle zwei Monate nachgeschnitten zu werden. Der Hauptgrund für dieses Nachschneiden ist, die Enden in einer Länge zu halten und gespaltene Spitzen zu entfernen (die einzige Weise, wie man gespaltene Spitzen beseitigen kann). Wenn Sie aber Ihr Haar gestylt tragen – damit meine ich einen Stufen- oder Messerschnitt und ähnliches – dann müssen Sie Ihr Haar alle vier Wochen nachschneiden lassen, um diesen Look zu erhalten.

Frage: *Was* ***Cremespülungen*** *betrifft, so bin ich ganz durcheinander. Das aufgedruckte Schild sagt dies und Sie sagen jenes. Wieviel Cremespülung soll ich verwenden?*

Antwort: Sehr wenig, ungefähr einen Eßlöffel voll für den ganzen Kopf, wenn Ihr Haar länger als schulterlang ist; ist Ihr

Haar kürzer, einen Teelöffel. Wenn Sie mehr nehmen, tun Sie im Grunde nichts anderes, als die Cremespülung einfach in den Abguß zu schütten, das macht zwar das Abflußrohr sehr geschmeidig, aber es tut Ihrem Haar nichts zusätzlich Gutes. Vergessen Sie nicht, nach jeder Haarwäsche und nach jeder Pflegepackung Cremespülung zu verwenden und nehmen Sie immer weniger im selben Maße, wie sich der Zustand Ihres Haares verbessert.

Frage: *Ich trage den ganzen Tag eine **Brille**. Haben Sie irgendwelche Frisuren?*

Antwort: Ja. Die beste Regel ist in diesem Fall, bei einem einfachen Grundstil zu bleiben. Vermeiden Sie alles, was extrem oder streng oder umständllich ist. Sie sollten eine Frisur wählen, die die Brillenbügel versteckt. Vermeiden Sie zu viel Lockengekringel oder Fransen oder schwere Ponies, die, wie Sie vielleicht hoffen, das Auge des Betrachters von Ihrer Brille ablenken, in Wirklichkeit aber gerade die Aufmerksamkeit darauf ziehen. Erinnern Sie sich an *Gloria Steinem* mit ihrer riesigen Brille, sie trägt ihr Haar in einer sehr einfachen, klassischen Frisur mit einem leicht von der Mitte abweichenden Scheitel.

Frage: *Gibt es irgendeine besondere Methode, **leicht fettendes Haar** zu waschen?*

Antwort: Fettiges Haar braucht ein bißchen mehr Aufmerksamkeit als normales oder trockenes Haar, schäumen Sie es also besser dreimal als zweimal ein. Ich meine, daß dieses dreimalige Einschäumen der Schlüssel ist, wichtiger als die Wahl eines der sogenannten Spezialshampoos für fettiges Haar. Wenn Sie zwischen zwei Wäschen das Gefühl haben, daß das Haar noch fettig ist, entfetten Sie es, indem Sie Ihre Bürste mit einem Mulltuch oder einem feinen Kinderbaumwollsocken umwickeln, um überschüssigen Talg zu entfernen. (Umwickeln Sie die Bürste nicht mit Nylon, weil das nur die Haare statisch auflädt, das Haar verliert an Fülle und fliegt dann.)

Schlußbemerkung

Ich hoffe, daß Sie sich nach all den Stunden, die wir zusammen mit diesem Buch verbracht haben, auf das wundervolle Abenteuer einlassen, Ihr wunderschönes Haar wachsen zu lassen. Haar, das Sie nie erlebt haben. Ich habe Ihnen nicht erzählt, daß schönes Haar einfach so wächst. Aber ich habe Ihnen alle meine fachmännischen Geheimnisse verraten, um dies zu ermöglichen, wenn Sie die Regeln befolgen und mit Geduld an die Sache herangehen. Das Ergebnis wird hinreißend sein, mit neuem Leben und Glanz und Spannkraft und Fülle.

Mein Salon ist übersät mit Bildern von Frauen jeglichen Alters, die das berauschende Gefühl von phantastischem Haar kennen. Ich hoffe, daß Sie mir Fotografien Ihres Erfolges zusenden. Falls Sie irgendwelche speziellen Probleme haben, schreiben Sie mir bitte. Ich liebe Haare und werde immer mein Bestes geben, um Ihnen zu der prächtigsten Mähne in Ihrer Stadt zu verhelfen. (Senden Sie einen Rückumschlag mit Porto an George Michael of Madison Avenue, 420 Madison Avenue, New York, New York 10017, und ich verspreche Ihnen eine persönliche Antwort.)

Auskunft über GM-Friseure in deutschsprachigen Ländern, erhalten Sie von:

Cosma Cosmetische Präparate GmbH
Sellhopsweg 1
2000 Hamburg 61
oder
Arbeitsgemeinschaft für **L**anghaar**p**flege e. V. (ALP)
Sellhopsweg 1
2000 Hamburg 61

Über den Autor

George Michael ist einer der berühmtesten Haar-Experten und Stylisten der Welt. Besonders bekannt wurde er als Spezialist für langes Haar, gilt aber heute als Autorität für alle Bereiche der Friseurkunst und Kosmetik für Frauen und Männer. Außer seinen großen Erfolgen ist besonders auffallend, daß seine Theorien auf soliden wissenschaftlichen Erkenntnissen fußen, statt auf wechselnden Moden und Trends. Sie bringen dauerhafte Ergebnisse.

George Michael wurde in Sankt Petersburg (Leningrad) geboren. Von Anfang an interessierte er sich für die Gesundheit und Pflege der Haare. Daher verfaßte er auch seine Doktorarbeit als Student der Medizin in Leningrad über dieses Thema. Seine Karriere als Arzt wurde jedoch vom Zweiten Weltkrieg und seiner anschließenden Stationierung in Europa unterbrochen. 1951 emigrierte er in die Vereinigten Staaten und nahm dort seinen Beruf als Arzt für eine Zeitlang wieder auf. Das Studium der Haare in all ihren physiologischen und ästhetischen Aspekten ließ ihn jedoch nicht los und trug letztlich den Sieg über seine andere Berufung davon. Er ließ sich in der Wilfred Academy of Beauty Culture einschreiben, die er mit Auszeichnung und einer Goldmedaille absolvierte. Dann eröffnete er seinen ersten Frisiersalon mit einem einzigen Stuhl, den er stundenweise von einem Friseur gemietet hatte. Heute verfügt der George-Michael-Salon in der Madison Avenue in New York über 30 Stühle und 28 Angestellte. 1987 wurde das 30jährige Gründungsjubiläum des Salons (mit Filialen in Atlanta, Miami, Los Angeles und St. Thomas) gefeiert.

Jahrelang hat der Autor dieses Buches über seine Theorien und Techniken berichtet – in Interviews großer Journale, in Radio- und Fernsehsendungen, in vielen Vorträgen am Radcliffe College, an der Columbia University, auf dem Europäischen Kosmetik-Kongreß, in Seminaren über Salon-Management auf der ganzen Welt wie auch auf den von ihm selbst halbjährlich in seinem New Yorker Salon veranstalteten Seminaren, die ein großes internationales Publikum anziehen. 1980 war er Hauptreferent auf der von *Pivot Point* finanzierten 5. Jahreskonferenz der Lehrer an der Northwestern University, der 90 000 Kosmetikschulen in der ganzen Welt angeschlossen sind. Im selben Jahr trat *George Michael* als Hauptredner anläßlich des 100. Gründungsjubiläums der Firma *Wella* in Singapur und Bali auf.

In den vergangenen Jahren erschloß sich *George Michael* zwei weitere Bereiche. Einerseits widmete er sich dem Marketing seiner eigenen Produkte – Shampoo, Cremespülung, Haarpflegemittel und Volumengeber für Männer und Frauen, an deren Entwicklung er über zwei Jahrzehnte arbeitete und die nun weltweit im Handel sind. Andererseits eröffnete er 55 Salons in der Schweiz, 850 in Deutschland, über 50 in Österreich und einen bei Fortnum & Mason in London, dem 25 weitere Salons in Großbritannien folgen sollen.

George Michael ist Haarspezialist par excellence, ein erfolgreicher Geschäftsmann und Autor der Bücher: »Haargeheimnisse« und »Haarpflege für den Mann«.

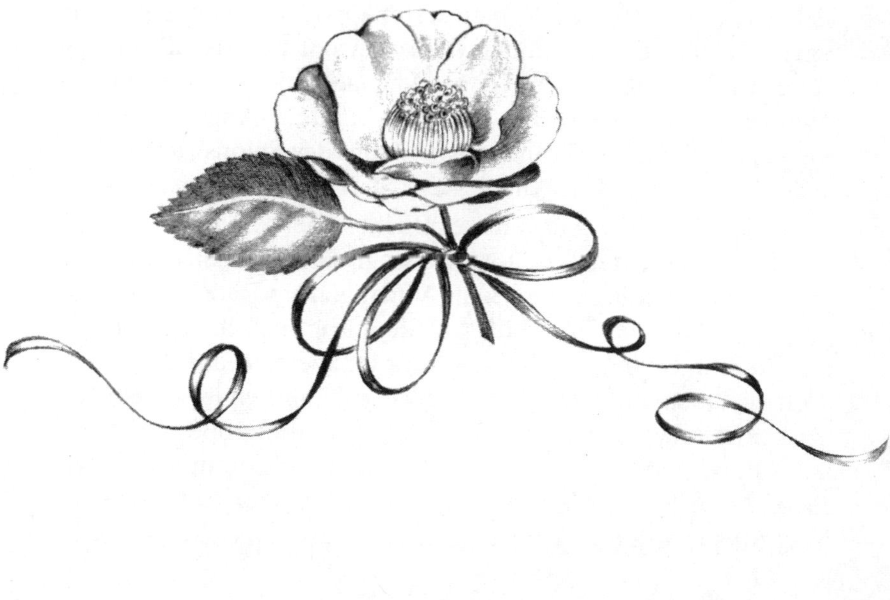

Stichwortverzeichnis

Aus unserem Verlagsprogramm

Harvey und Marilyn Diamond

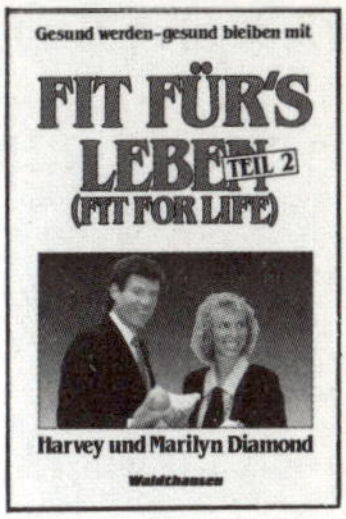

Fit für´s Leben

Gesund und schlank ein Leben lang
Der Gesundheits- und Fitneßplan ist ein Muß für alle, die Probleme haben, eine strenge Diät durchzuhalten. Das Geheimnis der vorgestellten Kost heißt Ernährung in der richtigen Zusammensetzung, damit die Verdauungszyklen ihre Arbeit leisten können. Wer diese einfache Methode befolgt, kann essen, was ihm schmeckt, und dabei nicht nur an Gewicht verlieren, sondern dieses Gewicht auch halten und sich dabei bester Gesundheit erfreuen.Dieses Buch enthält einen vierwöchigen Plan zur Gewichtsabnahme und zeigt, wie dieses Gewicht zu halten ist. Es bietet Menüs, Rezepte und Einkaufstips, die mehr Lebensmittel erlauben als je zuvor.
Weltauflage 10 Millionen Bücher!

Das **neue »Fit für's Leben« Teil II** behandelt neben der Ernährung Fragen über Wasser, Luft, Schlaf und Ruhe, Sonnenschein, Bewegung und Sexualität.

Marilyn Diamond

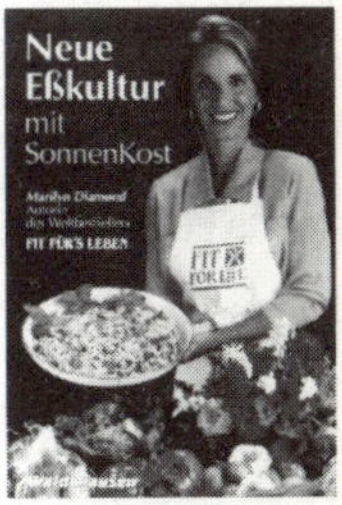

Neue Eßkultur mit SonnenKost

Nach »Fit für's Leben I und II« werden Sie dieses Rezeptbuch willkommen heißen, das die Ernährungsgrundsätze der »natürlichen Gesundheitslehre« unterstützt, die dem »Fit für's Leben-Programm« zugrunde liegen.
Dieses Buch macht es Ihnen leicht, Ihre Ernährung auf SonnenKost umzustellen, denn es enthält auch Rezepte für Übergangskost, so daß Sie sich langsam auf reine SonnenKost umstellen können. Hier finden Sie Rezepte für frische Säfte, Obstsalate, knackige grüne Salate, Suppen, Sandwiches und auch Festtagsmenüs, die obendrein noch Spaß bei der Zubereitung machen. Es werden keine Kalorien mehr gezählt. Mit diesem neuen Eßvergnügen essen sie natürlich und gesund.
Mit 180 Rezepten und 90 Vierfarbabbildungen.

Waldthausen Verlag • 2863 Ritterhude